B.K.S. Iyengar

YOGA PARA LA SALUD

ĀROGYA YOGA

Traducido del maratí al inglés por Ashwini Parulkar

Traducido del inglés al castellano por Miguel Portillo

editorial Kairós

Título original: *Ārogya Yoga* by B.K.S. Iyengar

Traducción española del libro inglés *Ārogya Yoga*, publicada por acuerdo con Rohan Prakashan, 430 Shaniwar Peth, Pune 411030

Revisión: Amelia Padilla

Primera edición: Noviembre 2021
ISBN: 978-84-9988-917-7
Depósito legal: B 15.694-2021

Fotocomposición: Grafime. Mallorca, 1. 08014 Barcelona
Diseño de cubierta: Katrien Van Steen
Impresión y encuadernación: Litogama. 08030 Barcelona

ORACIÓN

«Me inclino ante el más noble de los sabios, Patañjali,
que trajo la serenidad de la mente mediante su trabajo en el yoga,
la claridad de la palabra por su trabajo en la gramática y
la pureza del cuerpo por su trabajo en la medicina».

«Saludo a Ādiśvara (el Señor Primigenio Śiva)
que enseñó primero la ciencia del Haṭha Yoga:
una ciencia que destaca por ser una escalera
para aquellos que desean escalar
las alturas del Rāja Yoga».

SUMARIO

NOTA DEL EDITOR

El mundialmente conocido Yogacharya de Pune, Shri B.K.S. Iyengar, dedicó toda su vida al sadhana del yoga. Ha sido fundamental en la difusión de la grandeza del yoga no solo en la India, sino en todos los rincones del mundo, incluyendo Inglaterra y los Estados Unidos de América. Así, ha traído el reconocimiento universal a la disciplina de la ciencia yóguica india. Estoy muy contento de presentar *Ārogya Yoga,* un libro que abre el tesoro del conocimiento del gran Maharshi del yoga a la gente en general.

La mayoría de la gente entiende la importancia del yoga, pero, de alguna manera, no son capaces de ponerlo en práctica. Estamos convencidos de la importancia de la práctica del yoga para nuestra salud y bienestar, pero muchos de nosotros ponemos la excusa de no tener tiempo y no somos capaces de ponerlo en práctica. El yoga no es solo un remedio para las dolencias corporales, tiene el poder de lograr el equilibrio mental, purificar nuestra vida y elevarla a un plano superior de existencia. Se espera que el lector experimente esto después de leer este libro. Ha sido una tradición en Rohan Prakashan llegar a la gente con libros que presentan pensamientos sanos, información útil y conocimiento de forma adecuada. Este libro puede decirse que es una joya en la corona de nuestros títulos.

El deseo del Yogacharya de publicar una versión en inglés de su libro *Ārogya Yoga*, originalmente en maratí, era un antiguo deseo. Por tanto, le habría dado un gran placer conocer esta edición. Sin embargo, desgraciadamente el proyecto no llegó a realizarse durante su vida. En Rohan rendimos homenaje a este gran maestro, el difunto Shri B.K.S. Iyengar, y le expresamos nuestra gratitud por haber dado a Rohan Prakashan la inestimable oportunidad de publicar este libro.

PRADEEP CHAMPANERKAR
Editor

PREFACIO

Mi relación con el difunto N.B. Parulekar, fundador y director del diario *Sakal*, se remonta a varios años atrás. Basándose en esta larga amistad, el actual editor de la publicación, el señor Vijay Kuwalekar, me pidió que escribiera una serie de artículos sobre la práctica del yoga, durante un año, en el suplemento dominical del periódico.

Al cumplir 80 años de vida y más de seis décadas de práctica del yoga, consideraría mi vida bien empleada si he conseguido llegar a un público más amplio y presentarle los aspectos espirituales del tema. Conectar a través de un medio de comunicación de masas es una maravillosa oportunidad para devolver a la sociedad lo recibido de esta, en parte, si no en su totalidad. Con este fin, acepté la propuesta del señor Kuwalekar. Los artículos resultantes están recopilados en este libro.

Aunque no soy un hablante nativo de maratí, he vivido la mayor parte de mi vida en Maharashtra, concretamente en Pune, una ciudad que tiene la reputación de ser un centro cultural y educativo. Como hijo adoptivo de esta tierra, siento un profundo respeto por su lengua materna. Me da una inmensa satisfacción presentar a mis hermanos de habla maratí un libro nacido de mis propias experiencias con el tema supremamente beneficioso, edificante y científico del yoga.

Al presentar un tema práctico como una ciencia, es necesario hacerlo con un análisis y una explicación adecuados; sin embargo, al estudiar el tema y adoptarlo como una forma de vida, uno debe necesariamente asumir un enfoque práctico y adquirirlo como una nueva habilidad. Un viajero que llega a una nueva tierra está ansioso por probar la cocina de ese país. Cuando se le presentan varios manjares, el turista se siente atraído por los sabores, pero no tiene ni idea de los entresijos de la comida. No tiene ni idea de cómo empezar a comer, de cuál es el plato principal, cuáles son las guarniciones y qué hay que saborear al final. El único método disponible es el de probar algunos elementos en pequeñas cantidades y familiarizar el paladar con los nuevos sabores.

Un neófito en el campo del yoga debe empezar de la misma manera. Debe comenzar con los aspectos más sencillos de la práctica yóguica y, poco a poco, ir abriendo el apetito para un estudio más profundo del tema.

El óctuple sendero del yoga es un viaje hacia dentro, más que hacia arriba. Las ocho facetas del yoga no son escalones que el practicante deba ascender; son más bien como los pétalos de una flor dispuestos en círculos concéntricos, cada círculo interior más sutil y delicado que el anterior.

Una rosa es hermosa en su totalidad. A primera vista, todos sus pétalos parecen similares; sin embargo, una mirada más atenta revela que los pétalos más cercanos al del centro son más delgados, pequeños y finos que los más externos. La flor del Aṣṭāṅga Yoga es como esta rosa metafórica.

El practicante nuevo debe estudiar primero lo que es más simple e inteligible. Los pétalos más externos son los de yama (valores sociales) y niyama (observancias individuales). Es cierto que se trata de principios difíciles de cumplir en todo momento. Para seguirlos de forma coherente, necesitamos algo más que un mero cambio de circunstancias; necesitamos un cambio completo en nuestra propia naturaleza y mentalidad. Tenemos que elevar nuestra consciencia a un nivel superior. Lo mismo sucede con la práctica de āsana y prāṇāyāma. Una persona con mala salud recurre voluntariamente a la práctica de āsanas, atraída por su potencial terapéutico; sin embargo, es responsabilidad del practicante continuar la práctica una vez restablecida la salud para esforzarse en alcanzar la autorrealización mediante el estudio de āsana y prāṇāyāma. La salud y el bienestar son un derivado de la práctica del yoga; no deben ser la única razón para establecerla.

A medida que se profundiza en la práctica de āsana y prāṇāyāma y los practicantes hacen la transición de los aspectos burdos a los más sutiles del ser, su consciencia entra en un nivel completamente nuevo: uno que está más allá de los sentidos. Descubren que cada célula del cuerpo está repleta de energía divina y vital. Este nuevo conocimiento, junto con citta (consciencia) iluminada, les permite alcanzar dhyāna o la mente meditativa.

El propósito original de esta serie era el de escribir sobre la utilidad de las āsanas para la salud y la forma física; sin embargo, el experimentado sādhaka y mentor que hay en mí no me permitiría adoptar una perspectiva tan estrecha. Mi enseñanza nunca es superficial. Prefiero profundizar en el tema e incluir todos los aspectos del estudiante. Este libro adopta el mismo enfoque y espero ardientemente que sea del agrado de mis lectores. Aunque algunos lo encuentren demasiado erudito, espero que aprecien mi pasión y dedicación al tema. En mi afán por hablar de los entresijos de cada āsana, he superado el límite de palabras estipulado; no obstante, estoy profundamente en deuda con el editor de *Sakal* por haber dado cabida a los artículos.

Muy pocas personas se inclinan naturalmente por un tema como el yoga; sin embargo, hubo innumerables cartas de agradecimiento afirmando que los artículos eran atractivos e instructivos. Shri Pradeep Champanerkar, de Rohan Prakashan, se encargó de la tarea de compilar los artículos en un libro para beneficio de los lectores. Mi más sincero agradecimiento a las dos publicaciones, *Sakal* y Rohan Prakashan, por permitirme presentar al público en general un tema sutil, profundo, fascinante y, a la vez, relevante. También les doy las gracias a mis estudiantes de lengua maratí que me ofrecieron asistencia lingüística cuando fue necesario y a los artistas que ayudaron con las ilustraciones.

Gracias también a Shri Purushottam Dhakras, que ayudó con la corrección.

Con la sincera esperanza de que este libro ayude a los practicantes de yoga a ampliar los horizontes de su conocimiento, pongo mi trabajo a los pies del Todopoderoso.

Un compañero de viaje en el camino del yoga.

B.K.S. Iyengar

1. EL YOGA, UNA DISCIPLINA INTEGRAL

El yoga ocupa un lugar especial en la cultura india. Es una de las seis darśanas o escuelas de la antigua filosofía india. Se cree que el yoga es un regalo que el Señor Brahma, el Creador, concedió a la raza humana.

Durante miles de años, el conocimiento del tema y sus principios y prácticas se dispersó a través de varios textos védicos. Fueron codificados por el sabio Patañjali hacia el año 200 a.C. Presentó el tema en una obra fundamental llamada los *Yoga Sūtras*, que es un conjunto de 196 aforismos sobre el yoga. A los *Yoga Sūtras* les siguieron otras numerosas obras que tratan el tema: *Yoga-Upaniṣads*, *Yoga-Saṁhit*a, *Haṭha-yoga-pradīpikā, Gheranda-Saṁhita* y *Śiva-Saṁhita*.

La práctica del yoga ha cambiado y evolucionado a lo largo de los años, pero su filosofía central ha perdurado. El yoga no solo transforma al individuo a nivel físico, intelectual, moral y espiritual, sino que también tiene el poder de elevar a toda una civilización. Aunque el interés por el tema parece haber menguado desde la antigüedad, su popularidad ha aumentado en los últimos cincuenta años. El siglo pasado asistió al crecimiento de muchas personas y organizaciones dedicadas a la causa de la propagación del yoga.

El ser humano adquiere conocimientos a través de los cinco sentidos, los evalúa con la mente y los utiliza con su inteligencia. En el proceso, uno adquiere varias virtudes y vicios. El poder de discernimiento se pone a menudo a prueba.

A través de los pensamientos y las acciones, creamos la felicidad o la miseria para nosotros mismo. La salud física y mental, la vida familiar, la situación económica y las condiciones sociopolíticas del entorno son otros factores que contribuyen a nuestras experiencias y, por consiguiente, a nuestro estado de ánimo.

La India, antes de la Revolución Industrial, era una nación predominantemente agrícola. Las empresas eran familiares. Las habilidades necesarias para la vida se transmitían de generación en generación. El sistema de unidad familiar estaba a la orden del día. La gente era religiosa y sus necesidades eran pocas. Las aldeas eran en su mayoría autosuficientes y el comercio estaba restringido. Como los contactos eran limitados, los problemas personales y sociales eran diferentes y menos intensos que los de la época contemporánea.

La Revolución Industrial trajo consigo cambios drásticos en el estilo de vida y los valores sociales. A medida que el dinero se convirtió en una parte integral de la vida, los valores de las personas se volvieron más materialistas. El contacto con culturas foráneas introdujo un aluvión de influencias externas.

En lugar de ampliar las perspectivas, esto solo consiguió distanciarnos de nuestras raíces y fomentar el descontento. En los últimos tiempos, hemos visto como los problemas socioeconómicos y los trastornos emocionales han adquirido proporciones monstruosas debido a las políticas y al mercado, al aumento de la competencia y a un ritmo de vida desmesurado.

Por un lado, el desempleo aumenta y los servicios básicos son más caros que nunca. Por otro lado, en las dos últimas décadas se ha producido un cambio notable en la definición misma de los servicios básicos. La necesidad se ha convertido en avaricia y la insatisfacción no tiene fin.

El papel de la mujer en la sociedad también ha cambiado con los tiempos. Aunque disfrutan de una mayor libertad e igualdad, muchas mujeres asumen ahora una doble responsabilidad –doméstica y profesional– siendo presas de una excesiva tensión física y emocional en el proceso. Los problemas de las personas mayores han adquirido nuevas dimensiones y la población estudiantil está más estresada por el carácter intensamente competitivo de los exámenes. Aunque las comodidades modernas han facilitado la vida, esta es más difícil que nunca. El ritmo de vida, la competencia, la confusión, el estrés, la ansiedad, la decepción y el rechazo forman parte del orden moderno. En consecuencia, aumentan las dolencias como la hipertensión, las enfermedades cardíacas y la diabetes.

Además, nuestras profesiones afectan a nuestra salud. Quienes permanecen sentados durante mucho tiempo desarrollan rigidez en varias partes del cuerpo y son vulnerables a las dolencias de la columna vertebral y la artritis. Los que tienen que estar de pie durante muchas horas desarrollan dolores en las piernas y la espalda. Los que hacen trabajos intelectuales sufren frecuentes dolores de cabeza, ansiedad y ataques de pánico.

Para llevar un ritmo de vida frenético se han sacrificado la paz y la tranquilidad; sin embargo, mientras mantengamos el uso de nuestro intelecto, no nos desanimemos. Al ser inquisitivos por naturaleza, buscamos continuamente soluciones duraderas a nuestros problemas. Nuestro impulso interior es el de evolucionar y elevarnos. Sabemos instintivamente que hay algo más grande que nosotros mismos en el universo, y este conocimiento nos lleva a profundizar en la filosofía y las ciencias.

Esta búsqueda de un estilo de vida mejor, más íntegro y saludable, nos conduce finalmente al yoga. De las diversas ramas de la ciencia y la filosofía, el yoga es la única que abarca todos los aspectos de la vida. Disciplina los jñanendriyas (sentidos de percepción) y los karmendriyas (órganos de acción). Aleja la mente de las distracciones y la vuelve introspectiva. La práctica del yoga proporciona salud, bienestar, fuerza de carácter y paz mental, incluso al practicante no especializado. Proporciona valor y fortaleza para afrontar las pruebas de la vida mundana. Y al sādhaka más avanzado le muestra el camino hacia la autorrealización.

El Yoga es, por tanto, un tema que es tan relevante para el hombre común como para el sabio altamente evolucionado. El siguiente capítulo esbozará una breve visión general de este importante tema.

2. YOGA DARŚANA, UN SISTEMA INTEGRADOR

La gente recurre al yoga sobre todo para aliviar el dolor y descansar del estrés y la ansiedad; sin embargo, sus definiciones del yoga son diversas y a menudo ambiguas. Algunos lo ven como una forma de ejercicio suave apta solo para los ancianos. Otros lo consideran una práctica meditativa que aporta desapego y, por tanto, está destinada solo a quienes no tienen responsabilidades familiares. Algunos lo equiparan con el mero hecho de permanecer sentado durante largos periodos, mientras que otros lo ven como contorsiones corporales exóticas. Un número creciente de jóvenes considera el yoga un estiramiento suave que se hace junto con una actividad calisténica más rigurosa. También hay un amplio sector de la población que lo considera únicamente como una terapia alternativa.

La verdad es que el yoga no puede reducirse a elementos tan superficiales. El yoga es una ciencia completa con un sistema de valores universales. Es una filosofía integral que promueve la salud y la armonía del individuo en relación con la sociedad en general. La palabra «yoga» proviene del verbo sánscrito «yuj», que significa unir o ligar. El Yoga darśana es una escuela de filosofía que muestra el camino para unir el ātma (sí mismo individual) con el paramātmā (alma cósmica) para alcanzar mokṣa (liberación).

El anhelo de conocimiento es un rasgo distintivo de la mente humana. Desde tiempos inmemoriales, las personas han intentado comprender el universo que las rodea. A medida que los intentos se hicieron más profundos y sofisticados, surgió una línea distintiva de pensamiento y estudio que culminó en las seis darśana śāstras, a saber: Nyāya Darśana, Vaiśeṣika Darśana, Sāṁkhya Darśana, Yoga Darśana, Mīmāṁsā Darśana (también llamado Pūrva Mīmāṁsā) y Vedānta Darśana (también llamado Uttara Mīmāṁsā y sus divisiones). Las seis darśanas exponen la naturaleza de Dios y del universo y discuten los medios para alcanzar la divinidad. Estos sistemas son tan detallados y profundos en su planteamiento que se cree que proceden de Dios, a través de santos y videntes.

De ellos, el Pūrva Mīmāṁsā de Maharishi Jaimini está obsoleto en los tiempos modernos. No es factible llevar a cabo los ritos, rituales y sacrificios mencionados en este texto, ni es posible encontrar sabios en la época contemporánea que estén bien versados en los mantras védicos. Los Nyāya y Vaiśeṣika Darśanas son discursos extremadamente eruditos sobre epistemología. Pocos tienen hoy en día la perseverancia y la inteligencia necesarias para estudiar tales textos. Los otros tres darśanas, a saber: el Sāṁkhya, el Yoga y el Uttara Mīmāṁsā, son más relevantes en los tiempos modernos.

Aunque están estrechamente relacionados entre sí, el Yoga darśana (más concretamente, el Aṣṭāṅga Yoga de Patañjali) es el más pertinente para todos, independientemente de la edad, el sexo, la religión y la nacionalidad del practicante. Puede que no sea posible para todos alcanzar el objetivo final de la autorrealización o la unidad con Dios; sin embargo, es posible que cualquier individuo, joven o viejo, hombre o mujer, sano o no, obtenga algún beneficio de la práctica del yoga. En todos los demás caminos de realización de Dios, el fracaso en el seguimiento del camino o las dificultades en este pueden conducir a la desesperación y a la desilusión; sin embargo, en el yoga, el sādhaka consigue un cuerpo sano y una mente sana aunque solo sea eso.

Los seres humanos tenemos una sed insaciable de conocimiento. Esto se aprovecha a través de nuestra inteligencia, que es un componente esencial de la mente. Para poder percibir y evaluar el conocimiento de forma objetiva, es necesario que la mente se encuentre en un estado de equilibrio. No obstante, en la realidad, la mente se ve a menudo lastrada o influenciada por emociones como la felicidad, el desánimo, la fe, la sospecha, el amor, la ira o los celos. La emoción nubla la inteligencia y priva al individuo del verdadero conocimiento. El Yoga śāstra fue desarrollado para cultivar una mente culta y desapasionada con el fin de convertirse en un vehículo adecuado para la percepción y el análisis.

El Aṣṭāṅga Yoga, como filosofía y disciplina práctica, es sano, completo e integral. Los filósofos nyāya y vaiśeṣika prescriben los principios del yoga para liberarse del dolor extremo. Los métodos descritos en el Vedānta Darśana para experimentar a Brahman (el Ser Supremo) son los mencionados en los textos yóguicos. La filosofía del Sāṁkhya Darśana también incorpora el yoga. El Yoga Darśana es, pues, la joya de la corona de todos los darśanas.

Al igual que la comida, la ropa y el refugio, la paz y la satisfacción también son necesidades humanas básicas. Cuando las necesidades materiales están satisfechas, el ser humano recurre al yoga en busca de paz mental.

La práctica del yoga disciplina y regula la mente, la inteligencia y el ego. Libera estos tres componentes de la consciencia del interminable ciclo de los deseos. Cuando la consciencia se vuelve contemplativa, el sādhaka puede alcanzar la plenitud y la dicha eterna, experimentando una satisfacción que está más allá de la gratificación sensual. En esta etapa, el practicante es bendecido con la fortaleza para afrontar las peores calamidades con ecuanimidad. Aliviado del sufrimiento y la esclavitud, el sādhaka alcanza la verdadera esencia del yoga. El yoga es una disciplina que estabiliza la mente vacilante y canaliza las energías del sādhaka en la dirección correcta. Tal control sobre la mente y las emociones no es fácil de adquirir; sin embargo, como afirma la *Bhagavad Gītā*, es posible mediante el estudio del yoga y la práctica del desapego durante un período de tiempo.

Cuando se habla en términos tan elevados, se puede tener la impresión de que el yoga es una disciplina espiritual fuera del alcance del hombre común; sin embargo, el sabio Patañjali hace que el camino sea más sencillo y accesible para todos al presentarlo como una fórmula de ocho pasos. Empezando por el nivel más bajo y trabajando hacia arriba, es posible que cada persona, independientemente de su edad, sexo, casta, clase, religión, situación económica, estado físico o capacidad intelectual, recorra el camino y coseche sus beneficios, al menos en parte. El óctuple sendero se analizará en el próximo capítulo.

3. EL ÓCTUPLE SENDERO

El Yoga Darśana es una escuela de pensamiento que intenta apartar la mente del deseo y encender en ella la chispa de la espiritualidad. El yoga es también una ciencia del cuerpo y de la mente.

Mediante la práctica del yoga, los sādhakas logran la fuerza del cuerpo y de la mente y el control adecuado de sus facultades. Un sādhaka, con el cuerpo y la mente en un estado de equilibrio, se siente satisfecho en su interior y es menos probable que actúe por intereses egoístas, o que se deje llevar por las consecuencias de sus acciones. El practicante desarrolla yogabuddhi o una perspectiva desapegada. Actuar como si la acción en sí misma fuera un fin, sin esperar ninguna ganancia personal ni tener en cuenta las consecuencias –buenas o malas– es la habilidad consumada de los que tienen yogabuddhi.

Esto es lo que el Señor Krishna quiso decir cuando definió el yoga como «Yoga karmasu kaushalam»: yoga es habilidad en la acción. En otras palabras, el yoga es la unidad con la acción.

El yoga es, por tanto, una filosofía, una ciencia y una habilidad. Una persona deseosa de lograr el crecimiento espiritual puede carecer del conocimiento, la perspectiva o la inteligencia para hacerlo a través de los otros darśanas. El yoga, sin embargo, permite a los practicantes evolucionar a través de sus acciones y experiencias.

Maharishi Patañjali define el yoga como «yogaḥ cittavṛtti nirodhaḥ»: el yoga es aquello que frena las fluctuaciones de la consciencia.

Cuando la consciencia deja de vacilar, la mente se centra con firmeza en la búsqueda espiritual. Patañjali prescribe un camino de ocho pasos para lograr esta contención.

Los ocho pasos son:

Yama (ética social).
Niyama (valores personales).
Āsanas (posturas corporales).

Prāṇāyāma (regulación de la respiración).
Pratyāhāra (emancipación de la mente respecto de los sentidos).
Dhārāna (cultivo de la consciencia).
Dhyāna (meditación).
Samādhi (unidad con el Ser Supremo).

En conjunto, estos ocho miembros se llaman Aṣṭāṅga Yoga, o el camino de ocho miembros o estadios del yoga. Como el aceite contenido en una semilla de sésamo, la fragancia en una flor y la mantequilla en la leche, el alma, oculta en el cuerpo, no se encuentra fácilmente. Al igual que exprimimos el aceite de las semillas en una prensa de aceite o batimos el suero de leche para extraer la mantequilla, batimos el cuerpo, la mente y la inteligencia con el yoga para extraer la esencia del alma.

Yama, el primer miembro, establece cinco valores morales universalmente aceptados: ahiṁsā (no violencia), satya (veracidad), asteya (no robar), brahmacharya (continencia sexual) y aparigraha (sin codicia).

La segunda rama, niyama, establece reglas de observancia personal: śauca (limpieza), saṇtoṣa (satisfacción), tapas (austeridad o perseverancia), svādhyāya (estudio del Sí mismo) e Īśvara praṇidhāna (dedicación al Señor).

La observancia de los principios de yama y niyama permite al yogui refrenar los deseos y las emociones y mantener relaciones amistosas con todos.

Āsana, el tercer miembro, constituye las posturas corporales para un cuerpo sano y una mente sana. La práctica de āsana imparte fuerza y vitalidad al cuerpo y lo mantiene en estrecha comunión con la naturaleza. Cuando las āsanas se practican con el espíritu adecuado, el yogui deja de obsesionarse con la apariencia física y trata el cuerpo con el debido respeto, como vehículo del alma. Estos tres miembros comprenden el nivel externo de la práctica o bahiraṅga sādhanā.

Prāṇāyāma, el cuarto miembro, se ocupa de la regulación de la respiración.

Pratyāhāra, el quinto miembro, enseña a refrenar los órganos de los sentidos y los placeres sensuales. Estos dos miembros juntos se conocen como antaraṅga sādhanā o disciplina interna.

Dhārāna, el sexto miembro, pertenece a la creación de una percepción consciente atenta en el cuerpo, los sentidos y la consciencia, estableciéndolos firmemente en el camino espiritual. El séptimo miembro, dhyāna, se refiere a la meditación y la contemplación de lo divino. Samādhi, el último miembro, es la fusión real del ātman (alma individual) con paramātmān (sí mismo superior). Samādhi es el estado de unidad con el espíritu cósmico.

El sādhaka que alcanza este estado de dicha se da cuenta de que Īśvara (Dios) existe en su interior en forma de ātman (alma). Los últimos tres miembros: dhārāna, dhyāna y samādhi, conducen al sādhaka hasta el núcleo mismo de su ser, al sanctasanctórum donde reside Īśvara. Estos tres miembros, por tanto, se denominan antarātma sādhanā o prácticas espirituales.

Para alcanzar el estado supremo de dicha, es esencial que el cuerpo, sus órganos, la mente y el intelecto existan en un estado óptimo. Por tanto, los dos primeros niveles de práctica son precursores extremadamente importantes del nivel final. Juntas, las tres etapas forman una tríada en la que se apoya la práctica yóguica.

Al principio, el sādhaka procede desde el nivel exterior a los niveles interiores de forma lineal; sin embargo, a medida que la práctica progresa, la línea divisoria entre los niveles comienza a difuminarse. El sādhaka adquiere la capacidad tanto de acceder a los niveles más profundos de consciencia a través de las prácticas externas como de conectar con el nivel físico a través de las prácticas internas. Cada etapa de crecimiento trae consigo una nueva iluminación y nuevas experiencias. La consciencia del individuo evoluciona desde una percepción consciente burda a la percepción sutil, hasta que finalmente penetra en los recovecos más recónditos del ser.

El gran sabio Patañjali ha codificado maravillosamente este viaje de lo burdo a lo sutil en un conjunto de 196 aforismos. No existe nada comparable a esta poderosa obra en la literatura filosófica. Los aforismos son breves, precisos y lúcidos. Cada verso, repleto de múltiples capas, revela una gran riqueza de significado. Una mera traducción lingüística es incapaz de revelar todo el significado de estos sūtras. Siguiendo la tradición de los darśana śāstras, el sabio Vyāsa escribió el Yogabhaṣya (comentario sobre el yoga) en el que se expuso el significado de estos versos. Los interesados deben estudiar también el comentario de Vyāsa.

A partir de este amplio esquema del Aṣṭāṅga Yoga, el lector podría inferir que se trata de una disciplina destinada solo a quienes anhelan la liberación. Esto no es cierto. El yoga es para todos aquellos que desean mejorar su salud y bienestar; incluso aquellos que no saben nada sobre el ātman o paramātmān, los que carecen de inteligencia para seguir discursos filosóficos, los ateos, o los que están demasiado sumergidos en los placeres mundanos como para preocuparse por la vida espiritual, pueden comenzar la práctica del yoga. Es una disciplina que acoge a todos con los brazos abiertos, independientemente de la casta, la clase, la religión, el sexo, la nacionalidad o la condición social. Todos los que se lanzan de corazón a la materia cosechan sus beneficios y evolucionan a su manera. El único requisito es una mente abierta y la voluntad de aprender.

Los principios de yama y niyama son principios universales que conforman el carácter del estudiante como individuo y en relación con la sociedad. Sencillos de entender, son difíciles de poner en práctica para la mayoría. Sin embargo, se espera que los estudiantes trabajen gradualmente hacia su objetivo. No se espera la perfección de un principiante. Āsana y prāṇāyāma pueden aprenderse mediante la observación o bajo la guía de un maestro. Sus efectos se experimentan con bastante rapidez. La práctica regular de āsana y prāṇāyāma también hace que el estudiante esté más inclinado a seguir los dictados de yama y niyama. La rutina diaria y los hábitos dietéticos se regulan automáticamente. Los patrones de pensamiento y comportamiento de uno experimentan un cambio saludable. En pequeña medida, la mente comienza a adoptar las cualidades requeridas para alcanzar dhārāna y dhyāna. El practicante es recompensado con fuerza, vigor, paz, valor y entusiasmo por la vida, mientras que el letargo y la apatía son desterrados de la existencia del sādhaka. Mediante estas prácticas, el cuerpo, la mente y la inteligencia comienzan a existir en un estado de armonía y equilibrio.

La salud física es tan importante para los que están en el camino espiritual como para los profanos. El estado de estabilidad, paz y tranquilidad, tan esencial para la autorrealización, es difícil de alcanzar cuando no se está en forma. El trabajo diario fatiga el cuerpo, haciéndolo rígido y pesado. Las āsanas estiran los músculos y mejoran la circulación en las partes afectadas. Los órganos empiezan a funcionar de forma óptima y la salud general mejora. La mejora del estado físico ayuda a la búsqueda espiritual del sādhaka. Por tanto, es imperativo que tanto el laico como el buscador espiritual comiencen su yogasādhanā con el estudio de las āsanas.

Prāṇāyāma es la ciencia de la respiración; o mejor dicho, es la ciencia de regular el flujo de la energía vital mediante el control de la respiración. La respiración es el núcleo de toda la existencia. Prāṇa, la fuerza vital, impregna el cuerpo a través del acto de respirar.

Sin embargo, como advierte el Haṭha-yoga-pradīpikā: el prāṇāyāma debe ser introducido muy gradualmente y por etapas para evitar causar daño a un cuerpo no entrenado y a una mente inexperta.

Un principiante en el yoga tiene poco control sobre el cuerpo y no es consciente del flujo de prāṇa.

Así pues, el estudio del prāṇāyāma debe comenzar solo después de que el practicante haya alcanzado un cierto nivel de competencia en las āsanas.

4. YOGĀSANAS PARA LA SALUD

En el capítulo anterior, hablamos de la importancia de la salud y la forma física en la vida de un lego, así como de un sādhaka del yoga. En este capítulo examinaremos el papel de las yogāsanas en la mejora de la salud.

La palabra «salud» se utiliza habitualmente con referencia al cuerpo. Por lo general creemos que una persona con músculos bien desarrollados está fuerte y sana; sin embargo, el yoga utiliza el término en un contexto mucho más amplio. La antigua ciencia india reconoce la mente como un sūkṣmendriya (órgano físico sutil). Tanto la mente como el cuerpo están inextricablemente vinculados entre sí. El estado de uno afecta al del otro. Por eso, cuando hablamos de salud, debemos considerar la mente junto con el cuerpo. Es esencial mantener ambos en un estado óptimo.

Hay numerosos ejemplos de luchadores, boxeadores, culturistas u otros atletas que dan una importancia desproporcionada al desarrollo de su físico, pero carecen de equilibrio y fortaleza mental. Desde luego, no se les puede considerar sanos. La salud mental y el sentido de la armonía son tan importantes como la salud física.

El yoga define la salud no solo como un cuerpo libre de enfermedades, sino como un cuerpo y una mente en estado de armonía y desprovistos de sufrimiento.

Estar sano es existir en un estado de equilibrio y coordinación a todos los niveles: físico, mental, intelectual, moral y espiritual. Si bien es cierto que factores como la herencia, el entorno social, las exigencias profesionales y el medio ambiente influyen en la salud, es posible mantener niveles óptimos de salud mediante cambios positivos y sostenibles en el estilo de vida. Uno de estos cambios es la introducción del ejercicio diario, que nos lleva a las yogāsanas.

El ejercicio consiste en mover las extremidades de diversas maneras, lo que aumenta el suministro de sangre a los músculos y órganos vitales y los fortalece en el proceso. Hay dos tipos de ejercicio:

1. Actividades dirigidas a determinadas zonas del cuerpo o a un determinado conjunto de músculos; por ejemplo, correr, jugar al tenis, la práctica del atletismo, etcétera.
2. Los que hacen hincapié por igual en todas las partes del cuerpo.

Las yogāsanas pertenecen a esta última categoría. Las āsanas ejercitan todas las regiones del cuerpo. Sin embargo, definir las yogāsanas exclusivamente como un ejercicio es limitar enormemente su alcance. Además de fortalecer el cuerpo, las āsanas también fortalecen la mente.

La práctica de āsanas no es una actividad mecánica. Cada postura se practica con intención, percepción consciente y precisión. La práctica hace que la postura no suponga ningún esfuerzo, de modo que, a su debido tiempo, el cuerpo se acomoda en la postura con facilidad. Junto con el cuerpo, la mente y la inteligencia también se estabilizan en la postura. Sin embargo, este estado se experimenta mucho más tarde. Al principio, la práctica de āsanas se considera a menudo como un entrenamiento físico o como contorsiones del cuerpo. No hace falta decir que las yogāsana son muy superiores a otros tipos de ejercicio. No solo movilizan la masa muscular, sino que también ejercitan los órganos internos y las glándulas endocrinas.

Este efecto, especialmente sobre las glándulas endocrinas, es inherente solo a las yogāsanas. El objetivo de las yogāsanas no es simplemente fortalecer el cuerpo, sino también aportarle estabilidad. La práctica diaria de las āsanas otorga salud, relaja el cuerpo y calma la mente. Aporta estabilidad, equilibrio y disciplina a la vida del practicante. Un yogui no se burla del cuerpo, ni se obsesiona con su físico. Para el yogui, el cuerpo está a la altura de la mente y la inteligencia y, lo que es más importante, es un vehículo para el alma.

Perfeccionar las āsanas requiere un esfuerzo comprometido y persistencia. Aunque las yogāsanas ayudan a mejorar la forma física, también sirven para tratar eficazmente las enfermedades o el dolor. La mayoría de las dolencias tienen su origen en recuerdos dolorosos del pasado o en expectativas injustificadas del futuro. Mientras se realiza o se mantiene una postura, la mente del practicante solo habita en el presente. A medida que la práctica madura, la mente aprende a permanecer en el presente. Deja de hacer viajes aleatorios al pasado o al futuro. Esto ayuda a evitar el dolor, la ansiedad y otras emociones negativas. El sabio Patañjali define el Yoga como «yogaḥ cittavṛtti nirodhaḥ»: El yoga es aquello que restringe el juego de la consciencia.

Dados los retos de la vida contemporánea, no sería un error afirmar que «yogaḥ duḥkhavṛtti nirodhaḥ». El yoga es aquello que refrena el juego de la pena y otras emociones negativas. Practicadas bajo una guía adecuada, las yogāsanas son extremadamente eficaces para tratar diversas dolencias del cuerpo y la mente sin ningún efecto secundario. El decimosexto sūtra (aforismo) del segundo capítulo de los *Yogasūtras* de Patañjali afirma «heyaṁ duḥkhamanāgatam»: [con la práctica del yoga] se pueden evitar los dolores que están por venir. En este sentido, el yoga es también una disciplina preventiva.

Las yogāsanas son también un excelente remedio para los dolores menores que surgen en el bullicio de la vida diaria. Curan el agotamiento, alivian las torceduras, relajan los músculos tensos y doloridos y alivian los pies cansados. Las yogāsanas pacifican y rejuvenecen la mente y ayudan a liberar el estrés, la ansiedad, la frustración y la ira que se acumulan a lo largo del día.

En resumen, en este capítulo hemos hablado de la definición de salud según el yoga y los efectos beneficiosos de las āsanas en la salud y el bienestar. En los próximos capítulos estudiaremos los fundamentos de la práctica de āsanas, los tipos de āsanas, la técnica de varias posturas y sus beneficios.

5. EMPEZAR CON LAS ĀSANAS

El cuerpo humano, formado por los cinco elementos: prithvi, jal, agni, vāyu, ākāśa, (tierra, agua, fuego, viento, éter), es un regalo de Dios. Cuando damos una importancia excesiva al mundo exterior, nos desconectamos de nuestro cuerpo. Además de ser perjudicial para nuestro propio bienestar, la actitud de desconexión es un insulto a este precioso regalo. Nuestro primer deber sagrado es nutrir nuestro cuerpo. Las yogāsanas son de gran ayuda en este empeño.

Muchos están deseosos de comenzar una práctica diaria de yogāsanas; sin embargo, algunos evitan la práctica por falta de tiempo o porque no sienten una necesidad apremiante de hacerlo mientras el cuerpo parezca razonablemente en forma. Estas personas deben recordar que la práctica regular de yogāsanas no es una tarea ardua. El horario de práctica puede fijarse a conveniencia de cada uno; y la secuencia de āsanas, según la propia capacidad. También es mejor empezar antes de que de que surjan las dolencias, en lugar de hacerlo más tarde. Recurrir al yoga cuando surgen problemas es como cavar un pozo para encontrar agua cuando se tiene la garganta seca.

Aquellos que deseen iniciarse en el yoga deben saber que la determinación, la confianza en uno mismo y la fe son esenciales para una práctica regular de yogāsanas.

Nuestras tareas diarias implican el movimiento de solo unos pocos músculos del cuerpo. Los músculos que no se utilizan en su mayoría se vuelven duros y rígidos. En las yogāsanas, sin embargo, se utilizan todas las partes del cuerpo y todos los músculos se estiran por igual. Esto puede causar bastante dolor y fatiga al principio. Los que no están acostumbrados al esfuerzo físico y tienen poca tolerancia al dolor corporal tienden a desanimarse en esta fase. Las personas con una gran carga de trabajo no se sienten motivadas para sacar tiempo de su rutina diaria destinado a una actividad nueva y agotadora. Es precisamente en este momento cuando es necesaria la determinación mental. Es esencial convencerse de los beneficios y la necesidad de dedicar tiempo a la práctica regular. Al principio, se pueden programar las sesiones de práctica en días alternos, o dos o tres veces por semana. Lo importante es tener un horario regular y recordar que las yogāsanas son tan esenciales para la salud como el aire fresco y la comida. Al cabo de unos días, uno se familiariza con la rutina; y en poco tiempo la práctica diaria de yogāsanas se convierte en algo indispensable para el practicante.

Las franjas horarias ideales para la práctica de āsanas son justo antes del amanecer o al atardecer. Ambas opciones son igualmente adecuadas para un principiante. Por una cuestión de disciplina mental, es mejor ceñirse a la misma hora todos los días. La franja horaria, una vez seleccionada, no debe cambiarse. Sin embargo, si no es posible practicar a la hora designada en un día determinado, es aconsejable hacerlo a otra hora en lugar de saltarse la práctica por completo.

Por la mañana, el cuerpo está rígido, pero la mente está fresca. Por la tarde, el cuerpo está flexible, pero la mente está cansada. Por tanto, también tiene sentido dividir las horas de práctica en sesiones matutinas y vespertinas. Las āsanas deben elegirse según el estado del cuerpo y la mente en ese momento del día.

La secuencia de āsanas es de suma importancia en una sesión de práctica. Hay una secuencia específica para el aprendizaje de las posturas y otra diferente para la práctica una vez dominadas las posturas. Cuando se aprende una nueva āsana, el estudiante debe saber dónde insertarla en una cadena de āsanas. Un cambio en la secuencia engendra un cambio en sus efectos sobre el cuerpo y la mente. La secuenciación en la práctica de āsanas es un tema de estudio independiente que se tratará en capítulos posteriores.

Al principio, las sesiones de práctica no suelen durar más de 30 minutos. Sin embargo, a medida que el estudiante progresa y desarrolla un celo por la práctica de āsanas, la duración aumenta por defecto. Las sesiones matutinas son más propicias para el aprendizaje de nuevas posturas, mientras que las nocturnas son favorables para las posturas de recuperación que disipan la fatiga. Los estudiantes en la fase de aprendizaje deben hacer de dos a cuatro repeticiones cortas de una āsana, en lugar de permanecer mucho tiempo en la misma postura.

Es importante seguir ciertas normas con respecto a la práctica de āsanas. Las más importantes son las relativas a los movimientos intestinales, el baño y la alimentación. Antes de comenzar las āsanas, la vejiga y los intestinos deben estar vacíos. Esto es especialmente importante para la práctica de posturas complejas. No se debe negar la necesidad de evacuar si se siente durante la sesión de práctica.

Las āsanas no deben realizarse inmediatamente después de un baño. Deje pasar 20 minutos después del baño matutino antes de comenzar la sesión. Si el cuerpo se siente sudoroso o pegajoso después de la práctica, uno puede bañarse 15 minutos después de terminar la sesión. Lo ideal es que las āsanas se practiquen con el estómago vacío. Si esto no es posible, se puede tomar una taza de té o café media hora antes de la práctica. Se puede tomar un ligero tentempié 30 minutos después de concluir la práctica, y una comida completa una hora más tarde. Las āsanas no deben practicarse inmediatamente después de la exposición al sol; es fundamental descansar brevemente en un lugar fresco y a la sombra antes de comenzar la práctica.

La sesión de práctica debe realizarse en un espacio aireado y bien iluminado con una manta/estera doblada y colocada sobre una superficie plana. Mientras se realizan las āsanas, no debe haber tensión en los músculos faciales, la nariz, las orejas, la garganta, los ojos o la respiración. Solo el cuerpo debe moverse. El cerebro debe estar tranquilo, fresco y alerta. La respiración debe hacerse solo por la nariz. Hay que respirar normalmente mientras se entra en la āsana o se mantiene firme en su postura final. Nunca retener la respiración mientras se esté en la āsana. Seguir las instrucciones de respiración indicadas en la técnica de cada āsana.

Al principio, mantener los ojos bien abiertos. Esto permite notar y corregir los errores cometidos en las etapas iniciales del aprendizaje. Una vez que se domina razonablemente la postura, está permitido cerrar los ojos. Sin embargo, si el cuerpo se siente desequilibrado o descentrado con los ojos cerrados, hay que abrirlos inmediatamente. Las personas que padecen dolencias crónicas, dolores o enfermedades graves, o quienes hayan sido operados, deben practicar solo bajo la dirección de un maestro experimentado.

La ropa que se lleve durante la práctica de āsanas debe estar limpia y ser lo suficientemente holgada como para permitir el libre movimiento de las extremidades. Los hombres deben llevar pantalones cortos combinados con una camiseta. Las mujeres deben llevar pantalones cortos o elásticos, como mallas, con una camiseta. Las mujeres indias mayores, especialmente las de familias conservadoras, tienden a sentir inhibiciones a la hora de llevar ropa occidental. Esto no debe ser un obstáculo para la práctica del yoga. Estas mujeres pueden llevar salwars o saris tradicionales de nueve yardas mientras practican āsanas.

Cualquier esfuerzo auspicioso debe comenzar con un saludo al Todopoderoso. Por tanto, debemos comenzar cada sesión de práctica con una oración. Antes de comenzar las āsanas, hay que sentarse sobre una manta doblada con las piernas cruzadas y juntar las palmas de las manos delante del pecho en el mudrā Namaskāra. Mantener la mente y el corazón centrados en lo divino; sentarse en silencio durante unos momentos y luego recitar una oración. Si es posible, recitar la invocación al sabio Patañjali que se proporciona al principio de este libro. Este pequeño ritual establece la intención para la práctica de āsanas y ayuda a dirigir el cuerpo y la mente hacia el interior.

Concluir siempre la sesión con śavāsana u otra postura calmante. Las āsanas dinámicas estimulan el cuerpo y la mente. Hacer una postura de descanso al final calma el cuerpo y la mente y prepara al sādhaka para abordar las tareas diarias con concentración y renovado vigor.

6. EL CUERPO, NUESTRO TEMPLO

De los ocho miembros del Aṣṭāṅga Yoga, las āsanas son especialmente valiosas para preservar la salud y la forma física. A través de la práctica de las āsanas, el sādhaka adquiere control del cuerpo y la mente, y los convierte en un vehículo apto para el alma.

El cuerpo humano, un mecanismo extremadamente complejo e intrincado, no tiene parangón en cuanto a su sofisticación. Los diversos sistemas, como el esquelético, el muscular, el respiratorio, el circulatorio, el nervioso, el digestivo, el reproductivo y el endocrino, así como innumerables órganos, como el hígado, el bazo, el estómago, el páncreas, los intestinos, los riñones, el útero, el corazón, los pulmones y el cerebro, trabajan en conjunto. Además de los órganos anatómicos, el cuerpo también alberga los órganos sutiles o sūkṣmendriyas: la mente y la consciencia. Estos órganos trabajan incesantemente desde el nacimiento del ser humano hasta la muerte.

El cuerpo humano, que aparece en su forma bruta como cuatro miembros, cabeza y un torso, contiene más de 300 articulaciones y 700 músculos. Si todos los nervios de un solo cuerpo se unieran de extremo a extremo, la cuerda resultante se extendería desde Bombay hasta Londres. Los vasos sanguíneos, si se unieran, medirían más de 94.500 kilómetros. Los pulmones, si se extendieran sobre una superficie horizontal, cubrirían una pista de tenis. El corazón late 70 veces por minuto y bombea 5 litros de sangre para alimentar el cuerpo. Controlar, regular y disciplinar un aparato tan magnífico no es una tarea sencilla. El método empleado para ello debe ser necesariamente inclusivo y preciso. Las yogāsanas son las más adecuadas para apoyar este propósito.

Hay innumerables āsanas que afectan a la totalidad del cuerpo. Citando al sabio Gorakṣanath: «Hay tantas āsanas como especies vivas en la tierra», de las que dice que hay 8.400.000. Debemos considerar esta cifra aparentemente exagerada como simbólica y no literal. Implica que los sabios hicieron un profundo estudio de todas las formas de vida y de las complejidades del movimiento antes de concebir y nombrar las āsanas. Un ligero cambio en el movimiento físico o en la colocación de los miembros puede causar un cambio dramático en el efecto. Incluso las variaciones de una misma āsana pueden tener un efecto profundamente diferente de la versión clásica de la misma āsana.

Comprobemos este hecho con el siguiente experimento: póngase de pie, con los brazos estirados a los lados y las palmas de las manos mirando al suelo. Permanezca en esta postura durante un rato. A continuación, manteniendo la parte superior de los brazos sin alterar, gire las palmas hacia arriba para que miren al techo. Observe el cambio brusco de sensación a lo largo del borde exterior (lado del pulgar) del brazo, empezando por la muñeca y subiendo hasta los hombros. Observe cómo la parte posterior de los brazos, los omóplatos y los costados del tronco se sienten más compactos y elevados, con solo una pequeña rotación de la muñeca. Por tanto, aunque los «brazos estirados lateralmente» parecen una sola postura, desde la perspectiva de los efectos físicos, las «palmas hacia arriba» y las «palmas hacia abajo» pueden ser dos posturas diferentes. Contado de esta manera, el número de movimientos físicos que puede realizar el cuerpo humano podría ser fácilmente igual a 8.400.000. Esta profusión de movimientos nutre y vitaliza cada célula del cuerpo.

Estas cifras, que indican la profundidad de la comprensión de nuestros sabios y el inmenso alcance del tema, deberían inspirar reverencia más que asombro. El que abraza el Yoga-sādhanā como forma de vida no debe limitar la práctica a unas pocas āsanas selectas. Por el contrario, uno debería explorar numerosas āsanas por su capacidad de integrar y unificar el cuerpo y la mente. Mediante la práctica de āsanas, el sādhaka se embarca en un viaje de autodescubrimiento y de autoiluminación.

Incluso las āsanas más sencillas producen beneficios notables. Sin embargo, es esencial estudiarlas cuidadosamente y practicarlas con intensa percatación consciente. Esto requiere un conocimiento profundo del funcionamiento del cuerpo. La mayoría de nosotros desconocemos nuestros órganos internos, su disposición y funcionamiento.

El cuerpo es como una máquina que funciona tan eficazmente durante nuestra infancia y juventud que nunca sentimos la necesidad de familiarizarnos con sus partes. Sin embargo, con el avance de la edad, los hábitos irregulares y la falta de cuidados, las partes del cuerpo empiezan a crujir y la máquina acaba por romperse y degenerar. Entonces se hace necesario, como mínimo, entender su funcionamiento a nivel básico.

La comprensión del cuerpo es aún más importante en el estudio de las yogāsanas. Los principiantes suelen desconocer totalmente las partes comunes del cuerpo, su ubicación y sus funciones. Algunos ni siquiera pueden diferenciar la derecha de la izquierda. Un novato en el campo del yoga es como un devoto a las puertas de un templo, buscando a tientas el camino hacia el interior. La práctica en esta etapa es de un nivel elemental de conocimiento de uno mismo, miembro a miembro. A medida que la práctica madura, también lo hace el conocimiento de uno mismo. Los practicantes novatos se familiarizan con su propia fisiología, sus estados mentales y los cambios que experimentan en relación con la práctica de las āsanas. Empiezan a cuestionar sus creencias y a preguntarse por su verdadera naturaleza. Las āsanas ayudan a cultivar el cuerpo y la mente para cosechar la riqueza de la salud y la armonía. Esto anima al practicante a profundizar en el sí mismo; y así comienza el viaje interior. El sādhanā físico se convierte ahora en una búsqueda espiritual.

El omnipresente Īśvara, que impregna cada átomo del universo, también reside en cada célula del cuerpo humano. El cuerpo es, pues, un templo que alberga el espíritu divino. Mediante la práctica de āsana y prāṇāyāma, el sādhaka sondea este elemento divino interior.

Por comodidad, clasificamos las āsanas de la siguiente manera:

Āsanas de pie
(Uttistha sthiti),
por ejemplo, Uttānāsana,
Utthita Trikoṇāsana

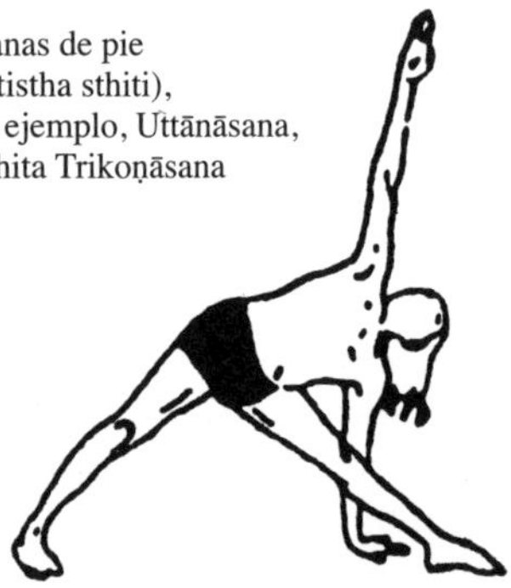

Āsanas sentados (Upaviṣṭha sthiti),
por ejemplo, Padmāsana, Vīrāsana

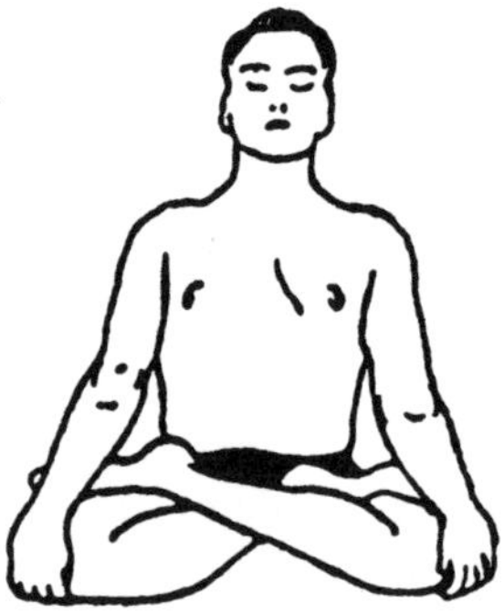

Āsanas de flexión hacia delante
(Paśchima pratana sthiti),
por ejemplo, Paśchimōttānāsana, Jānu Śīrṣāsana

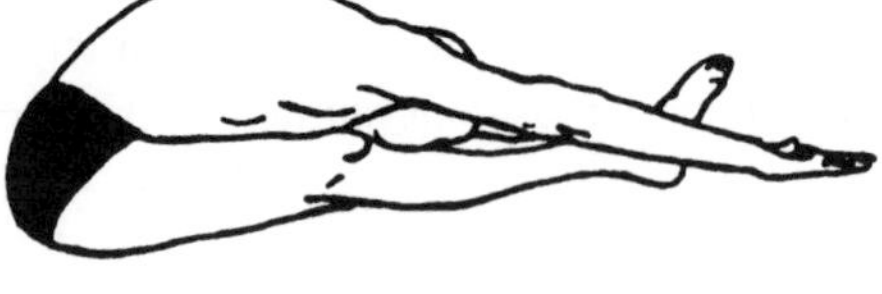

Āsanas supinas (Supta sthiti),
por ejemplo, Supta Vīrāsana, Śavāsana

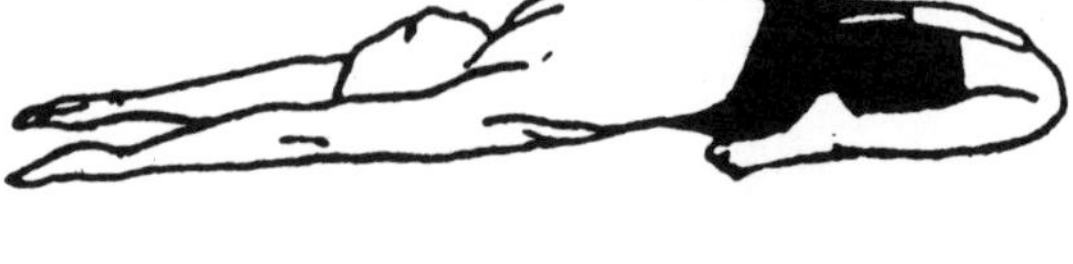

Torsiones de la columna vertebral (Parivṛtta sthiti), por ejemplo, Bharadvājāsana, Ardha Matsyendrāsana

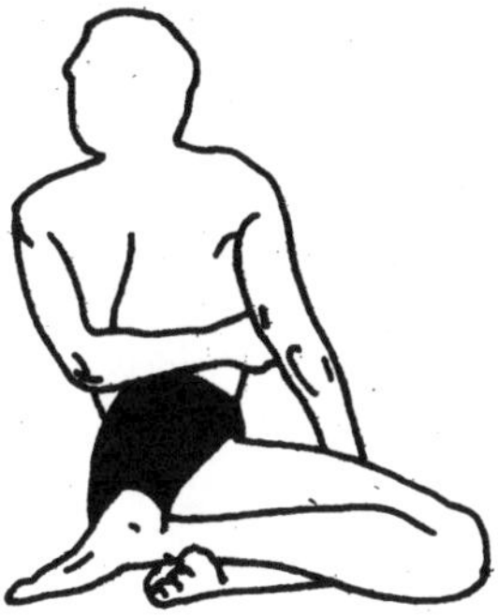

Āsanas invertidas (Viparīta sthiti), por ejemplo, Śīrṣāsana, Sarvāṇgāsana

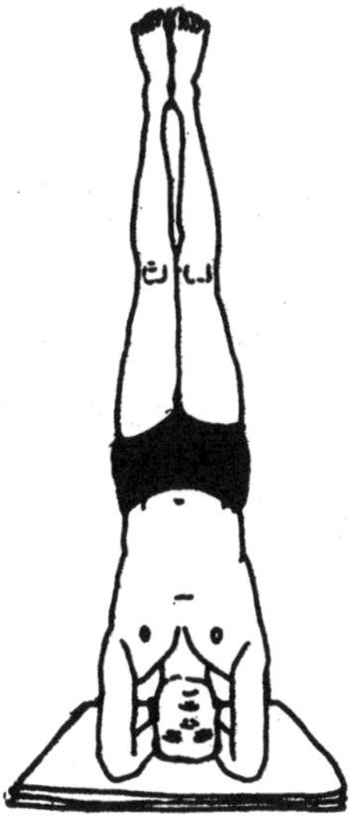

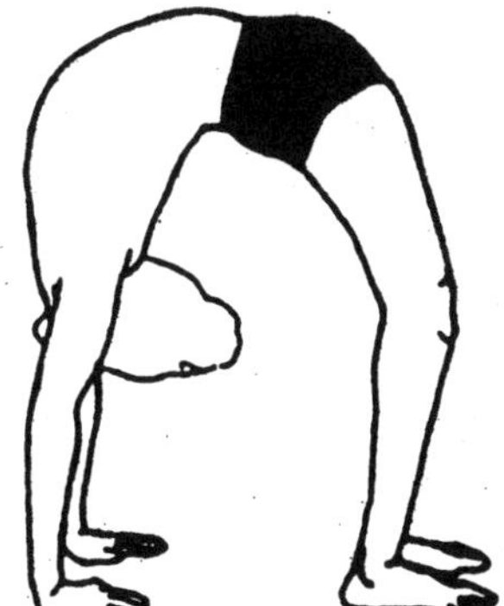

Flexiones de espalda (Pūrva pratana sthiti), por ejemplo, Ūrdhva Dhanurāsana, Uṣṭrāsana

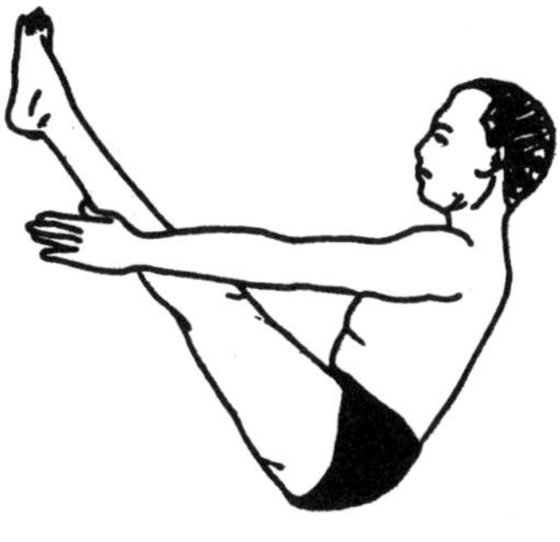

Āsanas abdominales (Udara akunchana sthiti), por ejemplo Paripūrṇa Nāvāsana, Jaṭhara Parivartanāsana

Āsanas desde la postura prona
(Avātaan sthiti), por ejemplo
Śalabhāsana, Dhanurāsana

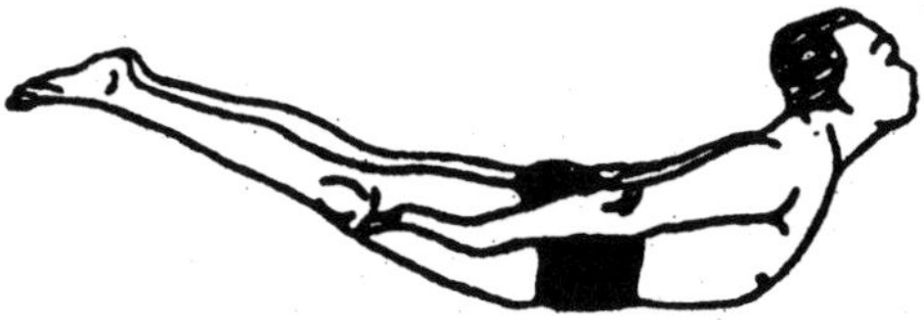

Āsanas de equilibrio de brazos
(Tolana sthiti), por ejemplo
Bakāsana, Kukkuṭāsana

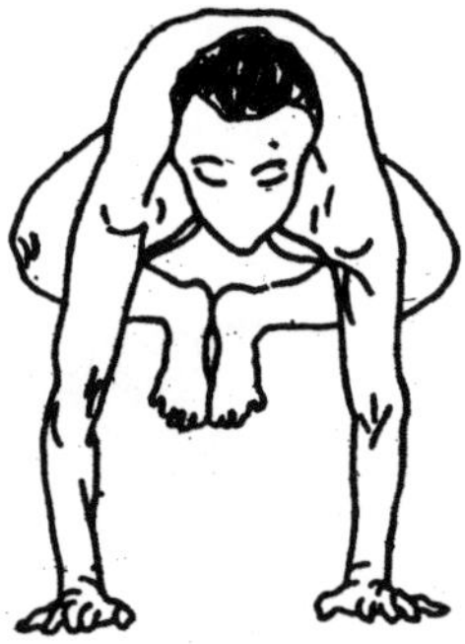

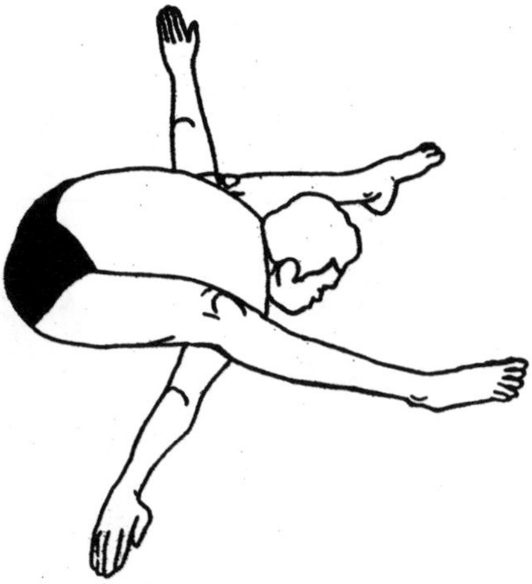

Āsanas de plegado del cuerpo,
por ejemplo
Yoga Nidrāsana,
Kūrmāsana

7. SAMASTHITI

Al igual que el aire, el agua y los alimentos son necesarios para la supervivencia, el conocimiento y el trabajo son esenciales para dar sentido a la vida humana. Los órganos sensoriales y motores, por tanto, tienen un papel crucial en la vida del ser humano. De ellos, los más importantes son los ojos y las cuatro extremidades, ya que son la fuente de la mayor parte de nuestro conocimiento y actividad. Las āsanas que nos enseñan a hacer un uso óptimo de estos órganos son las posturas de pie; y la más importante de ellas es Samasthiti. Esta āsana nos enseña a mantenernos erguidos con percepción consciente.

Los estudiantes de Sāṁkhya Yoga narran una historia de dos amigos, uno ciego y otro cojo. Ambos buscan a tientas el camino hasta que el cojo se sienta sobre los hombros del ciego y le guía. El cuento es una analogía de los principios duales de prakṛti y puruṣa: prakṛti, el cuerpo material, es ciego, mientras que puruṣa, el alma, es coja. El cuerpo ciego funciona bajo la guía de un alma vigilante. Del mismo modo, en las posturas de pie, uno aprende a estar erguido y bien equilibrado con la ayuda de los ojos. Los ojos disciernen los errores y las limitaciones del movimiento, de los que el cuerpo aprende.

Samasthiti, Ūrdhva Hastāsana, Tāḍāsana

Sama significa uniforme o equilibrado. Samasthiti es una āsana en la que la que ambos lados del cuerpo (izquierdo y derecho) permanecen idénticos. Tāḍāsana significa mantenerse erguido y firme como una montaña. Ūrdhva Hastāsana es la postura en la que estiramos las manos verticalmente hacia arriba desde Samasthiti. Es mejor practicar todas las āsanas de pie en un suelo desnudo, ya que los pies tienden a deslizarse sobre una superficie blanda.

Samasthiti

Técnica

Póngase de pie con los pies juntos. Una los dedos gordos de los pies, los tobillos y los talones.

No apriete los dedos de los pies; en su lugar, extiéndalos desde las almohadillas hasta las puntas de los dedos y sepárelos bien. Estire la planta del pie desde el talón hasta los dedos, y desde el centro hacia los lados, como si planchara los pliegues. Agarre las rodillas y levántelas hacia arriba.

Al igual que los nudos de un tallo de caña de azúcar mantienen los segmentos firmemente unidos, la articulación de la rodilla debe mantener el muslo y la espinilla unidos como una sola cosa. Contraiga los músculos de los glúteos y levante los cuádriceps (músculos frontales del muslo) hacia la articulación pélvica. Enrolle los muslos frontales de fuera a dentro y la parte posterior de los muslos de dentro a fuera. Los muslos deben aparecer lisos y redondeados como un tallo de plátano.

Levante la parte inferior del abdomen verticalmente hacia arriba; no permita que sobresalga. Meta los omóplatos en el cuerpo, manteniendo sus bordes interiores paralelos. Enrolle los hombros hacia atrás y expanda el pecho. Levante la parte frontal del pecho y los lados de la caja torácica. Mantenga la columna vertebral erguida, el cuello relajado y la cabeza recta. Mire al frente. Si los ojos se desvían, crean un desequilibrio que hace que el peso del cuerpo se desplace de un pie a otro.

Distribuya el peso del cuerpo uniformemente entre los talones y los dedos de los pies; y entre el pie derecho y el izquierdo. Extienda los brazos a los lados.

Respire normalmente.

Las personas con dolencias de la columna vertebral, dolor lumbar, hernia discal o prolapso de útero encuentran alivio si se ponen de pie con los dedos gordos de los pies y los talones girados hacia fuera (Fig. 2). Meta las rótulas hacia dentro. Esto ayuda a estirar y enderezar la parte posterior de las piernas. También da firmeza a las piernas, de modo que el peso del cuerpo se distribuya uniformemente sobre

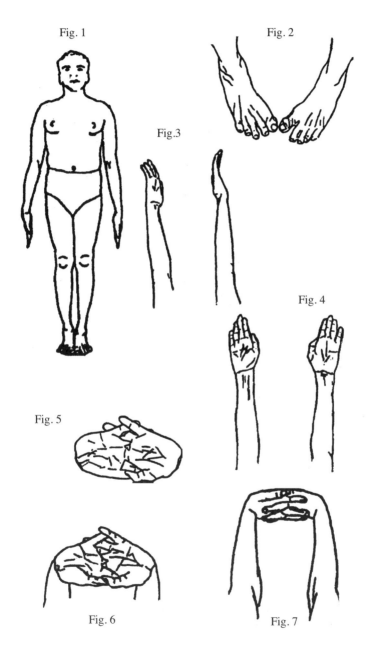

Fig. 1

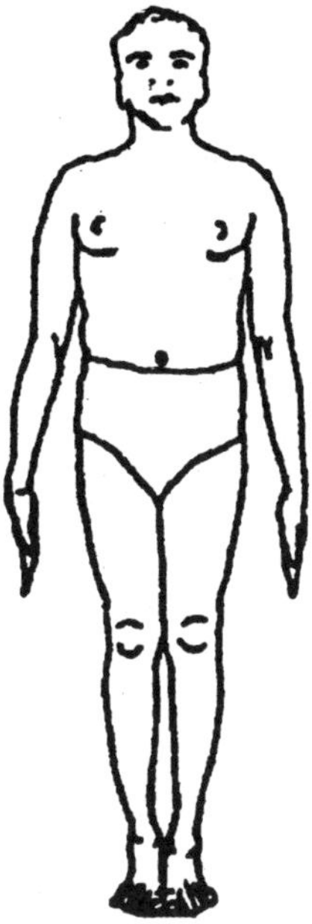

Fig. 2

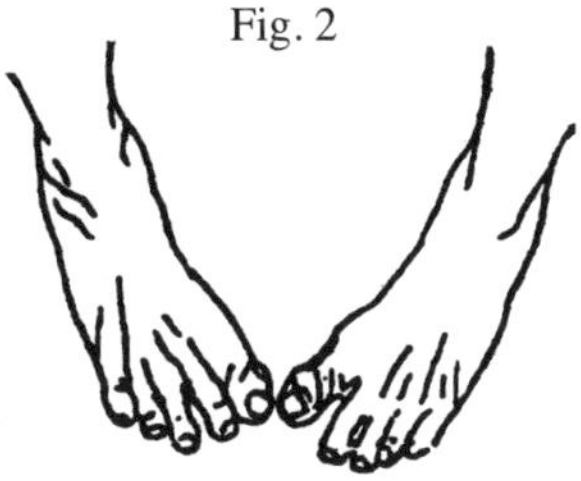

Fig.3

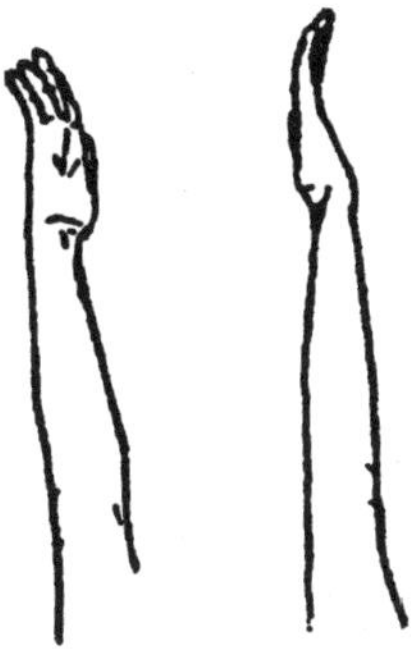

Fig. 4

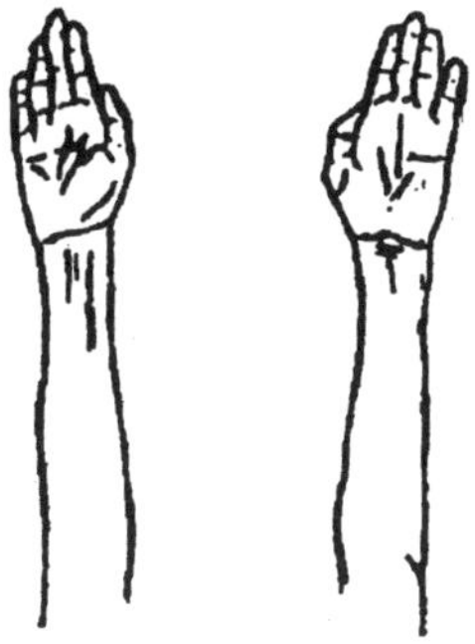

Fig. 5

Fig. 6

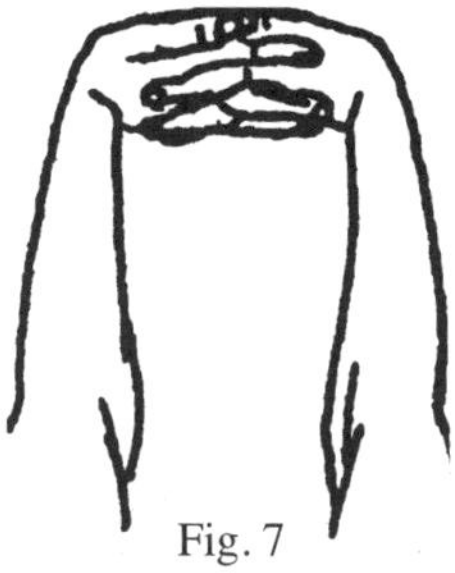

Fig. 7

ellas. Este método (dedos de los pies hacia dentro y talones hacia fuera) permite que los músculos de la columna vertebral se extiendan lateralmente y asciendan, aliviando el dolor de espalda. Las personas cuya ocupación implica estar de pie durante largas horas, como los policías de tráfico, los mecánicos, los técnicos de laboratorio o los trabajadores domésticos, encuentran alivio con esta variante.

La āsana descrita hasta ahora se llama Samasthiti (Fig. 1).

Ūrdhva Hastāsana

Técnica

Para Ūrdhva Hastāsana, inspire y extienda los brazos rectos frente a usted y luego levántelos por encima de la cabeza. Lleve la parte superior de los brazos en línea con las orejas. Esta postura puede hacerse de dos maneras:

a) con las palmas de las manos enfrentadas (Fig. 3), y
b) con las palmas hacia delante (Fig. 4).

1) Extienda los dedos por completo, desde la raíz hasta la punta, como se ilustra en las figuras 3 y 4. Cuando las palmas de las manos se enfrentan, las costillas laterales se elevan. Cuando las palmas miran hacia delante, los omóplatos se mueven bruscamente hacia dentro, abriendo las axilas hacia fuera. Cuando los dedos se separan, las palmas se estiran y se liberan las articulaciones de los dedos.
2) Permanezca en esta postura de 15 a 20 segundos con una respiración normal. A continuación, estire los brazos hacia delante y hacia abajo.

Variaciones:

ŪRDHVA BADDHĀṆGULYĀSANA (dedos estirados hacia arriba y entrelazados) en SAMASTHITI o TĀḌĀSANA

Técnica

Estirar las manos delante del pecho. Entrelazar los dedos y girar las palmas hacia fuera de las muñecas (Figs. 5, 6).

Estire las palmas, junto con los dedos entrelazados, de modo que los pulgares miren hacia abajo y los dedos meñiques hacia el techo. Mantenga el estiramiento mientras extiende los brazos por encima de la cabeza.

Las palmas de las manos miran ahora hacia el techo. Junte las puntas de los pulgares y levántelos. No los apriete. Cuando los dedos están entrelazados, los codos tienden a doblarse. Para evitarlo, empuje los codos hacia dentro y levántelos. Levante y ensanche la región de pecho cerca de las axilas. Permanezca de 15 a 20 segundos en esta postura respirando normalmente (Fig. 7).

Ahora, espire y baje los brazos hasta la altura del pecho. Suelte los dedos y baje los brazos.

Repita el mismo procedimiento con los dedos entrelazados alternativamente. Los dedos se pueden entrelazar de dos maneras:

a) con el dedo meñique de la mano izquierda en el lado externo, o
b) con el dedo meñique de la mano derecha en el lado externo.

La alternancia del entrelazamiento es esencial para que haya un estiramiento igual en ambas muñecas.

Los que pasan muchas horas frente al ordenador descubren que las palmas de sus manos están constantemente curvadas hacia dentro, lo que constriñe los músculos de las palmas y endurece las articulaciones. Estas personas se benefician enormemente de los estiramientos de brazos con los dedos entrelazados. Esta postura también se llama Tāḍāsana.

Al principio, practicar esta āsana de dos a cuatro veces al día. Samasthiti enseña el arte de equilibrar el peso del cuerpo de manera uniforme sobre ambos pies. Una postura defectuosa crea un desequilibrio en las piernas y en los músculos de la columna vertebral, invitando finalmente a las dolencias.

Samasthiti y todas sus variantes ayudan a corregir estos defectos. El pecho se expande, liberando la respiración. Los músculos de los glúteos se contraen y las articulaciones de las rodillas y los codos se vuelven firmes y derechas. A menudo nos ponemos de pie de forma descuidada con los pies y los muslos torcidos hacia fuera, lo que hace que los músculos lumbares se vuelvan hacia dentro y provoquen dolor en la cintura. En todas las āsanas anteriores, los muslos frontales se enrollan hacia dentro y los isquiotibiales hacia fuera, lo que relaja los músculos inferiores de la espalda. Con esta presencia consciente, la marcha mejora, el cuerpo se vuelve flexible y la mente se revitaliza.

Acciones como elevar los brazos y entrelazar los dedos parecen simplistas, pero son importantes para un principiante y requieren una atención minuciosa, ya que cada acción tiene un efecto diferente.

Por ejemplo, levantar los brazos con las palmas separadas trabaja la parte superior de los brazos, mientras que la acción de entrelazar los dedos elimina la rigidez en los codos y las articulaciones de los dedos. Las personas que trabajan con los dedos se encuentran con rigidez y falta de circulación en los dedos durante un período de tiempo. A menudo, la artritis comienza a manifestarse en las articulaciones de los dedos. Estirar los brazos con los dedos entrelazados crea libertad en las articulaciones y los pequeños músculos de las manos.

Un punto importante que se debe tener en cuenta al inicio de la práctica de āsana: cuando empezamos a trabajar músculos y articulaciones hasta ahora no utilizados, experimentamos bastante dolor. Incluso en las posturas sencillas que se tratan en este capítulo, las muñecas, los codos y los dedos pueden sentirse doloridos. Esto se debe a que nuestros músculos y articulaciones están acostumbrados a posiciones incorrectas y se vuelven rígidos en la misma postura debido a la falta de uso. Por tanto, el dolor del estiramiento es un signo positivo. Indica que se está forzando a las extremidades a salir de su letargo y hacerlas trabajar. Si se permite que el cuerpo permanezca en un estado de confort durante demasiado tiempo, será presa de futuros dolores y dolencias. Para evitar el dolor de la enfermedad y el desorden en la vida posterior, es esencial soportar el dolor de las āsanas antes de que los males ataquen. El camino hacia la buena salud pasa por el dolor de la práctica de āsanas.

La postura Samasthiti recuerda al Señor Vitthala de Pandharpur, una de las principales deidades de Maharashtra. El ídolo de Vitthala, tal y como se encuentra en el sanctasanctórum del templo, es una encarnación de la simetría y el equilibrio. Mientras nos postramos a los pies del Señor, observemos la uniformidad, la simetría y la belleza de esos pies, y nos esforzamos por adornar nuestro propio ser con las mismas cualidades. Aportar percepción consciente a la más simple de las acciones –incluso a una acción tan básica como ponerse de pie– es un paso más hacia la iluminación.

8. ALINEACIÓN GEOMÉTRICA EN LAS ĀSANAS DE PIE

Aunque los seres humanos entramos en el mundo de cabeza, nos pasamos la vida de pie. El cuidado de las piernas y los pies es, por tanto, importante. Si estas extremidades ceden, uno tiene que apoyarse en los demás, tanto en sentido literal como figurado. Si las piernas son asimétricas o están desequilibradas, el peso del cuerpo se distribuye de forma desigual en los dos lados del cuerpo, lo que provoca dolencias de los pies, las piernas o la espalda.

En las āsanas de pie, se aprende a alinear el cuerpo correcta y simétricamente y a soportar la carga de manera uniforme en ambas piernas.

Utthita Hasta Pādāsana

Utthita significa estirado o extendido. Hasta significa brazo, y pada significa pierna. En esta āsana, nos ponemos de pie con los brazos y las piernas extendidos.

Técnica

Póngase de pie en Samasthiti (Fig. 1).

Doble los codos y lleve las palmas de las manos delante del pecho. Mantenga los codos doblados en línea con los hombros. Doble las rodillas ligeramente (Figs. 2, 3): esta es una postura preparatoria para el siguiente movimiento dinámico.

Inspire, salte rápidamente y extienda los brazos hacia los lados, y separe las piernas a una distancia de entre 1 y 1,2 metros. Mantenga los pies paralelos entre sí con los dedos de los pies apuntando hacia delante. Mantenga las palmas de las manos hacia abajo. Si no es posible saltar debido a la edad avanzada, las dolencias o la menstruación, dé un paso lateral desde el Samasthiti para separar las piernas.

Esto es Utthita Hasta Pādāsana (Fig. 4).

Permanezca en esta postura de 20 a 30 segundos con una respiración normal (Fig. 4).

5. Flexione ligeramente las rodillas, salte y vuelva a juntar los pies para regresar a Samasthiti. Simultáneamente, baje los brazos a los lados del cuerpo.

Tenga en cuenta estos detalles:

Cuando uno salta a la postura, los pies tienden a aterrizar de forma desigual.

Practique la extensión de las piernas de manera uniforme y el aterrizaje con los pies en línea recta. Si es necesario, dibuje una línea horizontal en el suelo o en una colchoneta y póngase sobre ella. Si un pie está adelantado y el otro atrasado, la carga sobre los músculos de la columna vertebral se distribuye de forma desigual.

Levante los arcos de los pies y presione los bordes exteriores de ambos pies sobre el suelo. Cuando los arcos se hunden, la mente se vuelve inerte. Cuando se levantan conscientemente, la mente se pone alerta.

Mantenga los pies paralelos entre sí.

Levante los bordes interiores de las piernas desde el interior de las rodillas hasta las ingles. Separe y extienda las plantas de los pies desde los talones hasta los dedos. Los dedos de los pies constreñidos indican miedo a estar de pie con las piernas abiertas.

Levante las rodillas y apriete los cuádriceps (músculos frontales del muslo) para que agarren el hueso del muslo. La firmeza resultante en las piernas aporta equilibrio al cuerpo y reduce el miedo a estar de pie con las piernas abiertas. También evita que el abdomen sobresalga. Al meter las rótulas y abrir la parte posterior de las rodillas se aumenta la longitud del cartílago de la articulación de la rodilla y, por consiguiente, ayuda a los niños pequeños a aumentar su estatura.

Levante toda la longitud de la columna vertebral y eleve el esternón. Expanda el pecho lateralmente y gire los omóplatos hacia dentro. Gire los hombros hacia atrás y lejos del cuello, levantando al mismo tiempo las clavículas.

Mantenga las manos paralelas al suelo y manténgase firme y estable. Extienda los brazos lejos de los hombros y enderécelos en los codos. Si los brazos están flojos, el cuello soporta la carga. Mantenga el cuello erguido, la cabeza recta y la mirada de los ojos hacia delante.

Si le resulta imposible recordar todos estos puntos a la vez, intente incorporarlos uno a uno en la práctica diaria.

Vīrabhadrāsana II

Técnica

Colóquese en Samasthiti. Doble las rodillas y salte a Utthita Hasta Pādāsana. Permanezca firmemente en esta postura.

Gire el pie derecho hacia fuera, junto con la pierna derecha, en un ángulo de 90°.

La mediana de la pierna derecha, es decir, el centro del pie derecho, el centro de la rodilla y el centro del muslo, deben estar en una misma línea. Mantenga la espinilla y el muslo alineados entre sí.

Rotando sobre el talón, gire el pie izquierdo entre 30° y 40° hacia dentro. No desplace la postura del talón en el proceso. Gire el muslo izquierdo y la rodilla hacia fuera, incluso cuando el pie gire hacia dentro. Esta acción contraria de los músculos superiores e inferiores de la pierna ayuda a que los músculos de la columna vertebral permanezcan intactos. Presione el borde interior del pie derecho y el borde exterior del pie izquierdo firmemente en el suelo (Fig. 5).

Con la espiración, flexione la rodilla derecha para formar un ángulo recto entre el muslo y la espinilla. El muslo estará paralelo al suelo y la espinilla, perpendicular a este. Mantenga la pierna izquierda recta y firme.

Gire la cabeza y mire hacia la punta de los dedos de la mano derecha. Mantenga el tronco erguido y vertical.

Esta es Vīrabhadrāsana II del lado derecho (Fig. 6). Mantenga la āsana firmemente durante 20 o 30 segundos con una respiración normal.

Fig. 1

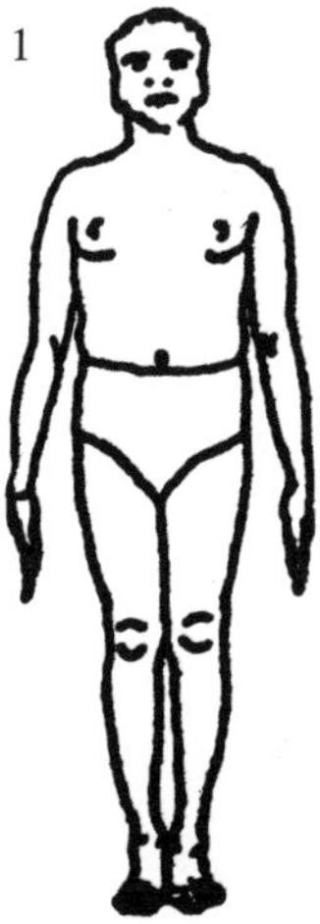

Fig. 2

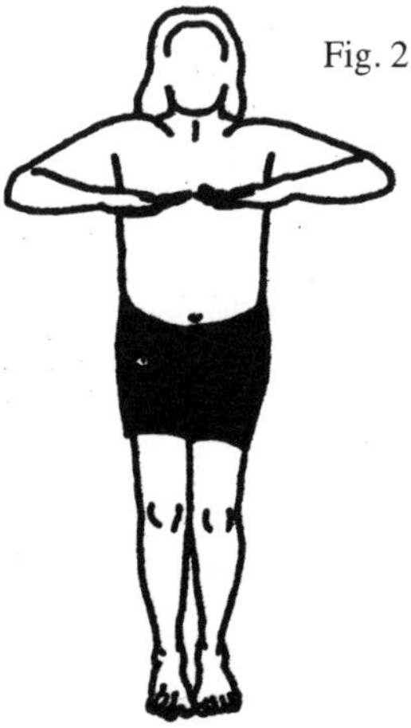

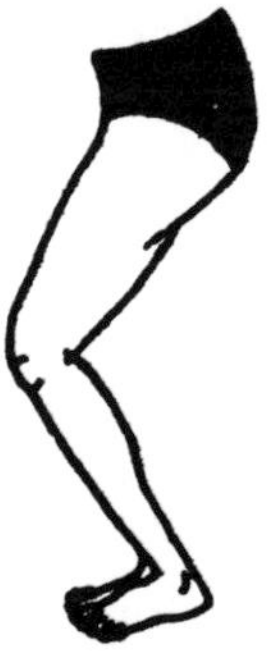

Fig. 3

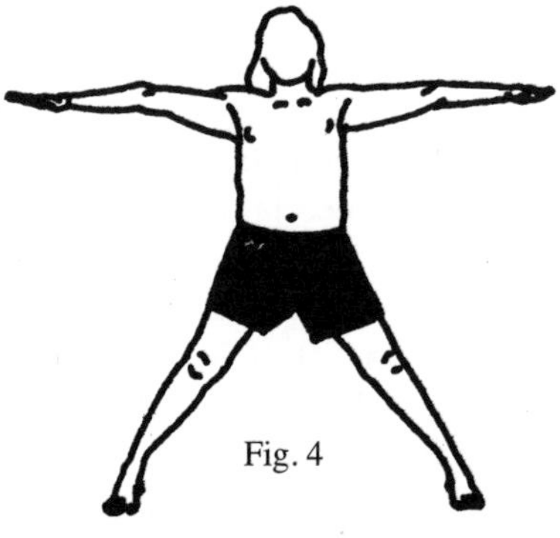

Fig. 4

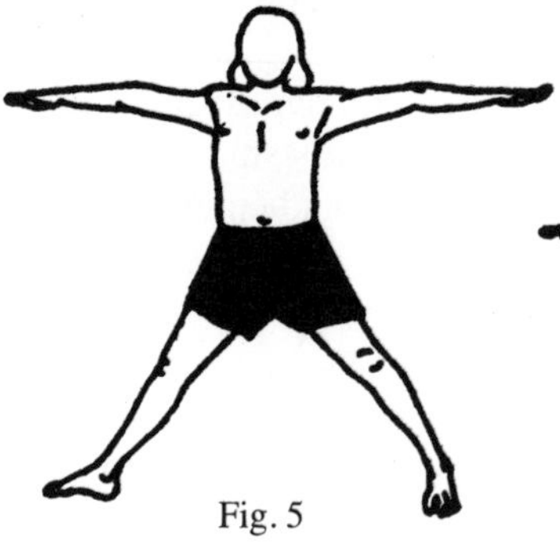

Fig. 5

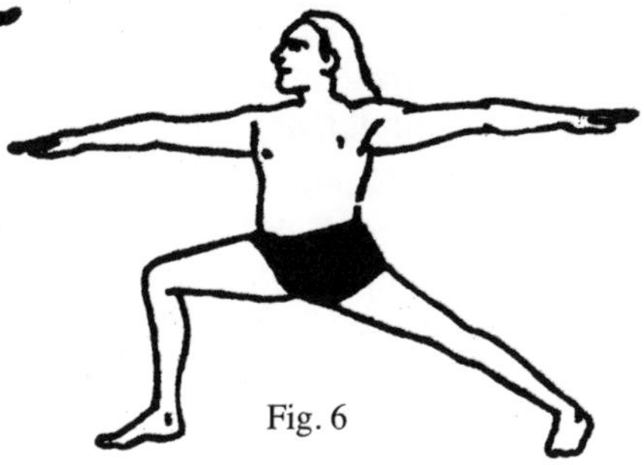

Fig. 6

Con la inspiración, enderezar la pierna derecha.

Gire el pie derecho hacia dentro y el izquierdo ligeramente hacia fuera para mirar al frente y vuelva a Utthita Hasta Pādāsana.

Repita el mismo proceso en el lado izquierdo, volviendo a Samasthiti al final.

Hay dos partes en el aprendizaje de una āsana:

a) aprender los movimientos escalonados que conducen a la āsana, y
b) aprender a mantener la postura final durante un tiempo determinado.

La primera parte requiere fluidez en el movimiento, y la segunda requiere fuerza y estabilidad. Es un desperdicio de fuerza y energía mantener una āsana incorrecta. La precisión en una āsana es el resultado de una ejecución precisa. Es el resultado de la aplicación correcta de la técnica. Por tanto, es esencial vigilar estos puntos esenciales en Vīrabhadāsana II:

Una vez girados los pies (como se indica en los puntos 2 y 3 anteriores), asegúrese de que el centro del talón derecho esté en línea con el centro del arco del pie izquierdo.

Al girar la pierna derecha hacia fuera, el muslo izquierdo y el lado izquierdo de la cintura también tienden a girar hacia la derecha. No permita que esto ocurra. Mantenga conscientemente la pierna izquierda/trasera sin molestar, mirando hacia delante.

Al doblar la rodilla derecha, no permita que la rodilla izquierda se doble. La pierna izquierda actúa como ancla mientras la derecha está en movimiento.

El muslo y la espinilla deben formar un ángulo recto adecuado. Si el ángulo es agudo u obtuso, se altera la alineación de todo el cuerpo. Si la distancia entre los dos pies es insuficiente, la rodilla doblada sobrepasa el tobillo, formando un ángulo agudo. Si los pies están demasiado separados, la rodilla no llega a alinearse con el tobillo, formando un ángulo obtuso. Para formar un ángulo de 90° preciso, es necesario fijar los pies a una distancia adecuada. Esta distancia difiere de una persona a otra en función de la longitud de las piernas.

Al doblar la rodilla derecha, el tronco se inclina sin querer hacia la derecha. No permita que esto ocurra. Tire conscientemente del torso en la dirección opuesta, hacia el lado izquierdo.

Del mismo modo, levante la parte interior del muslo izquierdo hacia la parte exterior del muslo. Mantenga la mano izquierda ligeramente más firme que la derecha, pero manténgala en línea con el hombro. El lado izquierdo debe ofrecer la cantidad justa de resistencia para evitar que el cuerpo se hunda hacia la pierna doblada. Levante toda la columna vertebral desde el coxis y mantenga ambos costados paralelos entre sí.

Mientras se dobla la pierna derecha, la mano izquierda tiende a bajar. Llévela a alinearse con los hombros.

No altere los brazos y las piernas mientras ajusta el tronco. Mantenga las manos paralelas al suelo y en línea con los hombros. No permita que los músculos de los brazos se hundan. Extienda los bíceps y mantenga un agarre firme de los tríceps. Mantenga los codos firmes y las palmas hacia abajo. No permita que las palmas se hundan. La elevación de las palmas de las manos hace que se sientan más ligeras.

Meta los glúteos sin dejar que el abdomen sobresalga en el proceso.

No se incline hacia delante mientras ensancha el pecho.

Alargue el cuello al girar la cabeza hacia la derecha.

No comprima la garganta. Si el giro de la cabeza ejerce una presión indebida sobre el cuello o la garganta, practique durante unos días con la cabeza hacia delante. Intente la acción de giro solo cuando el cuerpo se sienta cómodo en la āsana.

La precisión geométrica de la postura que implica líneas paralelas, perpendiculares, rectas y ángulos rectos confiere elegancia a la āsana. La práctica regular de estas āsanas esculpe el cuerpo y altera el estado de ánimo. El cuerpo y la mente son estrechos aliados. Un cuerpo rígido y marchito confina la mente. La anarquía en el cuerpo y su funcionamiento conduce a una mente confusa.

Cuando se hace de forma incorrecta, una āsana carga un peso desigual en los dos lados del cuerpo y los músculos y las articulaciones se estiran de forma desigual. Al principio, la colocación incorrecta de los pies, el hundimiento de la columna vertebral, el uso desigual de las manos y las piernas, la inclinación del cuello y la flaccidez de los músculos son problemas comunes en la mayoría de los adultos. El cuerpo tarda en adaptarse a la āsana y alcanzar el nivel de precisión que exige esta. Por tanto, es esencial ser paciente y diligente mientras se aprenden las āsanas.

Rara vez prestamos atención consciente a la postura de los pies cuando nos ponemos de pie. En la gimnasia, la acción de aterrizar sobre los pies es de suprema importancia. Del mismo modo, en las āsanas de pie, el movimiento y la colocación de las piernas y los pies es extremadamente importante. El uso correcto de las piernas y la colocación precisa estiran las pantorrillas, mejoran la circulación y aligeran las piernas.

Vīrabhadrāsana remedia la rigidez en los muslos o las pantorrillas como resultado de caminar o correr largas distancias y estira los pies cansados. La elevación de los músculos abdominales tonifica y masajea los órganos viscerales. El ensanchamiento del pecho mejora el proceso respiratorio.

Utthita Hasta Pādāsana es la etapa preliminar de las āsanas de pie, mientras que Vīrabhadrāsana II es una etapa intermedia.

9. VIAJE A LA CONSCIENCIA (CITTA)

Yogāsana no es un método rápido para reparar daños ni un mero ejercicio para conseguir un cuerpo sano. Durante la práctica de āsanas, se producen varios cambios bioquímicos en el cuerpo y el cerebro. Estas transmutaciones disciplinan y cultivan automáticamente la mente elevándola a un plano superior de consciencia. Yogāsana es, por tanto, una ciencia de cittavṛtti nirodhaḥ o apaciguamiento de la consciencia.

Cittakośa (literalmente, la envoltura de la consciencia) consta de cuatro componentes: la mente, la inteligencia, el ego y la consciencia (citta), que surge de la interacción de los tres anteriores. Estos cuatro son entidades independientes y, sin embargo, están inextricablemente unidos. Su funcionamiento está bien coordinado y, sin embargo, a veces se desordena.

Es esta naturaleza peculiar de cittakośa la que hace que el ser humano común tenga dificultades para comprender y analizar, en todo o en parte, la estructura y los movimientos (vrttis) de la consciencia. Al igual que utilizamos un toque ligero y hábil para liberar hilos enredados de seda fina, también debemos utilizar un toque muy suave para desenredar las delicadas hebras de citta.

El viaje hacia la consciencia comienza desde el cuerpo externo. El cuerpo físico y la mente que reside en su interior son como una nanjea. La piel de la nanjea es dura, gruesa y espinosa, con una capa interior pegajosa, mientras que la fruta que contiene es pulposa y dulce. Es tedioso quitar la piel espinosa y extraer los segmentos de fruta dulce de la pulpa pegajosa. Para ello, hay que aplicar abundante aceite en el cuchillo y en las manos.

Del mismo modo, el cuerpo físico y la envoltura externa de citta, que es la mente, están como pegados. Penetrar la cáscara exterior y acceder a los recovecos interiores de citta es una tarea muy difícil que requiere tanto arte como la destreza hecha posible por la práctica de yogāsanas. Las yogāsanas someten al cuerpo a varios estiramientos, lo que hace que la dura capa exterior se flexibilice y permita un acceso más fácil a la mente.

Existe una conexión recíproca directa entre el cuerpo y la mente. Todo cambio en el cuerpo se refleja en la mente. Cuando el cuerpo se libera, la mente también lo hace. A medida que el cuerpo se vuelve flexible, la mente se vuelve cada vez más ágil. Las yogāsanas enseñan al cuerpo a ser firme y atlético cuando es necesario y suave y dócil en otras ocasiones. Poco a poco, la mente también se impregna de las virtudes duales de la suavidad y la firmeza. El control sobre el cuerpo ayuda a conseguir el control de la mente.

Utthita Pārśvakoṇāsana

Utthita significa extendido o estirado. Pārśva significa «lado» o «costado»; kona significa «ángulo». En esta āsana, el costado permanece estirado en un ángulo.

Técnica

1) Colóquese en Samasthiti (Fig. 1). Proceda a Utthita Hasta Pādāsana (Fig. 2).
2) Gire el pie derecho junto con la pierna derecha hacia fuera en un ángulo de 90°. Gire el pie izquierdo hacia dentro en un ángulo de 60° (Fig. 3).
3) Mantenga la pierna izquierda recta con la rótula agarrada. Doble la pierna derecha para formar un ángulo recto entre la espinilla y el muslo. Mantenga la cabeza erguida. Mire al frente. Esto es Vīrabhadrāsana II (Fig. 4).
4) Espire, estire el brazo derecho y llévelo detrás de la pierna derecha y coloque la palma de la mano derecha en el suelo al lado del pie derecho.

4a) Mantenga los dedos de la mano derecha paralelos a los dedos del pie derecho. Al principio, si no es posible colocar toda la

Fig. 1

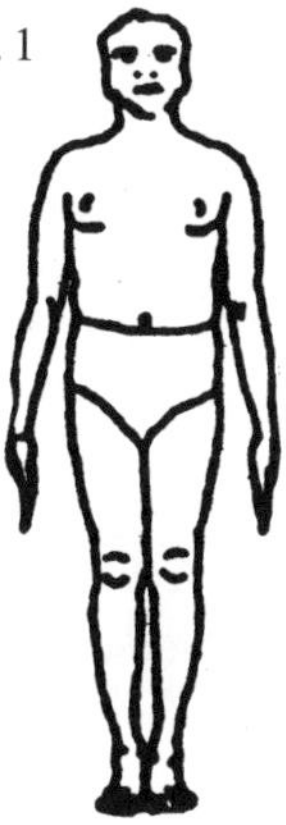

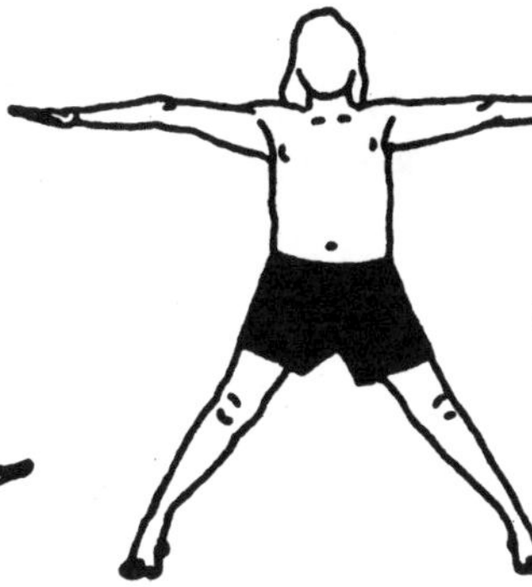

Fig. 2

Fig. 3

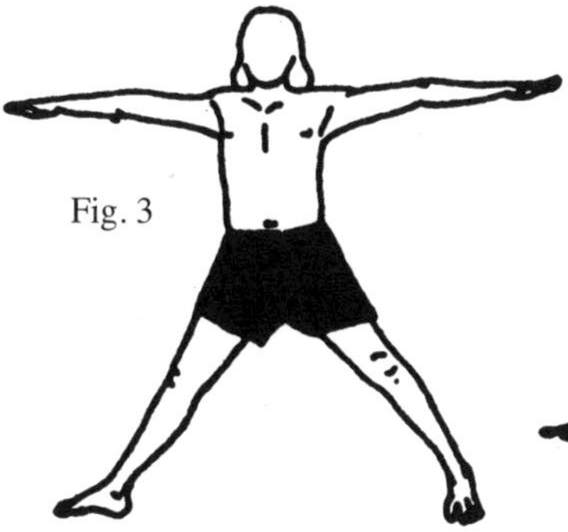

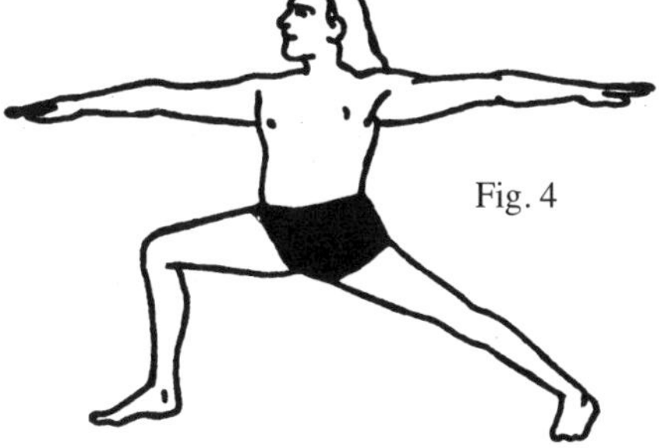

Fig. 4

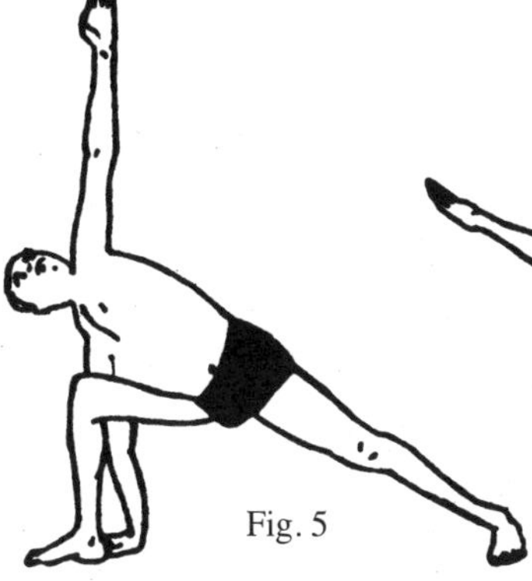

Fig. 5

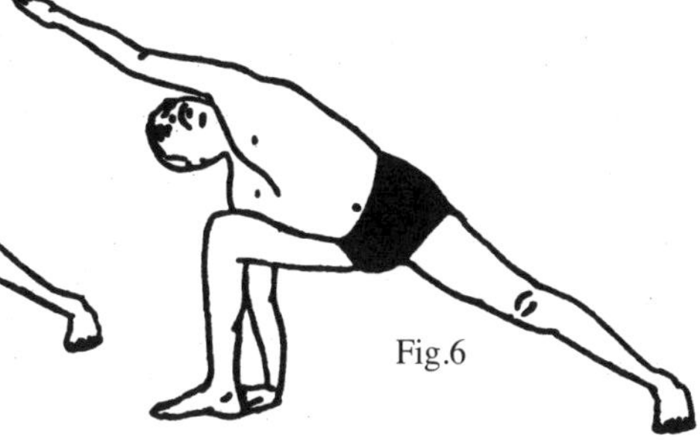

Fig.6

Fig. 7

Fig. 8

palma de la mano en el suelo, basta con ahuecar la palma y apoyar las puntas de los dedos en el suelo.

4b) No deje que la rodilla derecha doblada gire hacia dentro. En su lugar, muévala hacia fuera, es decir, más cerca de la parte superior del brazo derecho.

4c) Levante el brazo izquierdo hacia arriba, de modo que ambos brazos se estiren en una línea recta perpendicular al suelo (Fig. 5).

4d) Expanda ambos lados del pecho y ensanche los hombros, para que el siguiente movimiento no constriña el cuello y el pecho.

5) Estire el brazo izquierdo por encima de la oreja izquierda y hacia el lado derecho. Gire la palma de la mano hacia dentro para mirar al suelo. Extienda completamente el costado izquierdo del tronco, estirando la cintura, las costillas laterales y el brazo en una línea nítida. Gire la cabeza y mire al techo. Así se completa Utthita Pārśvakoṇāsana del lado derecho (Fig. 6).

6) Permanezca en esta postura de 20 a 30 segundos, respirando normalmente.

7) Incorpórese con una inspiración, levantando el tronco junto con el

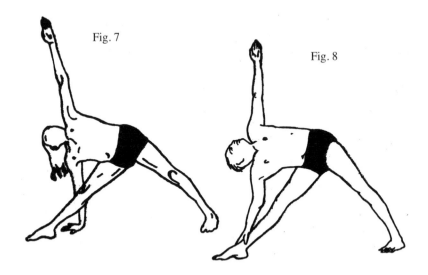

brazo derecho, y enderezando la pierna derecha. Póngase de pie, gire los pies hacia delante y vuelva a Utthita Hasta Pādāsana.

8) Repita en el lado izquierdo siguiendo todos los pasos anteriores.

Utthita Trikoṇāsana

En esta āsana de pie, el cuerpo se asemeja a un triángulo rectángulo estirado. El ser humano es, en efecto, un trikón o triángulo formado por el cuerpo, la mente y el alma. Utthita Trikoṇāsana es un símbolo de este triángulo humano.

Técnica

1) Póngase en Samasthiti (Fig. 1) y pase a Utthita Hasta Pādāsana (Fig. 2).
2) Espire, gire el pie derecho junto con la pierna derecha 90° hacia la derecha. Gire el pie izquierdo en un ángulo de 60° (Fig. 3). Mantenga ambas piernas rectas y las rodillas firmes.
3) Manteniendo los músculos del muslo (cuádriceps) apretados, espire y expanda el tronco hacia la derecha y coloque la palma de la mano derecha en el suelo, junto a la parte exterior del pie derecho. A los principiantes les resulta difícil colocar la palma de la mano en el suelo, ya que requiere flexibilidad. Deben practicar por etapas: colocando primero la palma de la mano en la espinilla derecha, luego en el tobillo y, por último, en el suelo.
   Cuando un principiante, con un cuerpo y una mente no entrenados, coloca inmediatamente la palma de la mano en el suelo, la cabeza y el tronco tienden a inclinarse hacia delante, mientras que las caderas sobresalen hacia atrás en lugar de permanecer alineadas con la pierna. Esto debe evitarse llevando gradualmente la mano al suelo en las etapas mencionadas.
4) Levante el brazo izquierdo hacia arriba y estírelo en línea con el derecho. Los brazos izquierdo y derecho forman una línea vertical perpendicular al suelo. Mantenga la palma de la mano izquierda hacia delante. Gire la cabeza hacia arriba y concéntrese en el pulgar izquierdo.

5) Permanezca en esta postura, respirando normalmente, durante 20 o 30 segundos.
   Esto completa Utthita Trikoṇāsana del lado derecho (Fig. 8).
6) Inspire, levante el tronco y llévelo de nuevo al centro.
   Gire los pies hacia el frente y vuelva a Utthita Hasta Pādāsana.
7) Repita en el lado izquierdo siguiendo la misma secuencia.

Observe cuidadosamente los siguientes puntos en ambas āsanas:

El omóplato de la mano que toca el suelo debe estar metido hacia dentro en lugar de proyectarse hacia fuera. Espire cuando la mano descienda hasta el suelo, e inspire cuando lleve el omóplato hacia dentro.

Mientras realiza la postura en el lado derecho, lleve el glúteo derecho hacia la cadera y manténgalo firmemente. Haga lo mismo con la nalga izquierda al repetir la postura en el lado izquierdo.

Utilice la mano en el suelo o en el tobillo o la espinilla como anclaje mientras inspira y gira el pecho hacia el techo.

El pecho debe expandirse en dos direcciones:

a) verticalmente: levantando los costados del pecho hacia la cabeza, y
b) horizontalmente: desde el centro hacia las costillas laterales.

Al realizar la āsana de la derecha, el peso del cuerpo cae sin querer sobre el lado derecho. Para evitarlo, agarre firmemente el cuádriceps izquierdo (músculos frontales del muslo), estire la parte posterior de la rodilla izquierda y presione el borde exterior del pie izquierdo sobre el suelo.

Cree espacio en las ingles alejando la parte superior de los muslos entre sí.

En ambas āsanas, apriete los músculos de los glúteos y estire completamente los isquiotibiales y la parte posterior de las rodillas. Mantenga el pecho, las caderas y las piernas en el mismo plano. No contraiga ninguna parte del cuerpo. Estire la columna vertebral de modo que sienta libertad en todas las vértebras y costillas.

Utthita Pārśvakoṇāsana y Utthita Trikoṇāsana son similares entre sí. En ambas āsanas, el tronco se dobla lateralmente y el cuerpo se extiende desde los costados; sin embargo, la primera se hace con la pierna flexionada por la rodilla y la segunda, con las piernas rectas. Cuando doblamos la pierna por la rodilla en Utthita Pārśvakoṇāsana, la mente se vuelve dócil y sumisa, mientras que en Utthita Trikoṇāsana la mente, junto con la pierna, se mantiene firme y decidida.

En la práctica de āsanas, hay dos tipos de acciones: fáciles y difíciles. Para un principiante, doblar la pierna es una acción fácil, sin esfuerzo, pero mantener la pierna sólida y firme es un acto consciente y, por tanto, más difícil. La mente se siente atraída por la acción sin esfuerzo, y tiene que ser dirigida voluntariamente hacia la acción esforzada. Por esta razón, los principiantes deben aprender Utthita Pārśvakoṇāsana antes que Utthita Trikoṇāsana.

Esta secuencia de aprendizaje le educa a uno sobre cómo comprometer la mente para emprender tareas más difíciles. En Utthita Trikoṇāsana, la pierna delantera tiende a doblarse cuando el tronco se mueve en la āsana. Para mantener la pierna delantera recta, hay que plantar el pie con fuerza en el suelo y tirar del hueso del muslo (fémur) hacia arriba en la cavidad de la cadera. Esta difícil acción requiere un esfuerzo consciente que resulta más fácil de realizar practicando Utthita Pārśvakoṇāsana antes de Utthita Trikoṇāsana.

10. EL YOGA, LA MADRE DE TODAS LAS ARTES

Los antiguos textos indios describen seis formas de arte para enriquecer la vida humana: Yogika (yoga), Mallika (lucha y deportes al aire libre), Natya (teatro), Sangitika (música vocal e instrumental), Vyavaharik (agricultura, industria y comercio) y Dhanushya (tiro con arco y artes marciales). El Yogika de ocho miembros que eleva todos los aspectos de la existencia humana –moral, física emocional, intelectual y espiritual– es, sin duda, la madre de todas las artes.

El estudio del yoga ayuda a preparar al artista cultivando el intelecto y la consciencia. El yoga perfecciona el talento creativo y da alas a la imaginación. Imparte vitalidad y vigor. No es de extrañar que ocupe el lugar de honor entre las seis artes.

El estudiante de cualquier forma de arte debe cultivar las cualidades de integridad, buena salud, valor, astucia, intrepidez, concentración y sinceridad. La práctica del arte requiere perspicacia, creatividad, imaginación, así como la capacidad de conceptualizar y ofrecer una expresión física de esa imaginación, y también organización, disciplina, una mente serena, una personalidad agradable y presencia consciente. El yoga confiere todas estas cualidades al practicante. Un artista, por tanto, se beneficia inmensamente de la práctica del yoga. Es evidente que a través de los beneficios de la práctica de āsanas y prāṇāyāma, el yoga no solo complementa, sino que mejora las otras cinco formas de arte.

La influencia del yoga es visible en el caso de la danza. Algunas de las posturas de la danza clásica guardan un sorprendente parecido con las āsanas del yoga. Las tres Vīrabhadāsanas, por ejemplo, evocan la vigorosa danza Tāṇḍava.

Kālidāsa narra una interesante historia de Vīrabhadra, el guerrero que porta un arco y una flecha, un hacha y una lanza de tres puntas, en el poema épico *Kumārasaṁbhava*. En el relato, el rey Dakṣa, el suegro de Śiva, estaba descontento porque su hija, una princesa, se había casado con un ermitaño. El rey realizó un sacrificio (yajña) sin invitar a su propia hija Satī y a su ilustre yerno. A pesar del desaire, Satī asistió al yajña donde, profundamente ofendida por el insulto de ser ignorada por sus propios padres, se inmoló en el fuego del sacrificio.

El Señor Śiva, dominado por la furia, arrancó un mechón de pelo de sus enmarañados mechones y lo golpeó con fuerza contra el suelo, de donde nació el poderoso guerrero Vīrabhadra. Este, al frente del ejército de Śiva, irrumpió en el reino de Dakṣa y destruyó el yajña,

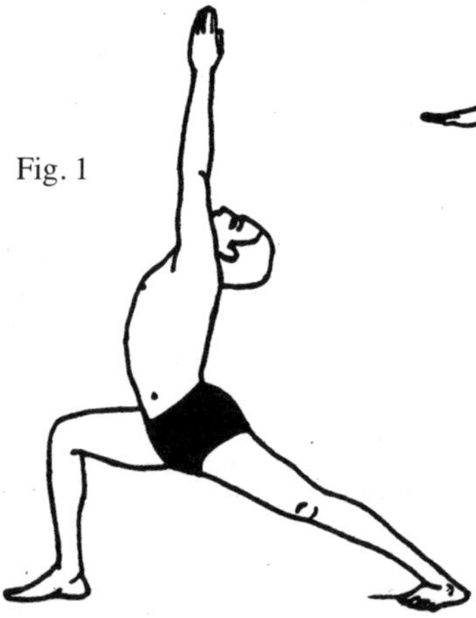

Fig. 1

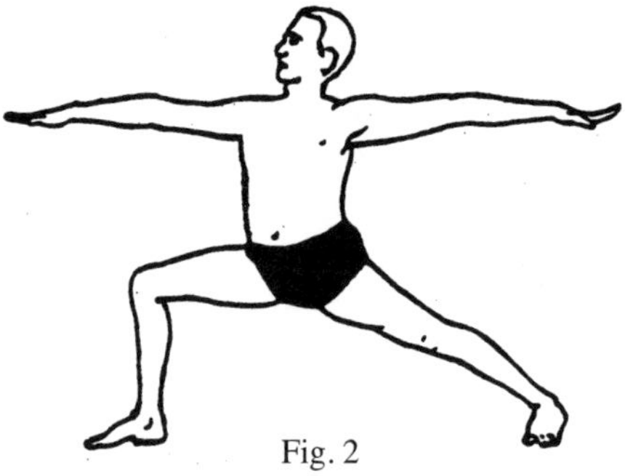

Fig. 2

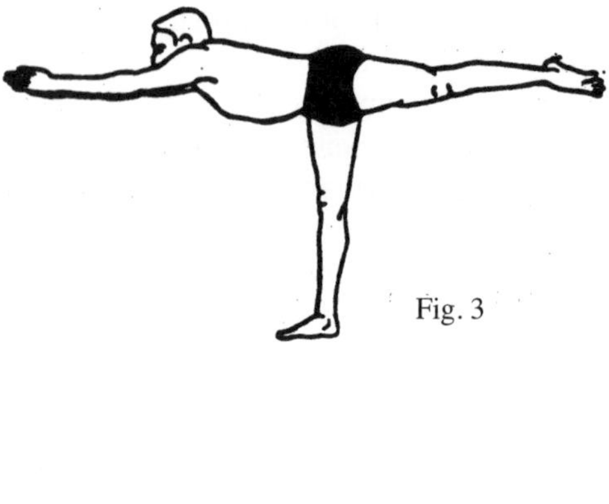

Fig. 3

obligó a los devas (dioses) y a los rishis (sabios) a huir del lugar del sacrificio y decapitó a Dakṣa.

Este digno guerrero, nacido de una sola hebra de cabello de Śiva, es la personificación del valor, la proeza, el coraje y la ferocidad que surge de la ira justa. Vīrabhadrāsana, la āsana que lleva el nombre de este poderoso guerrero, tiene tres formas. Estas tres posturas exudan el dinamismo del carácter de su homónimo. Energetizan y revitalizan no solo al practicante, sino también al espectador.

Ya hemos hablado de Vīrabhadrāsana II y ahora pasaremos a Vīrabhadrāsana I.

Vīrabhadrāsana I

Técnica

1) Colóquese en Samasthiti (Fig. 1) y proceda a Utthita Hasta Pādāsana (Fig. 2).
2) Gire las palmas de las manos hacia el techo. Inspire y estire los brazos hacia arriba al lado de las orejas. Una las palmas (Fig. 3).
3) Espire, gire el tronco hacia el lado derecho de manera que el pie izquierdo gire en un ángulo de 60° y la pierna derecha gire 90° hacia la derecha. Gire la cabeza y el torso completamente hacia la derecha, de modo que el centro del abdomen y el pecho queden alineados con la pierna derecha. Permanezca en esta postura y mantenga una elevación del tronco hacia arriba (Fig. 4).
4) A continuación espire y doble la pierna derecha por la rodilla hasta que el muslo quede paralelo al suelo y la espinilla derecha perpendicular a él, formando así un ángulo recto entre el muslo y la pantorrilla. No permita que la rodilla doblada sobrepase el tobillo; al contrario, manténgala conscientemente en línea con el talón.
5) Mantenga la pierna izquierda recta y firme, y la rótula apretada.
6) Mantenga la cara, el pecho y la rodilla derecha en línea con el pie derecho. Manteniendo la elevación del pecho, lleve la cabeza hacia atrás y mire a las palmas de las manos unidas.
7) Así se completa Vīrabhadrāsana I (Fig. 5). Permanezca en esta postura durante 20-30 segundos con una respiración normal.

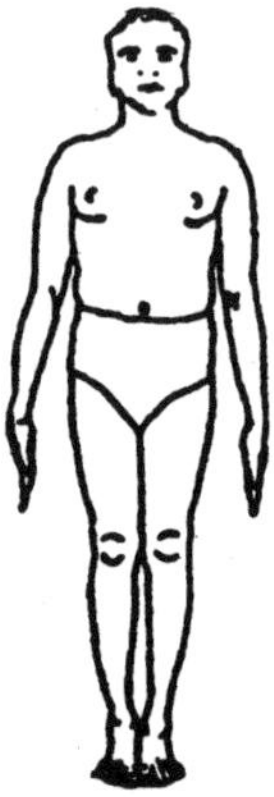

Fig. 1

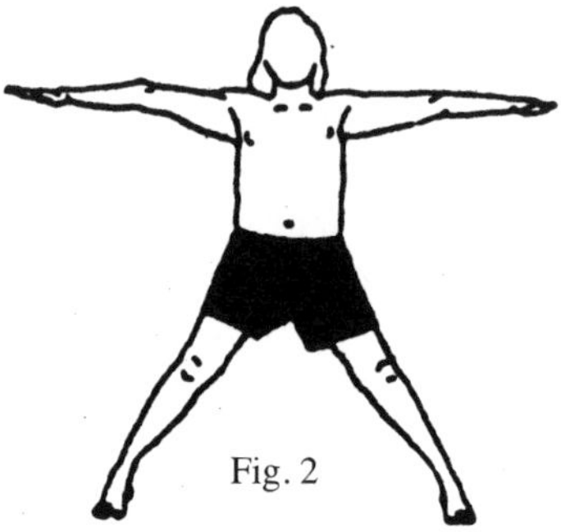

Fig. 2

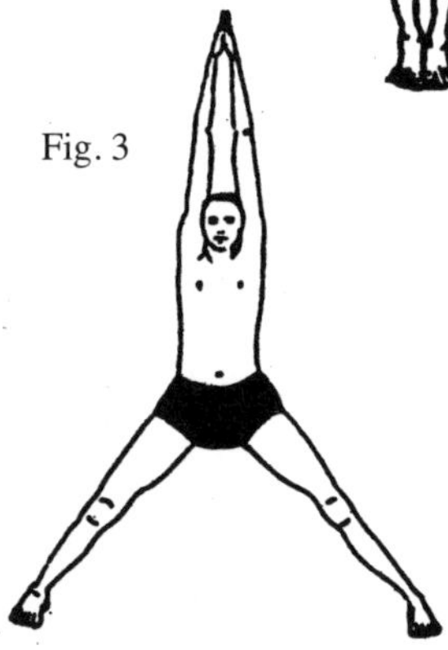

Fig. 3

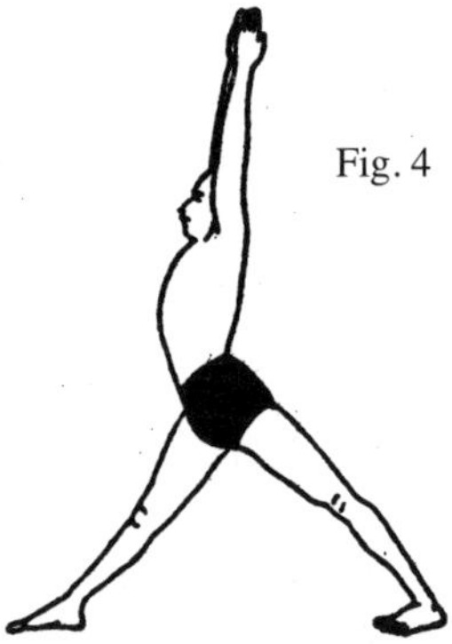

Fig. 4

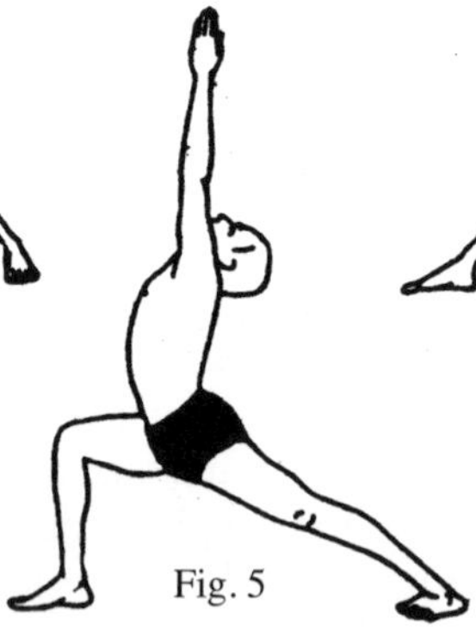

Fig. 5

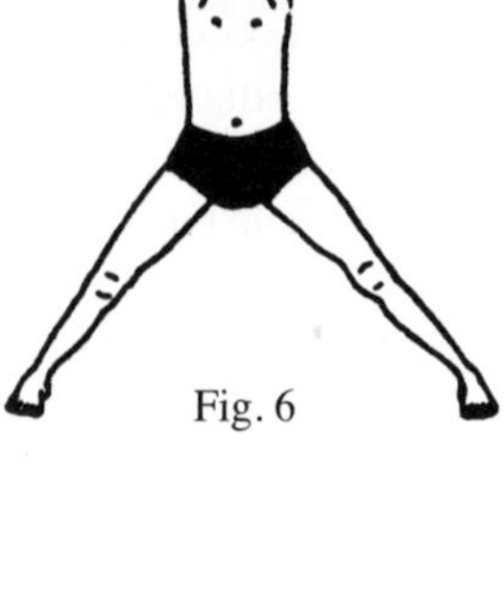

Fig. 6

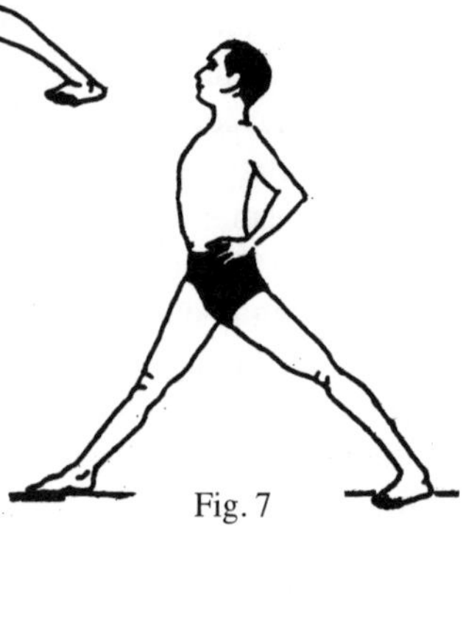

Fig. 7

8) Para salir de la āsana, lleve primero la cabeza hacia delante.
9) Con una inspiración, enderece la pierna derecha (Fig. 4). Gire el tronco y los pies para mirar al frente (Fig. 3).
10) Repetir en el lado izquierdo, siguiendo la misma técnica.

Tenga en cuenta los siguientes puntos:

Los principiantes deben evitar juntar las palmas sobre la cabeza, ya que los codos tienden a doblarse en el proceso. En su lugar, los principiantes deben estirar los brazos rectos en línea con los hombros manteniendo las manos separadas (Fig. 6).

Es más importante aprender a mantener los codos y los músculos de los brazos y los brazos firmes y los omóplatos metidos hacia dentro que lograr la acción final de juntar las palmas.

Para asegurarse de que todo el cuerpo gira completamente hacia la derecha, procure girar el lado izquierdo del torso desde la cadera izquierda hacia la derecha.

Gire la cintura y los hombros completamente hacia la derecha, de modo que los costados del tronco estén paralelos entre sí y girados hacia el pie derecho.

Los practicantes de edad avanzada deben colocar las manos en la cintura mientras giran el cuerpo para girar con facilidad y mantener el equilibrio del cuerpo y evitar la fatiga (Fig. 7).

La rotación de la columna vertebral hacia un lado es más difícil que la flexión hacia delante o hacia atrás. Al girar, los músculos de la columna vertebral tienden a torcerse de forma desigual. Es necesario asegurarse de que los músculos de la columna vertebral de derecha e izquierda giren uniformemente hacia ambos lados. Colocar las manos en la cintura facilita esta acción.

La raíz del muslo interno derecho (lado derecho del perineo) tiende a permanecer elevada, impidiendo que el muslo derecho quede paralelo al suelo. Para eliminar este error, empuje conscientemente esa región hacia abajo hasta que el muslo quede paralelo al suelo.

Al girar hacia la derecha, el brazo izquierdo tiende a «acortarse», y viceversa cuando se gira hacia el lado izquierdo. Para evitar este problema, estire el brazo «acortado» desde las costillas inferiores mientras gira.

No permita que el peso del cuerpo se hunda. Sosténgalo junto con los brazos levantados, creando ligereza en el tronco.

Mantenga el tronco en el centro. No permita que la columna vertebral se incline hacia delante o hacia atrás.

Al doblar la pierna delantera, la pierna trasera se dobla sin querer. Al doblar la pierna derecha, mantenga conscientemente la pierna trasera recta apretando la rótula izquierda y empujando el muslo izquierdo hacia arriba.

Como a los principiantes les resulta difícil tocar el suelo con el talón de la pierna trasera, tienden a doblarla; esto debe evitarse a toda costa. En su lugar, trate de bajar el talón extendiéndolo desde la parte posterior del tobillo.

Esta āsana requiere un esfuerzo adicional. Las personas con dolencias cardíacas deberían realizarla bajo la dirección de un profesor experimentado.

Las āsanas de pie comentadas en los capítulos anteriores, a saber: Utthita Trikoṇāsana, Utthita Pārśvakoṇāsana, Vīrabhadrāsana II y Vīrabhadrāsana I comentada aquí, tienen un efecto beneficioso en todo el cuerpo: piernas, tobillos, rodillas, muslos, cintura, órganos abdominales, columna vertebral, pecho, hombros, manos, codos y brazos.

Aunque cada āsana produce un efecto ligeramente diferente, los efectos acumulativos de todas las āsanas de pie son los siguientes:

Al enderezar las piernas agarrando las rodillas, la parte posterior de las piernas se extiende completamente. Estirar los isquiotibiales, las pantorrillas y la parte posterior de los tobillos elimina la rigidez de las piernas y las fortalece. La apertura de los músculos de la parte posterior de las rodillas alivia el dolor causado por las rodillas artríticas. Estas āsanas ayudan al desarrollo general de las piernas, lo que a su vez elimina la mayoría de las dolencias asociadas a ellas.

La práctica regular reduce la grasa alrededor de la cintura y las caderas.

Al meter los omóplatos, el pecho frontal se expande, los músculos intercostales se estiran, el diafragma se extiende y la caja torácica se abre. El pecho se fortalece y la respiración es más profunda y fácil. Las vértebras y los músculos de la columna vertebral se estiran durante la práctica, lo que alivia los problemas derivados del desplazamiento de las vértebras. También se alivian los espasmos en el cuello, el dolor de espalda y el dolor lumbar.

En estas āsanas, los brazos se estiran desde los omóplatos hasta la punta de los dedos, y esto alivia la artritis en los hombros, codos, muñecas y dedos. Los brazos ayudan a expandir la región entre el diafragma y la pelvis. El masaje de los órganos abdominales mejora la función del intestino, aliviando el estreñimiento, la acidez y otros problemas del sistema digestivo.

11. OBTENCIÓN DE LOS EFECTOS DESEADOS

Los antiguos yoguis parecen haber pensado mucho en la pregunta: ¿Es posible alcanzar la paz interior y la tranquilidad cambiando uno mismo, más que renunciando a la vida mundana? Las āsanas y sus variaciones que se comentan en este capítulo ayudan al practicante a encontrar el equilibrio interior en un mundo caótico.

La naturaleza cuenta con tres cualidades (guṇas): sattva (luminosidad), rajas (vivacidad) y tamas (inercia).

Sattva tiene una influencia calmante.

Rajas proporciona el impulso para la acción.

Tamas provoca el letargo, así como el reposo.

Estos tres guṇas afectan al cuerpo, la mente, el intelecto y la consciencia: la configuración general del ser humano. Bajo su influencia, los pensamientos, el comportamiento, los gustos y las aversiones se encuentran en un estado de flujo constante, mientras que la mente está sometida a una aguda inestabilidad.

Para profundizar en el estudio o la búsqueda de cualquier tema –ya sea físico, mental, intelectual o espiritual– son esenciales la concentración, la estabilidad, la paz mental y el desapego del entorno inmediato. Cuando la mente y el cuerpo están indebidamente inquietos, necesitan ser apaciguados con tamo guṇa; cuando están perezosos, necesitan ser impulsados a la acción con rajo guṇa; donde la acción sin sentido eclipsa el pensamiento racional, debe ser aplacada con las cualidades iluminadoras del sattva guṇa.

En otras palabras, cuando predomina un guṇa en la naturaleza humana, debe ser equilibrado por otro para alcanzar un estado de neutralidad.

Un cuerpo y una mente muy aletargados serían inadecuados para el estudio del yoga. Un cuerpo y una mente demasiado entusiastas

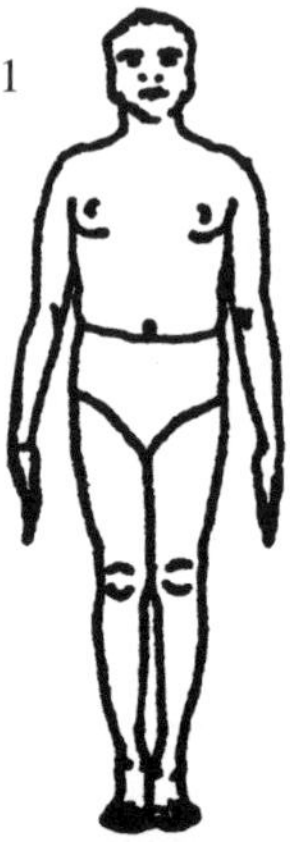
Fig. 1

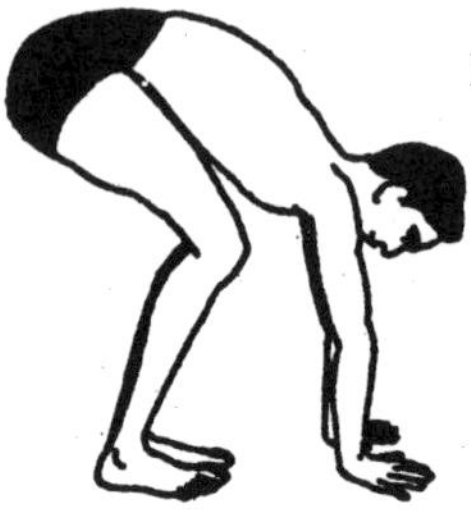
Fig. 2

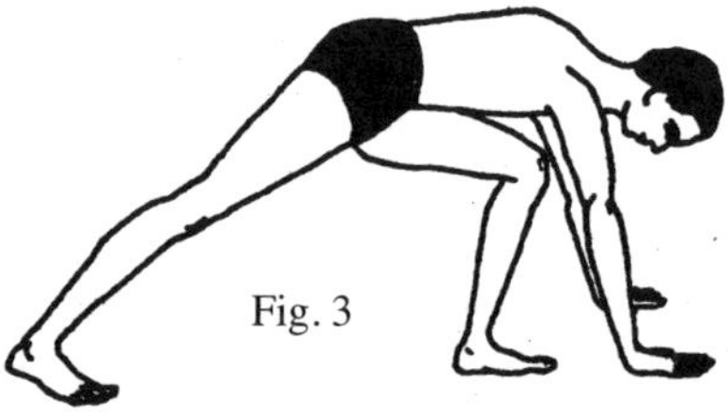
Fig. 3

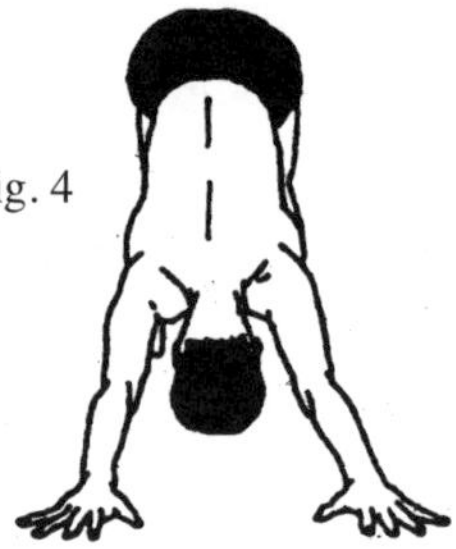
Fig. 4

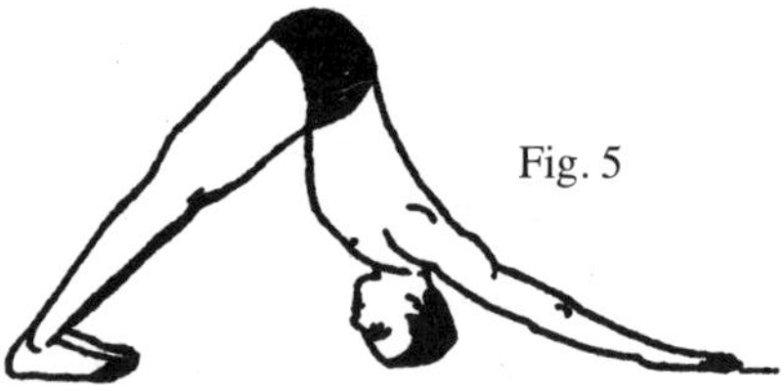
Fig. 5

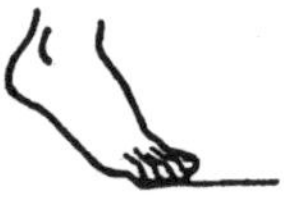
Fig. 6

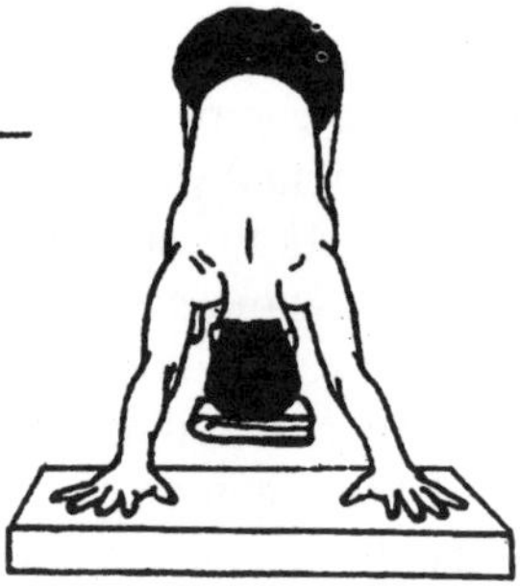
Fig. 8

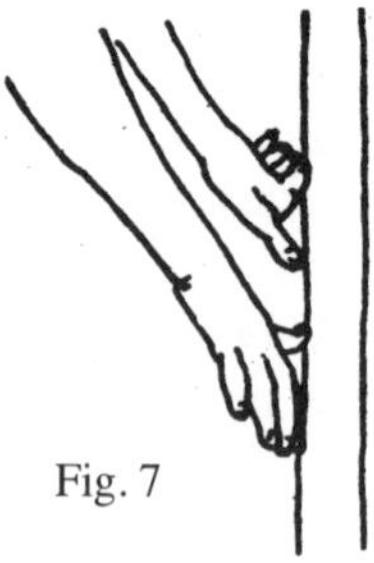
Fig. 7

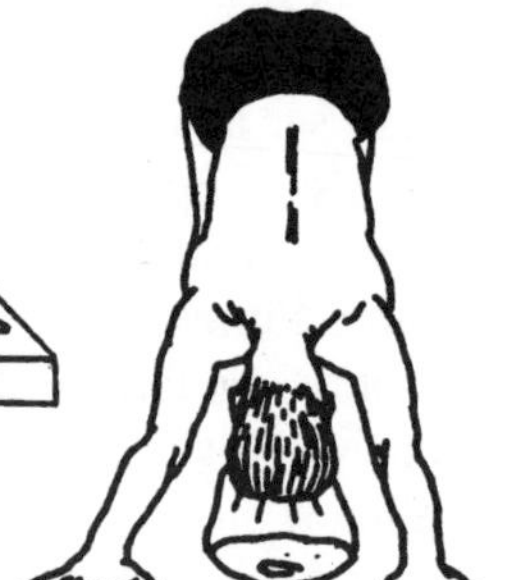
Fig. 9

también serían un impedimento para la práctica seria. Al igual que en el estudio del yoga, también en la vida diaria el cuerpo tiene que estar alerta y activo y la mente tranquila y compuesta. Āsanas como Adhomukha Śvānāsana, Prasārita Pādōttānāsana, Pārśvōttānāsana y Uttānāsana son las más eficaces para lograr este fin.

Estas āsanas invertidas parecen estar concebidas con el propósito de dar fuerza y restaurar el equilibrio tanto del cuerpo como de la mente. La práctica prolongada de las āsanas invertidas también permite al practicante invocar la fuerza y el equilibrio a voluntad.

Adho Mukha Śvānāsana

Adho significa «abajo», mukha significa «cara» y svana significa «perro». La postura se asemeja a un perro que se estira con la cara hacia abajo.

Un perro, incluso en un sueño profundo, se despierta en respuesta a cualquier sonido. Es un animal que está muy alerta. En el momento en que se despierta, se estira de las patas delanteras a las traseras, se reanima y vuelve a ponerse en movimiento en cuestión de segundos. Se desprende del tamo guṇa y adopta la efervescencia del rajo guṇa.

Si tenemos ojos para ver y la humildad para aprender, cada pequeña cosa, cada pequeña criatura de la Madre Naturaleza, dotada de una inteligencia nativa, tiene mucho que enseñar. Qué sabios fueron antaño, que pudieron aprender de un animal común como el perro y adaptar sus rasgos a su propia práctica.

Técnica

1) Póngase en Samasthiti (Fig. 1).
2) Espire, flexione ligeramente las rodillas y coloque las palmas de las manos en el suelo, por delante de los pies (Fig. 2). Mantenga las palmas de las manos a unos treinta centímetros de distancia la una de la otra. Separe los dedos de las manos, con el dedo corazón apuntando hacia delante y el pulgar y el meñique estirados a ambos lados.

3) Espire y camine hacia atrás, una pierna tras otra, colocando los pies a un metro o metro y medio por detrás de las palmas (Fig. 3). Procure que los bordes exteriores de los pies estén paralelos entre sí y en línea con la parte exterior de las caderas. Mantenga los dedos de los pies apuntando hacia delante. Haga una o dos respiraciones normales.
4) Espire y ajuste el tronco de manera que la región de los omóplatos se vuelva cóncava y la cabeza se desplace hacia los pies. Mantenga una elevación del tronco desde los hombros hacia las caderas (Fig. 4).
5) Mantenga los codos y las rodillas firmes. Con una espiración profunda, empuje los muslos hacia atrás, estire el torso hacia arriba y ensanche el pecho moviendo los músculos de la columna vertebral profundamente hacia el cuerpo. Al bajar la cabeza, coloque suavemente la coronilla en el suelo (Fig. 5).
6) Esta es la postura final. Permanezca de 20 a 30 segundos respirando normalmente, ampliando la duración a un minuto o más con la práctica.
7) Con la inspiración, levante la cabeza del suelo. Doble las rodillas y camine hacia delante, una pierna tras otra, y vuelva a Samasthiti.

Observe cuidadosamente los siguientes puntos:

Presione las palmas de las manos en el suelo para extender el torso hacia las piernas. Para ello, alargue la región de las axilas como se hace en Ūrdhva Hastāsana.

El mero hecho de enderezar las piernas no equivale a mantenerlas firmes en la āsana. Hay una acción de rotación implícita en preparar las piernas para una āsana que debe ser aprendida conscientemente.

Un principiante debe aprender primero a agarrar las rótulas y abrir la parte posterior de las rodillas, lo que libera a la parte carnosa del muslo y de la pantorrilla para su expansión.

Trabaje siempre las piernas en este orden: primero la rodilla, luego la espinilla y, por último, el muslo. Cada movimiento debe ir acompañado de una espiración. Primero, agarre las rótulas y estire los isquiotibiales; a continuación, localice los bordes interno y externo de las pantorrillas, y gire la parte carnosa desde el borde interior hacia el exterior mediante un movimiento circular. Empuje las espinillas hacia atrás junto con esta acción.

Aunque el muslo es un solo miembro, para estirarlo correctamente, lo dividiremos en cuatro partes:

- muslo frontal,
- parte posterior del muslo,
- borde interno (desde el perineo hasta la parte interna de la rodilla), y
- borde exterior (desde la cadera exterior hasta la rodilla exterior).

Una vez localizadas estas partes, gire la parte posterior de los muslos circularmente desde el borde interior hacia el borde exterior y los muslos frontales desde el borde exterior hacia el borde interior. Simultáneamente, mueva los bordes interior y exterior desde la parte delantera hacia la trasera.

Durante todo este proceso, compruebe que el centro del muslo, el centro de la rodilla y la espinilla permanecen en una misma línea. La acción circular es un movimiento muscular muy sutil y no un movimiento físico grosero que altere el plano medio de la pierna.

Enderezar las piernas de esta manera alivia los calambres, los dolores, la rigidez de las piernas, la tensión de los isquiotibiales y la ciática.

Hay una circulación amplia en cada parte de la pierna, lo que también regula el flujo de energía en las piernas. Si se descuidan las piernas, afectará negativamente a los músculos de la espalda y la columna vertebral. Es muy importante recordar que cada minuto de acción juega un papel vital mientras se realiza una āsana. Ninguna postura debe intentarse a la ligera.

En esta āsana, por ejemplo, la colocación de las piernas es tan importante como la acción final de tocar el suelo con la cabeza y merece tanta atención e implicación como la āsana final.

Ensanchar los glúteos mientras se levanta las caderas.

Mientras endereza los brazos, extienda las palmas de las manos completamente sobre el suelo y mantenga firmes las articulaciones de los codos. El uso correcto de los brazos ayuda a abrir y ensanchar el pecho.

Los brazos tienden a hundirse hacia el suelo con el peso del cuerpo. Esto debe corregirse conscientemente. Presionando las palmas de las manos en el suelo, eleve y extienda las axilas.

Utilice la presión de las palmas para iniciar una elevación desde las articulaciones de los codos hasta las axilas, y desde las axilas exteriores hasta los costados del abdomen. Mantenga los omóplatos dentro y suelte la cabeza hacia el suelo.

En resumen, se trata de dos acciones opuestas: la elevación del tronco hacia el techo, y la caída de la cabeza hacia el suelo. Deben realizarse simultáneamente para evitar una tensión excesiva en el cuello y la columna vertebral.

Para muchos, las manos y los pies resbalan en el suelo, lo que dificulta la āsana. Un principiante puede apoyarse de dos maneras para evitar el deslizamiento:

1) apoyando los talones contra la pared, o
2) colocando las palmas de las manos contra la pared.

Intente las tres acciones siguientes utilizando el apoyo:

1) Colocar las palmas de las manos en el suelo y apoyar los pies contra la pared. Colocar los talones contra la pared y las puntas de los pies sobre el suelo, y utilizar la presión de los pies para frenar el deslizamiento. Esto también funciona para aquellos que no pueden extender los talones hasta el suelo (Fig. 6).
2) Una vez que la parte posterior de las piernas esté bien extendida, los talones llegarán automáticamente al suelo.
3) Coloque las manos contra la pared. Separe los dedos pulgar e índice de cada mano, y apóyelas contra la pared con las palmas de las manos giradas hacia el suelo (Fig. 7). Como alternativa, coloque dos ladrillos o una caja baja contra la pared y trabaje sobre el tronco empujando la base de las palmas contra el borde de los ladrillos (Fig. 8).

A algunas personas les resulta difícil apoyar la cabeza en el suelo, ya sea debido a unas piernas desproporcionadamente largas o a la rigidez de los músculos. Estas personas, al asumir la āsana final, deben salvar el espacio entre la cabeza y el suelo con una manta doblada o un cojín (Fig. 9).

El uso de soportes en una āsana tiene varios beneficios. En esta āsana, por ejemplo, proporcionar apoyo a los brazos, las piernas y la cabeza da resultados ejemplares. Las piernas adquieren forma y agilidad. Con las palmas de las manos apoyadas, el pecho se expande y la respiración se vuelve más fácil, profunda y libre.

Este modo de apoyo, por tanto, es especialmente beneficioso para los asmáticos y los que padecen de fatiga crónica. Los estudiantes y los intelectuales se benefician del apoyo de la cabeza, ya que relaja el cerebro y mejora la circulación sanguínea en la región de la cabeza. Para quienes realizan trabajos manuales duros, controla las palpitaciones y la presión sanguínea.

Esta āsana también alivia las migrañas, la acidez y los trastornos menstruales. Las mujeres que sufren de dolor de cuerpo, pesadez en los senos y sangrado excesivo durante la menstruación; las que experimentan fatiga crónica debido al estrés laboral o a una enfermedad prolongada; y los estudiantes que experimentan tensión mental debido a los estudios, todos obtienen un enorme alivio con esta āsana.

Como se ha mencionado anteriormente, esta āsana ayuda a conseguir la estabilidad física y mental que es tan crucial para el estudio del yoga. La mejora del riego sanguíneo a las células cerebrales reduce su incesante actividad. Sus pulsaciones se minimizan, se adquiere estabilidad y se desarrolla una actitud neutra y desapegada. Este estado de sano desapego de la vida mundana sienta las bases para el estudio del yoga y se convierte en una parte integral de la práctica posterior de āsanas.

Adhomukha Śvānāsana estira todo el cuerpo. El estiramiento ejercido sobre la médula espinal y sus vértebras expulsa el letargo del cuerpo y rejuvenece la mente.

Teniendo en cuenta el doble beneficio de esta āsana, es ideal realizarla al principio de la práctica. Si se realiza por la mañana, Adhomukha Śvānāsana prepara el cuerpo y la mente para los rigores del día. Si se hace por la tarde, revitaliza el cuerpo y estabiliza la mente para la práctica posterior.

12. PRASĀRITA PĀDŌTTĀNĀSANA: CULTIVO DEL DESAPEGO

Las tres cualidades de la naturaleza, sattva (luz y luminosidad), rajas (acción, energía, impulso) y tamas (inercia, laxitud) intervienen en la formación del ser humano. Cooperan, compiten y se influyen mutuamente para tejer la compleja trama de la naturaleza humana, que luego se manifiesta en los matices de la mente, la inteligencia, el ego y las emociones.

Aunque los tres guṇas están inextricablemente fusionados y afectan a todo el cuerpo, cada guṇa tiene su propia zona de influencia predominante. Sattva domina la región que va desde la cabeza hasta el corazón; rajas gobierna desde el corazón hasta el ombligo; y desde el ombligo hasta la planta de los pies es el reino de tamas. Así, el intelecto tiene la cualidad de la luminosidad; la mente pensante y sintiente tiene la característica de la vibración; y el cuerpo físico posee las características de pesadez e inercia.

La proporción de cada guṇa y su interacción con los otros dos difiere de una persona a otra. Por eso no hay dos individuos iguales. Normalmente, las personas están dominadas por rajas y tamas y les resulta difícil potenciar el guṇa sattva de su naturaleza. Esto explica gran parte de la miseria e insatisfacción que se experimenta en la vida cotidiana. Para quien está atrapado en esta red de descontento, es esencial aprender a equilibrar los guṇas. El cuerpo perezoso e indolente debe ser cargado con la energía de rajas, y la mente voluble y vacilante debe ser pacificada e iluminada con sattva.

El cerebro está a la cabeza del sistema humano, tanto física como funcionalmente. Supervisa y coordina el funcionamiento de las diversas facetas de la inteligencia, como la percepción, el intelecto, la memoria, los pensamientos aleatorios, la consciencia, etcétera. Los nervios espinales y los nervios periféricos que abarcan todo el cuerpo

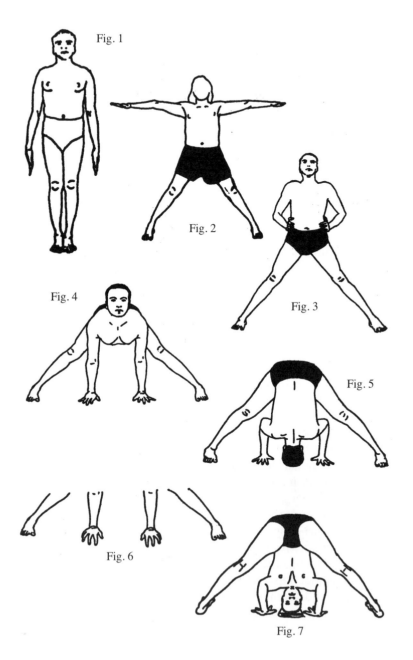

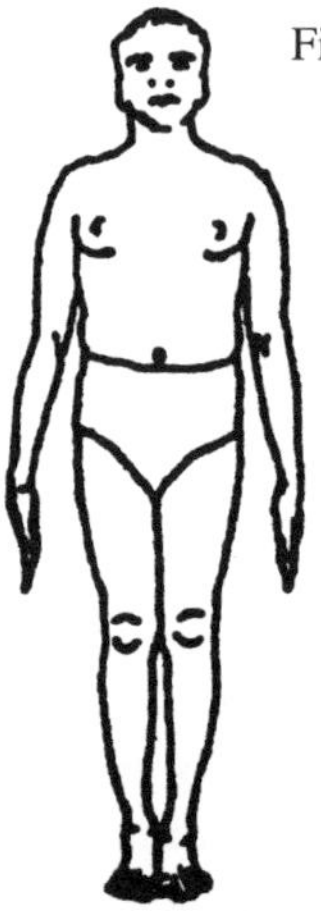

Fig. 1

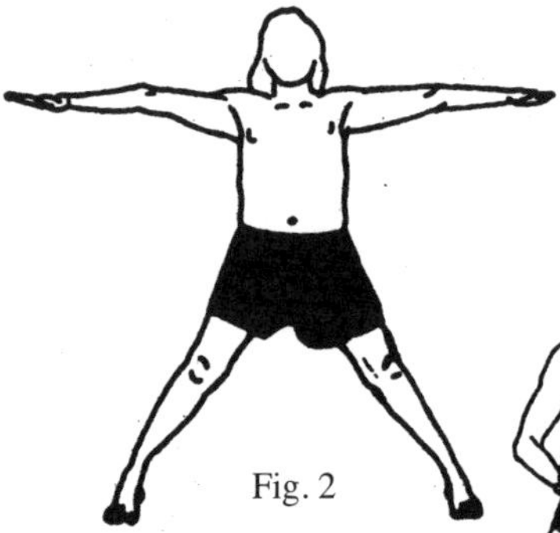

Fig. 2

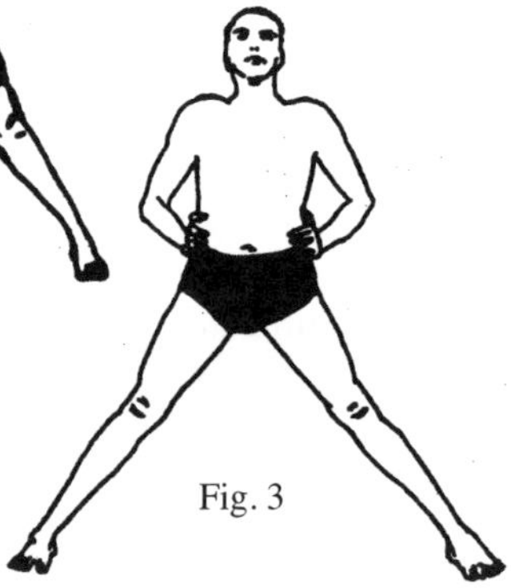

Fig. 3

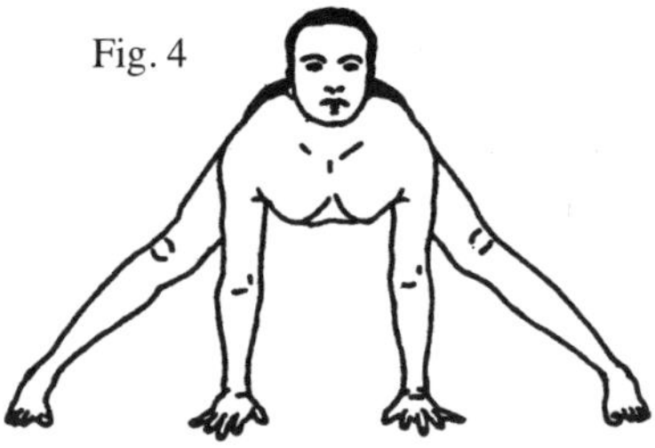

Fig. 4

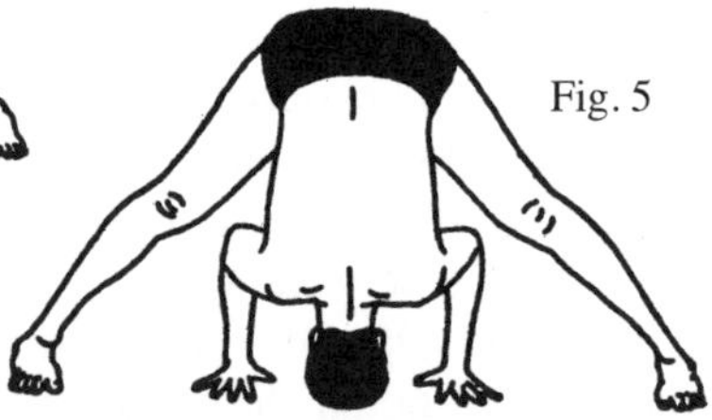

Fig. 5

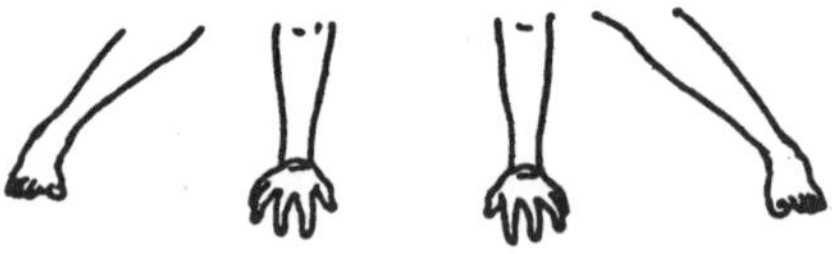

Fig. 6

Fig. 7

hasta las extremidades llevan las órdenes del cerebro al resto del cuerpo. Como describe la *Bhagavad Gītā*, la raza humana es, en efecto, un ejemplo de urdhvamulam adhahshakham –el árbol baniano–, que tiene sus raíces o su fuente en la cima y sus ramas abajo.

El cerebro es en realidad el dominio del guṇa sattva y tiene una profunda capacidad de contemplación e iluminación; sin embargo, a menudo se ve eclipsado por los pensamientos negativos. Atrapado en la red de problemas mundanos, la facultad de contemplación se atenúa y el cerebro cae en la oscuridad de la indolencia. El intelecto se debilita. Las llamas de las crecientes preocupaciones consumen el cuerpo y la mente. Al igual que un fuego rugiente se apaga cuando se le rocía con agua, también un cerebro agitado se calma y rejuvenece cuando se le baña con sangre oxigenada. Aquí reside la grandeza de las āsanas invertidas como Adhomukha Śvānāsana y Prasārita Pādōttānāsana. Cuando la cabeza se invierte y descansa en el suelo, el cerebro se refresca y la mente se desapega de los asuntos mundanos.

Prasārita Pādōttānāsana

Prasārita significa «extendido». Pāda significa «pierna», uttāna significa «intensamente estirada». Por tanto, Prasārita Pādōttānāsana es esa āsana en la que las piernas se extienden y se estiran intensamente.

Técnica

1) Póngase de pie en Samasthiti. (Fig. 1)
2) Doble las piernas por las rodillas, inspire y salte para separar las piernas a un metro o metro y medio de distancia. Estire las piernas apretando las rodillas. Mantenga los dedos de los pies apuntando hacia delante y extendidos desde sus raíces, y los pies paralelos entre sí (Fig. 2). Coloque ambas manos en la cintura (Fig. 3).
3) Espire. Extienda el tronco hacia delante desde la cintura y coloque las palmas de las manos en el suelo, paralelas entre sí y separadas a la anchura de los hombros. Separe los dedos y estírelos bien. Empuje los codos hacia dentro y haga que los brazos estén firmes.

4) Con una inspiración, presione las palmas de las manos en el suelo y haga que la columna vertebral adopte una curvatura cóncava. Levante la cabeza y mire al frente (Fig. 4). Ensanche y eleve las clavículas hacia arriba. Mantenga esta postura de 10 a 15 segundos.
5) Ahora doble los brazos por los codos, deje caer la cabeza y mire al suelo. Con una espiración, extienda el tronco hacia abajo desde la cintura y apoye la coronilla en el suelo.
Durante todo el proceso, sostenga el peso del cuerpo firmemente sobre las piernas. Sin embargo, esto podría restringir la acción descendente del tronco; por tanto, a medida que el tronco se extienda hacia el suelo, levante los huesos de las nalgas hacia arriba, hacia el techo, y gírelos hacia el tronco. Gire también los isquiotibiales (parte posterior de los muslos) desde los bordes interiores hacia los exteriores, para que la cabeza toque el suelo más fácilmente.
En la āsana final, ponga los pies, las palmas de las manos y la cabeza en una sola línea (Fig. 5).
6) Permanezca en esta fase final de la āsana de 20 a 30 segundos, con una inspiración normal y una espiración prolongada. Con la práctica, puede aumentar la duración hasta 3 minutos. No permita que las piernas se doblen. Clave los bordes exteriores de los pies en el suelo para mantener el equilibrio y la rectitud de las piernas. Esta acción también estira la parte exterior de los tobillos, refuerza las articulaciones del tobillo.
Procure que el peso del cuerpo se mantenga en las piernas durante todo el tiempo, en lugar de caer hacia la cabeza cuando el tronco desciende.
7) Inspire, refuerce los pies en el suelo, levante la cabeza y enderece los brazos flexionados. Como se mencionó en el cuarto paso, haga que la espalda adopte una curvatura cóncava y levante la cabeza lo más posible (Fig. 4). Permanezca ahí durante unos segundos.
8) Con una espiración, vuelva a la postura descrita en el segundo paso (Fig. 3).
9) Salte y vuelva Samasthiti (Fig. 1).

Observe estos puntos más delicados en la āsana e introduzca las mejoras o cambios necesarios.

Si no puede saltar a la postura inicial, simplemente separe las piernas. Para evitar que los pies resbalen, presione los bordes exteriores de las plantas hacia abajo, y empuje el hueso interior del tobillo hacia fuera.

Si al principio las palmas de las manos no llegan al suelo, deles forma de copa y coloque las puntas de los dedos en el suelo (Fig. 6). Los que tienen el cuerpo rígido deben colocar las palmas de las manos sobre dos ladrillos (separados a la anchura de los hombros). Esto ayuda a aumentar la concavidad y mejorar el estiramiento de la columna vertebral. Los ladrillos solo sirven para ayudar a hacer la espalda cóncava. Los ladrillos no son necesarios cuando la cabeza desciende hasta el suelo.

Al principio, puede que no sea posible colocar la cabeza en el suelo en línea con los pies. Si este fuera el caso, coloque las palmas de las manos un poco hacia delante y luego estire la cabeza hacia el suelo. Sin embargo, con la práctica, podrá llegar a poner la cabeza en línea con los pies.

La acción de invertir la cabeza y tratar de alcanzar el suelo puede causarle ansiedad a un principiante. Para superar este miedo, mantenga la mirada fija en un punto entre las palmas de las manos, donde la cabeza deba tocar el suelo. Mantenga la mirada mientras baja lentamente la cabeza con una espiración. Esto sirve para reducir la ansiedad y acercar la cabeza al suelo.

La distancia entre los pies difiere según la altura y la experiencia. Un principiante que tenga miedo de separarse demasiado debe colocar primero las manos en el suelo y luego separar más las piernas.

El miedo en la mente hace que el cuerpo se vuelva rígido e incapaz de entregarse a la āsana, lo que a menudo es la razón por la que la cabeza no llega al suelo. Si la mente no se retiene, el cuerpo aprenderá gradualmente a dejarse llevar. Un principiante debe darse cuenta de esto y permitir que el tronco descienda sin restricciones desde los glúteos, en lugar de sujetarlo con fuerza. Sin embargo, si el problema se debe a la obesidad o a la rigidez de los músculos, se puede apoyar la cabeza en un ladrillo o en un cojín.

Apoyar la cabeza en una altura es especialmente beneficioso para las mujeres. Reduce el dolor abdominal bajo y el dolor de espalda lumbar durante la menstruación. También ayuda a contrarrestar el sangrado menstrual excesivo y el flujo blanco.

La āsana también ayuda a calmar la mente. Elimina la fatiga y alivia la pesadez en la cabeza debido a la presión arterial alta.

Prasārita Pādōttānāsana es una preparación para Śīrṣāsana. Alivia el miedo a invertir la cabeza y aumenta la confianza en uno mismo. El intelecto se mantiene neutral y estable, y los ojos se pacifican.

La cabeza y los ojos son la sede del fuego (agni sthāna). El estrés aumenta el calor en la cabeza y en los ojos, haciendo que la mente se vuelva irritable. Cuando se sufre de ansiedad aguda, la gente tiende a mantener los ojos abiertos de par en par, forzándolos. Aun con los ojos cerrados, la mente permanece ansiosa. Esta āsana, incluso si se realiza con los ojos abiertos, calma la cabeza y los ojos induciendo un estado de suave relajación. Las cualidades rājasica y tāmasica de la mente disminuyen y se alcanza una disposición neutral.

Mientras está en dhyāna, el yogui logra la tranquilidad cerrando los ojos. En esta āsana, una persona ordinaria experimenta la tranquilidad con los ojos abiertos. Rociar agua sobre el suelo caliente gradualmente enfría el suelo. Del mismo modo, en esta āsana, el suministro de sangre a la cabeza se incrementa gradualmente, en lugar de repentinamente, lo que trae paz y serenidad a la cabeza.

13. PARA EL EQUILIBRIO (SAMASTHITI) DE LA MENTE

Pārśvōttānāsana

Pārśva significa «lado o costado». Uttāna significa «estirar intensamente». En esta āsana, los costados del torso se estiran primero de izquierda a derecha y luego de derecha a izquierda.

Técnica

Colóquese en Samasthiti (Fig. 1).

Con una inspiración, salte y separe las piernas aproximadamente 1 metro (Fig. 2). Coloque las manos en la cintura (Fig. 3).

Gire la pierna y el pie derecho hacia fuera en un ángulo de 90°. Gire el pie izquierdo al menos 60° o más, si es posible. Con una espiración, gire todo el torso hacia la derecha.

Separe bien los empeines y las plantas de los pies. No permita que los pies se contraigan. Alargue la planta del pie derecho desde el talón hasta los dedos y la planta del pie izquierdo desde los dedos hasta el talón. Mantenga las piernas rectas y las rodillas bien sujetas (Fig. 4).

Inspire y levante el tronco hacia arriba desde el bajo vientre. Ensanche el pecho desde el centro hacia los costados. Manteniendo la espalda cóncava, lleve la cabeza hacia atrás y mire hacia el techo (Fig. 5). Mantenga esta postura de 5 a 10 segundos respirando normalmente. No retenga la respiración.

Vuelva a levantar el pecho con una inspiración. Manténgase firme en esta āsana. Ahora inclínese hacia delante desde las caderas con una espiración. Coloque las dos palmas de las manos en el suelo a ambos lados del pie derecho. Presionando las palmas hacia abajo, especialmente la izquierda, levante la cabeza, enderece las piernas y

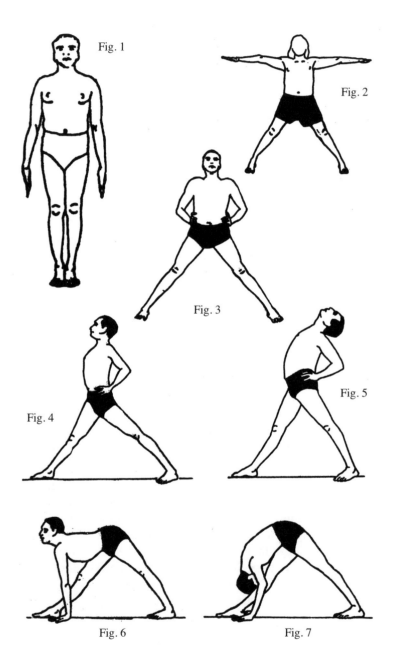

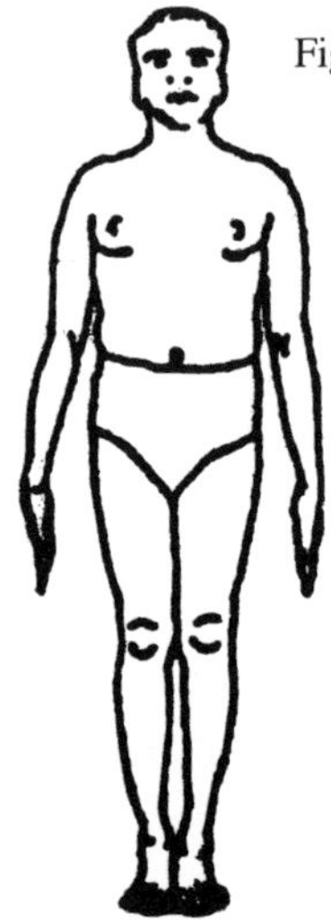

Fig. 1

Fig. 2

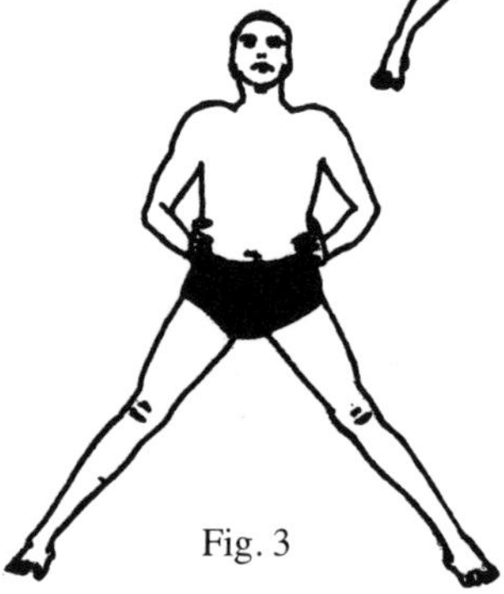

Fig. 3

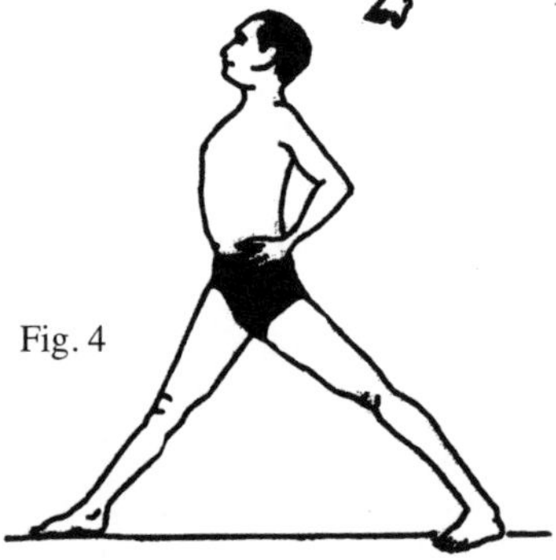

Fig. 4

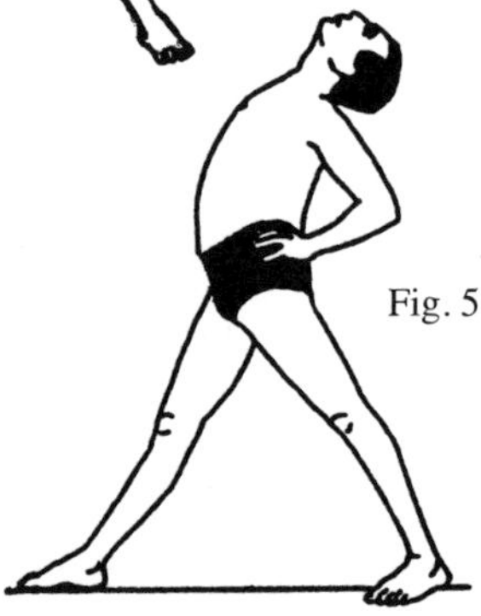

Fig. 5

Fig. 6

Fig. 7

haga cóncava la columna vertebral. Manteniendo el torso paralelo al suelo enrolle el cuello hacia arriba (Fig. 6).

Espire y doble los codos. Manteniendo las piernas muy firmes, baje el torso de manera que el pecho y el abdomen entren en contacto con el muslo derecho frontal y la cabeza toque la rodilla derecha.

Estire gradualmente el torso y el cuello para que se extiendan hacia el suelo. Con la práctica y la debida flexibilidad, intente extender la cabeza más allá de la rodilla, y toque con la cabeza, la nariz y, finalmente, con la barbilla, en ese orden, la espinilla.

La mente y la cabeza, que están elevadas al principio de la āsana, se entregan a la madre tierra al final.

Permanezca en esta postura de 20 a 30 segundos con inspiraciones normales y espiraciones prolongadas. Con la práctica, aumente la duración.

Inspirar y levantar la cabeza y el tronco (Fig. 6). Colocar las manos en la cintura y volver a la postura de pie (Fig. 4). Gire los pies para que queden paralelos y el torso vuelva a mirar hacia delante.

Ahora gire el cuerpo hacia la izquierda y repita el mismo proceso paso a paso y con precisión en el lado izquierdo.

Mientras se realiza esta āsana, hay que recordar que cada etapa es un medio para alcanzar la postura final y es de igual importancia. Para que la āsana final sea eficaz, hay que aprender y ejecutar cada acción como un fin en sí mismo.

Por esta razón, observe estos puntos más delicados.

Mientras se hace esta āsana a la derecha, se requiere una completa cooperación del costado izquierdo, y viceversa. Esta cooperación tiene que surgir de la acción en las piernas. Cuando se realiza a la derecha, el lado derecho gira con facilidad mientras que el lado izquierdo se retiene.

Para lograr el movimiento en el lado izquierdo del cuerpo gire conscientemente el muslo frontal izquierdo hacia dentro desde el borde exterior y el muslo frontal derecho hacia fuera desde el borde interno. Este permite que el hueso pélvico izquierdo gire hacia la derecha, de modo que la cintura se desplace completamente hacia el lado derecho junto con el torso. Incida cuidadosamente en este movimiento opuesto de los muslos.

La acción de enderezar la pierna derecha implica una elevación hacia arriba, desde el empeine hacia la raíz del muslo. La acción de enderezar la pierna izquierda es hacia abajo, extendiendo la parte posterior de la pierna hacia el talón como en Adhomukha Śvānāsana.

Una vez enderezadas las piernas, gire la parte inferior del abdomen y la pelvis hacia la derecha para que, aunque las piernas estén en la Pārśvōttānāsana, el torso esté perfectamente alineado como si estuviera en Samasthiti.

Cuando la cabeza se levanta hacia arriba en la postura erguida inicial (Fig. 5), la columna vertebral debe ascender, no simplemente arquearse hacia atrás. Este movimiento ascendente del tronco parte de la parte inferior del abdomen. Mientras se encuentra en esta fase vertical, mueva la columna dorsal profundamente hacia dentro, hacia el pecho, de modo que este se ensanche y ascienda. En otras palabras, cree longitud en el abdomen, amplitud en la región del pecho y libertad en la base del cuello para llevar la cabeza hacia atrás.

Una vez conseguida esta postura, mantenga el alargamiento del cuerpo frontal y la concavidad de la columna vertebral al pasar al siguiente paso.

Precaución:

1) Mantenga la longitud del tronco mientras desciende hacia la pierna derecha: no lo constriña de ninguna manera. Mantenga suelta la parte posterior de la cabeza.
2) Alargue conscientemente el tronco hacia el pie delantero.
3) No permita que el cuello se encoja.
4) Mantenga la columna vertebral en el centro, a lo largo del plano de la pierna derecha.
5) Alinee el centro del pecho con el centro del muslo derecho.
6) Asegúrese de que la cadera izquierda no está levantada.
7) Expanda las costillas de izquierda a derecha.
8) No contraiga el lado derecho del pecho ni la axila derecha.
9) No fuerce la acción de llevar la cabeza a la rodilla hundiendo el pecho o contrayendo el diafragma, aunque la cabeza no llegue a la rodilla.
10) Gire el lado izquierdo del abdomen hacia la derecha, pero no permita que se encoja. Alinee el ombligo con precisión con la mitad del muslo derecho.

11) Con la presión de las palmas de las manos en el suelo, empuje las piernas hacia atrás y alargue el tronco desde las caderas hacia la cabeza para llevarlo hacia abajo.
12) Para evitar crear tensión en el cerebro, haga cada uno de estos ajustes con una espiración suave. Evite conscientemente retener la respiración.
13) Mantenga la lengua relajada.
14) Mientras se practica una āsana, siga cada movimiento con atención y sinceridad sin crear una tensión indebida en el cerebro.

Las siguientes sugerencias serán útiles para el practicante rígido o de edad avanzada:

Al girar hacia la derecha, si la pierna izquierda se dobla por la rodilla o el talón izquierdo se levanta, coloque el talón contra la pared y enderece la pierna.

Si uno sufre de presión arterial baja, o si hay una rigidez extrema en el cuello, evite forzar el cuello como en la figura 5 y pase directamente a la figura 6.

Si no es posible llegar con las palmas al suelo con la espalda cóncava, no fuerce la acción con la espalda encorvada. En su lugar, coloque las manos en los ladrillos situados a ambos lados del pie derecho. Aumentar la altura de las manos proporciona mayor libertad y movilidad a la columna vertebral.

Mientras el tronco desciende en la acción final de soltar la cabeza hacia abajo, deje que la gravedad siga su curso. De este modo, la columna vertebral no es ni convexa ni cóncava y la parte delantera, la trasera y los costados del tronco se extienden uniformemente hacia el suelo.

Efectos:

Esta āsana aumenta la flexibilidad de las caderas y la columna vertebral, preparando el cuerpo para las āsanas de flexión hacia delante. Contrae y masajea los órganos abdominales y aumenta la acción peristáltica en los intestinos. La postura representada en la figura 4 es especialmente importante: mejora la respiración; libera la mente de la agitación emocional, y ayuda a reducir los problemas ginecológicos como la leucorrea y el prolapso del útero.

Esta āsana ayuda a aliviar la agitación o inestabilidad mental experimentada por las niñas durante la pubertad y por las mujeres en el momento de la menopausia.

Pārśvōttānāsana es extremadamente útil para expulsar el tamo guṇa del cuerpo, reducir las pulsaciones del cerebro y pacificar la mente, que está perpetuamente atrapada en la red de la confusión y la agitación.

Aunque parece que Pārśvōttānāsana es una de las āsanas más fáciles, la āsana final es una culminación de los variados movimientos de estiramiento, torsión, contracción y expansión, así como la acción convexa y cóncava de la columna vertebral. Hay que aprender a coordinar estos movimientos opuestos y a establecer un diálogo entre el cuerpo, la mente, los sentidos y el intelecto para lograr una experiencia unificada y armoniosa.

Mediante el estudio de las āsanas desarrollamos las herramientas gemelas de la sensibilidad y la comprensión. Las utilizamos como pico y pala para arar la tierra del cuerpo elemental desde el nivel físico más externo hasta los alcances más sutiles de la consciencia.

En la *Bhagavad Gītā* el Señor Krishna dice:

> «yoga-sthaḥ kuru karmāṇi saṅgaṁ tyaktvā dhananjaya I siddhy-asiddhyoh samo bhūtvā samatvaṁ yoga ucyate II».
>
> [*Bhagavad Gītā* 2.48]
>
> [Sumérgete en el yoga y trabaja sin desear los frutos de tu trabajo; actúa con ecuanimidad ante el éxito o el fracaso; porque este aplomo interior, o el estado de equilibrio, es el yoga.]

El gran santo Dhyāneṣwar dijo: «Déjate poseer por el impulso de cumplir con tu deber a conciencia y sin pensar en la recompensa. No te dejes atrapar por la alegría egoísta si la tarea que tienes entre manos se completa por la gracia de Dios, ni te perturbes si no se cumple por alguna razón».

La práctica de esta sencilla pero profunda āsana allana el camino para el equilibrio del cuerpo, la mente y el intelecto.

14. UTTĀNĀSANA AFINANDO LAS CUERDAS DE LA VINA CELESTIAL

Medimos la flexibilidad del cuerpo por la movilidad de la columna vertebral. Sin embargo, el estado de la columna vertebral no solo determina el bienestar físico, sino también nuestra fuerza vital y espiritual.

La columna vertebral tiene una importancia primordial en el cuerpo humano, ya que no solo sostiene el armazón humano, sino que también sostiene la humanidad distintiva del hombre. La médula espinal se encuentra dentro de lo que parece una cadena de cuentas óseas: el pilar del sistema nervioso. La médula espinal contiene nervios sensoriales y motores, que reciben sensaciones y transmiten órdenes del cerebro a diversos órganos del cuerpo.

La médula espinal comienza en el bulbo raquídeo, en la base del cerebro. Es tubular y se estrecha hacia el final. Se parece a una cuerda retorcida compuesta por innumerables fibras. Estas fibras nerviosas llevan las sensaciones de las distintas partes del cuerpo al cerebro, así como las respuestas del cerebro al cuerpo. La columna vertebral protege este delicado haz de nervios.

En la literatura yóguica, la columna vertebral suele denominarse merudaṇḍa, un término que incluye colectivamente la columna vertebral, la médula espinal y los nervios sensoriales y motores que emanan de ella. Meru es el núcleo de la fuerza vital expansiva. Así como todos los granos de polen están contenidos en el estambre de una flor, así también la fuerza vital de un ser humano está centrada en el merudaṇḍa.

El capítulo cuatro de la *Darśana Upaniṣad* ha otorgado al merudaṇḍa otro hermoso nombre: vina daṇḍa, o el tallo de la vina celestial. La vina es un instrumento musical de cuerda antiguo y muy evolucionado. Se compone de dos calabazas redondas conectadas en los extremos de un largo cilindro hueco. Las cuerdas van de una calabaza a la otra a lo largo del cilindro. Estas cuerdas se pueden tensar o ajustar mediante clavijas. Las cuerdas pasan por pequeños trastes de madera. Cuando se rasguean con los dedos y se presionan contra los trastes, la música resuena en las calabazas huecas.

La vina es el instrumento de Saraswatī, la diosa del conocimiento. Es el instrumento que produjo el sonido primordial que dio origen a los vedas sagrados. El nombre vina daṇḍa es una metáfora muy apropiada para la columna vertebral, que es la fuente de todos los atributos humanos, como la sabiduría, el intelecto, la sensación, las emociones, la imaginación, la memoria, la creatividad, el ego y la moralidad.

El cerebro es la calabaza en el extremo superior y la columna vertebral, el tallo hueco del instrumento. Las fibras nerviosas que emanan del cerebro son las cuerdas, y las vértebras de la columna vertebral son los trastes. El rasgueo de estas cuerdas se realiza mediante la respiración.

Si las calabazas no están bien formadas y carecen de perforaciones, si los trastes son defectuosos, si las clavijas no están bien apretadas, o si las cuerdas se han aflojado, entonces ni siquiera el artista más hábil podrá producir buena música con el instrumento. Para producir un sonido superior, cada parte debe estar en una condición impecable. Las cuerdas, especialmente, tienen que estar bien estiradas.

Nuestra vina física necesita ser mantenida al igual que la musical. Las cuerdas nerviosas deben ser nutridas con amor y estiradas firmemente en todo momento, para que resuenen en todos los niveles: físico, mental, moral, intelectual y espiritual.

Esto es lo que pretendemos conseguir con nuestro estudio de Uttānāsana en este capítulo.

Uttānāsana

El prefijo ut- indica «intensidad y severidad». El verbo tana indica «elongación o estiramiento». Esta es una āsana de flexión hacia delante que estira intensamente la columna vertebral.

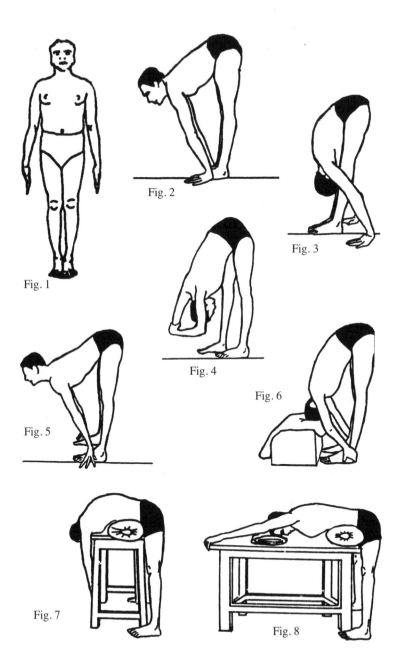

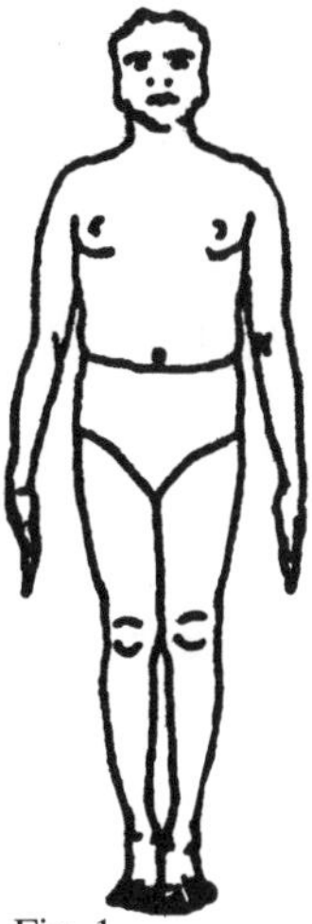
Fig. 1

Fig. 2

Fig. 3

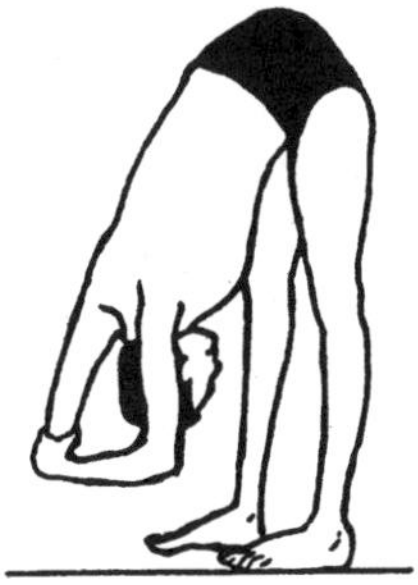
Fig. 4

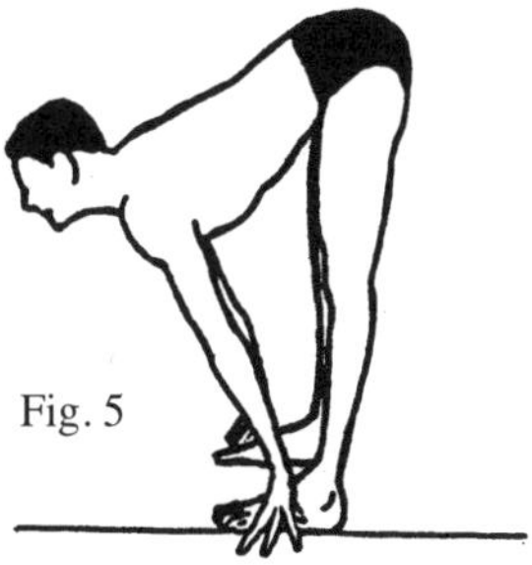
Fig. 5

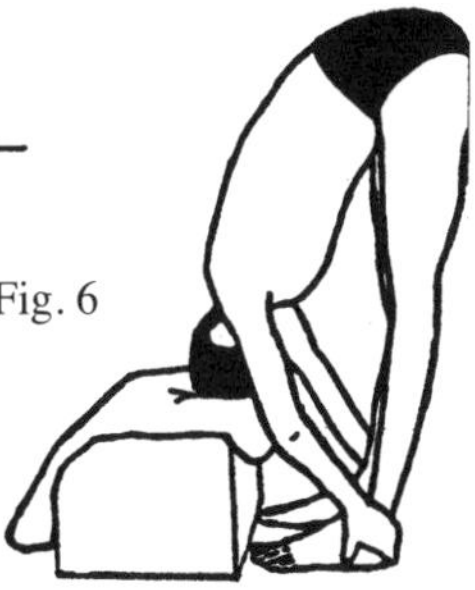
Fig. 6

Fig. 7

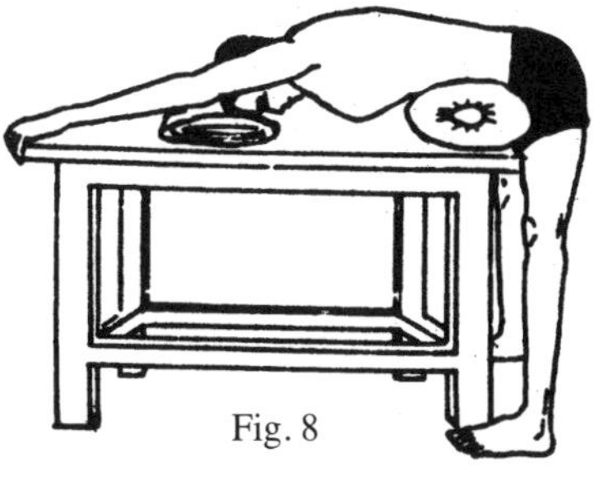
Fig. 8

Técnica

1) Colóquese en Samasthiti (Fig. 1). Tire de las rótulas hacia dentro.
2) Espirar e inclinarse hacia delante: primero deje que los dedos toquen el suelo, y luego coloque las palmas a ambos lados de los pies. Mientras el tronco se inclina hacia delante, no permita que el pecho o el torso se contraigan. Mantenga las rodillas firmes. Mantenga la cabeza levantada y la columna cóncava y, en esta postura, extienda el torso hacia la cabeza.
3) Apoye las plantas de los pies en el suelo e inclínese hacia delante desde el coxis para que las piernas queden perpendiculares al suelo (Fig. 2). Permanezca en esta postura durante un rato, respirando normalmente.
4) Espire, acerque el pecho y el abdomen a la parte delantera de los muslos y toque la cabeza con las rodillas (Fig. 3).
5) Mantener la āsana durante 30 segundos o un minuto con una respiración normal.
6) Inspire, levante la cabeza de las rodillas; pero mantenga las palmas de las manos presionadas en el suelo, asumiendo de nuevo la postura de la figura 2.
7) Haga dos o tres respiraciones normales. A continuación, respire profundamente, levante las manos del suelo y vuelva al Samasthiti (Fig. 1).

Tenga en cuenta estos detalles:

La mayoría de las personas se encorvan por costumbre, haciendo que la espalda se vuelva convexa mientras se inclina hacia delante en la acción número 2.

Uno debe intentar conscientemente hacer que los músculos de la espalda sean cóncavos. Para lograrlo, evite que la espalda se vuelva rígida. Todos los movimientos corporales se originan en los músculos de la columna vertebral. Esta es otra razón por la que la columna vertebral se llama merudaṇḍa. Estos músculos espinales pueden extenderse vertical y horizontalmente a medida que los estiramos en diferentes tipos de posturas.

Hay que trabajar toda la columna vertebral para conseguir la concavidad de la espalda. La cúspide (āgra) de la columna está hacia la cabeza y la raíz (mūla) hacia las piernas. Es fundamental mantener el mismo estiramiento en ambos extremos. La raíz de la columna vertebral en la cola (mūlādhāra) proporciona apoyo a la parte superior del cuerpo y es la fuente de la percepción consciente y el intelecto.

La columna vertebral tiene que ser estirada desde su raíz para desencadenar esta percepción consciente y para asegurar que la energía se mueva uniformemente desde la raíz a la punta y de vuelta a la raíz. Para lograr la uniformidad en este movimiento, las plantas de los pies en las almohadillas de los dedos deben estar en Samasthiti.

Aunque las plantas de los pies son una parte importante del cuerpo, el peso que soportan constantemente las hace incapaces de tener una sensación sutil. Al inclinarse hacia delante, la piel de las plantas se contrae siempre, especialmente la de los dedos gordos. Teniendo esto en cuenta, separe todos los dedos del pie y extienda el dedo gordo hacia delante desde su raíz mientras se inclina hacia delante. Esto hará que aumente la sensación en la piel de las plantas y evita la constricción o el dolor en los músculos de la zona lumbar.

Es importante tratar las plantas de los pies con cariño. Si las plantas de los pies están irritadas, la región lumbar se verá afectada y el estrés se sentirá en la cabeza. Por eso, en la medicina ayurvédica se aconseja engrasar las plantas de los pies.

Al inclinarse por primera vez hacia delante, los muslos y las caderas tienden a moverse hacia atrás, que es un movimiento natural para proteger los músculos de la espalda. Sin embargo, una vez que las manos tocan el suelo, hay que llevar las caderas hacia delante en línea con los talones. Esto alargará la columna vertebral desde la parte inferior (mūla) hasta la parte superior (āgra), sin una tensión indebida.

Mientras se dobla hacia delante, la parte inferior de la columna vertebral debe estar protegida. El estiramiento debe moverse solo en la dirección de la raíz hacia la punta. Si una parte de las cuerdas de la vina se estira excesivamente en la dirección equivocada, las cuerdas se romperán. Del mismo modo, si la parte inferior se retiene cuando la parte superior se extiende hacia delante, existe un grave riesgo de lesión.

Al igual que una fruta madura en el árbol gravita hacia el suelo, así debe descender el torso hacia abajo desde la raíz de la columna vertebral (mūlādhāra). No hay que contraer la parte delantera, la trasera o los lados del tronco durante el movimiento descendente.

Alargue la región abdominal mientras el tronco desciende. Aunque el prefijo «ut» denota intensidad, el estiramiento intenso no es un estiramiento forzado o al azar. «Ut» implica estirar de manera correcta y deliberada.

Cualquier rama de la ciencia se basa en ciertos principios inmutables. El estudio de los principios fundamentales y de las teorías que se derivan directamente de ellos es ciencia pura. Cuando estas teorías se aplican y modifican para adaptarlas a la vida práctica sin contradecir el principio subyacente, se convierten en una ciencia práctica o aplicada.

Lo descrito hasta ahora es el método científico o clásico de Uttānāsana; sin embargo, al intentar la āsana clásica, el practicante puede encontrar algunas dificultades prácticas. Es necesario modificar la āsana para adaptarla a las necesidades del alumno sin distorsionarla en su esencia. De hecho, todas las āsanas necesitan ser modificadas de alguna manera para ajustarse a la rigidez individual, a las dolencias o a otros problemas. Dicha modificación requiere discreción e inteligencia por parte del profesor.

Técnicas modificadas:

Al principio, uno encuentra difícil hacer la espalda cóncava mientras se estira hacia delante porque los músculos duelen. Para hacerlo más fácil mantenga los pies a una distancia de entre 15 y 30 centímetros (12 pulgadas) y coloque las puntas de los dedos en el suelo con las palmas en forma de copa. Utilizando la presión de las puntas de los dedos, estire el torso hacia el suelo. Mantener los pies separados permite que los músculos de la parte inferior de la espalda se extiendan desde el centro hacia los lados, lo que a su vez facilita que los músculos de la parte media de la columna vertebral alcancen la concavidad y se extiendan hacia delante (Fig. 5).

Si las puntas de los dedos no llegan al suelo, colóquelas sobre una superficie elevada (como bloques) y luego intente la acción anterior.

Otro método consiste en colocarse a una distancia de 10 a 15 centímetros de la pared. Inclínese hacia atrás y deje que las nalgas toquen la pared. Manteniendo las piernas firmes, inclínese hacia delante y coloque la cabeza sobre una silla o un taburete. Sujete las patas del taburete con ambas manos. En esta postura, resulta más fácil soltar el torso hacia el suelo, ya que la cabeza y las caderas están apoyadas. Esta variación alivia a quienes padecen hipertensión, dolores de cabeza, acidez, exceso de trabajo mental, estrés, sueño inadecuado, y a quienes estudian o trabajan hasta tarde. Descansar la cabeza también enfría la sensación de ardor en los ojos.

Si uno sufre de dolor de espalda, lordosis lumbar, o si los músculos y vértebras de la parte inferior de la columna están comprimidos, inclinarse hacia delante puede resultar extremadamente doloroso o incluso imposible. Si se intenta a la fuerza, puede provocar un mayor dolor de espalda o una contractura muscular repentina.

Para evitar ese dolor de espalda, coloque una manta doblada o una almohada sobre un taburete alto, ajustando la altura del puntal para que esté a la altura de la parte inferior del abdomen. Ahora inclínese hacia delante sobre el taburete, apoyando la cavidad abdominal cómodamente sobre la manta o la almohada. Deje caer las manos sobre los lados y sujete las patas del taburete. Esto amplía la región lumbar, extendiendo los músculos de la columna desde el centro hacia los lados, aliviando así el dolor de espalda (Fig. 7).

En caso de esguinces de espalda, dolor de ciática o prolapso de disco vertebral, pruebe lo siguiente:

Colóquese frente a una mesa de escritorio o de comedor con los pies separados. Inclínese hacia delante y apoye el torso en la mesa, extendiéndose hacia delante desde la articulación pélvica. Si hay un hueco entre la parte inferior del abdomen y la superficie de la mesa, llénelo con una manta enrollada, una almohada o un cojín. Estire las manos hacia delante y sujete los lados de la mesa. Esta modificación garantiza que los músculos de la parte inferior de la espalda se relajen y se expandan lateralmente desde el centro mientras la columna se alarga hacia delante (Fig. 8).

Efectos:

Como se ha mencionado anteriormente, es esencial nutrir la médula espinal y mantenerla en forma preservando toda su gama de movimientos. Esto incluye doblarse hacia delante y hacia atrás, estirarse y girar.

En el pasado, la gente movía habitualmente la columna vertebral durante las tareas domésticas y las actividades cotidianas. La flexión hacia delante era lo más habitual y se producía repetidamente a lo largo del día en actividades como barrer, dibujar rangolis en el suelo, trabajar en el campo o incluso tocar los pies de los ancianos. Nuestro estilo de vida contemporáneo ofrece poco o ningún margen para inclinarse hacia delante. La mayor parte de nuestro trabajo se realiza de pie o sentados en una silla.

Estar sentados en una silla durante muchas horas hace que la columna vertebral se hunda. Estar sentados durante mucho tiempo también hace que los músculos de la espalda se vuelvan rígidos y da lugar a diversos problemas, como dolor lumbar, rigidez en la parte superior de la espalda y el cuello, cifosis torácica (espalda superior encorvada), etcétera. Cuando estas dolencias imposibilitan la flexión hacia delante, hay que empezar con las acciones que se muestran en las figuras 7 y 8.

La acción de flexionarse hacia delante, que era una parte intrínseca de la vida en la antigüedad, ahora necesita ser aprendida conscientemente a través de Uttānāsana. Los músculos rígidos de la espalda deben ablandarse y extenderse fina y suavemente sobre los huesos, como la mantequilla sobre una rebanada de pan. Al hacerlo, se optimiza la circulación en la espalda. Inclinarse hacia delante simboliza el acto de entrega a una fuerza superior. Uttãnāsana es la entrega del alma al espíritu divino. A medida que uno se acomoda en la postura en sincronía con el suave patrón de respiración, la inspiración comienza a invocar al Alma Suprema con el sonido de so'hum (Él –la Divinidad– es uno conmigo), mientras que la espiración resuena con el tono de hum'sah (soy uno con Él). La práctica consciente de Uttãnāsana, centrada en la respiración, se convierte en un acto rítmico, de sumisión, sin esfuerzo, al propio ser superior o al ser Interior.

15. LA SECUENCIA DE ĀSANAS DE PIE

Las āsanas de pie son una parte esencial de la práctica de āsanas. Hasta ahora se han tratado doce. Aunque hay muchas más, es imposible presentarlas todas aquí. Sin embargo, la práctica regular de estas doce āsanas es suficiente para un principiante. Las āsanas más avanzadas pueden añadirse más tarde.

La práctica constante de estas doce āsanas básicas de pie produce beneficios tangibles durante un período de tiempo. Hacen que el cuerpo se sienta flexible y libre en cada miembro, al tiempo que se adquiere fuerza, gracia, ritmo y ecuanimidad. Los músculos abdominales se fortalecen y tonifican. Los músculos de las piernas adquieren contorno y firmeza, mientras que la postura y los andares mejoran. La práctica consciente de las āsanas, prestando atención al más mínimo detalle, refina incluso los movimientos corporales más sencillos, confiriéndoles cierta gracia, fluidez y elegancia. Vigoriza la mente y fortalece el cuerpo. En esta coyuntura, la sensación de estabilidad y forma física que se empieza a experimentar en todos los niveles de la existencia va más allá de la definición común de estos términos.

El cuerpo es regularmente presa de los movimientos incorrectos de varios miembros, la inactividad de ciertos músculos, los hábitos perezosos y la mala circulación. El resultado es la pérdida de vitalidad, el dolor de cuerpo, el dolor de brazos y cuello, la pesadez de hombros, el dolor de espalda, el dolor de las articulaciones de los dedos, los calambres en las pantorrillas, el entumecimiento y muchas otras molestias. Las āsanas de pie son especialmente eficaces para aliviar estas dolencias comúnmente etiquetadas como «relacionadas con la edad».

Las āsanas de pie aportan más flexibilidad y fuerza a diversas articulaciones, como los tobillos, las rodillas, las vértebras de la columna vertebral, los hombros, los codos y las muñecas. Masajean los órganos viscerales y mejoran la circulación sanguínea en esa región. Estimulan la producción de jugos gástricos, mejorando así la digestión, al tiempo que se erradican pequeñas dolencias del tracto digestivo. El hígado y el bazo se someten a estiramientos y elevaciones que eliminan la pereza y revitalizan los órganos. Las āsanas de pie disminuyen considerablemente la probabilidad de desarrollar una hernia. El pericardio que cubre el corazón se estira completamente, se fortalece y se hace saludable, de modo que es posible prevenir enfermedades como la isquemia, que son consecuencia de un suministro inadecuado de sangre. Los músculos intercostales se expanden y fortalecen, lo que a su vez mejora la eficacia de los pulmones. Una duración prolongada de estas āsanas no provoca la misma acumulación de ácido láctico en las articulaciones que los ejercicios aeróbicos.

Las āsanas de pie, especialmente Utthita Trikoṇāsana, Utthita Pārśvakoṇāsana y Vīrabhadrāsana, aportan alivio al dolor de ciática. Si el pie delantero se gira más de 90° en estas āsanas, el nervio ciático se estira suavemente sin soportar una carga indebida. La ciencia médica moderna proporciona tracción a la columna vertebral con dispositivos externos. En las posturas de pie, el efecto de tracción se consigue de forma natural y, por tanto, es más duradero. La columna vertebral se estira hasta su máxima altura, los músculos de la espalda se fortalecen y la columna se alinea, reduciendo en gran medida la posibilidad de desplazamiento o hernia de disco.

Estas āsanas son beneficiosas para las mujeres que sufren trastornos ováricos o prolapso del útero. Su práctica regular ayuda a reducir el exceso de grasa y rejuvenece el sistema nervioso.

Las āsanas básicas de pie se han aprendido en los capítulos anteriores. Ahora llegamos a la siguiente etapa: la secuenciación de estas āsanas en nuestra práctica. El factor más importante para determinar la secuencia es el estado del cuerpo y la mente del practicante al principio. El estado del cuerpo y la mente se ve afectado por varios factores, como el estado general de bienestar de la persona, la hora del día, los acontecimientos de la jornada o incluso el clima; por tanto, es imposible elaborar una agenda fija para la práctica diaria. A veces, el cuerpo se siente cansado o perezoso; otras veces, la mente está desganada; y algunos días, uno se siente enérgico, alegre y con ganas de empezar la práctica. Todas estas condiciones se tienen en cuenta a la hora de planificar una secuencia de āsana.

De las āsanas de pie estudiadas hasta ahora, las iniciales, a saber: Samasthiti, Ūrdhva Hastāsana, Tāḍāsana y Utthita Hasta Pādāsana, parecen elementales; sin embargo, son una secuencia de āsanas de pie extremadamente eficaces y son un salvavidas para las personas que sufren de abatimiento, depresión, negatividad o cambios de humor extremos. Estas personas deberían practicar:

1) Samasthiti - Ūrdhva Hastāsana.
2) Samasthiti-Tāḍāsana(ŪrdhvaBaddhāṇgulyāsanaenTāḍāsana).
3) Samasthiti - Utthita Hasta Pādāsana.

Practique cada āsana en esta secuencia de 3 a 4 veces. Levanta el ánimo de inmediato. Aquellos con dolor artrítico en los dedos, codos o los hombros se benefician enormemente de Tāḍāsana. Aunque puede ser inicialmente doloroso, el alivio no tarda en llegar.

A veces surge el aburrimiento y uno se siente cansado en cuerpo y mente. En esos momentos, uno quiere saltarse la práctica de āsanas. No hay que sucumbir a este impulso. En su lugar, practique Adho Mukha Śvānāsana, Pārśvōttānāsana, Prasārita Pādōttānāsana y Uttānāsana, en ese orden. Esta secuencia energetiza instantáneamente el cuerpo y rejuvenece la mente. El cuerpo y la mente se armonizan entre sí y el letargo desaparece.

Cuando el cuerpo y la mente estén en un modo más o menos «normal», practique la siguiente secuencia:

1) Ūrdhva Hastāsana,
2) Tāḍāsana,
3) Utthita Trikoṇāsana,
4) Vīrabhadrāsana II,
5) Utthita Pārśvakoṇāsana
6) Adho Mukha Śvānāsana,
7) Vīrabhadrāsana I
8) Pārśvōttānāsana,
9) Prasārita Pādōttānāsana,
10) Uttānāsana.

Si surge la fatiga en algún momento de esta secuencia, interponga dos āsanas de pie con Uttānāsana (con los brazos cruzados) o Prasārita Pādōttānāsana. Sin embargo, nunca interrumpa una secuencia activa con Śavāsana para aliviar el cansancio. Śavāsana debe hacerse siempre al concluir una sesión de āsanas. Con esta secuencia, un cuerpo rígido comienza poco a poco a flexionarse y las extremidades se vuelven gradualmente más elásticas. La fuerza vital impregna con suavidad las zonas no flexionadas, y las células dormidas florecen como un capullo en plena floración.

Para un principiante, la práctica de las cinco primeras āsanas de la secuencia anterior (a través de Utthita Pārśvakoṇāsana) suele traer consigo el agotamiento físico, mientras que la observación constante y minuciosa trae consigo la fatiga mental. Por esta razón, Adho Mukha Śvānāsana se incluye después de Pārśvakoṇāsana. Adho Mukha Śvānāsana ayuda a eliminar la tensión indebida, y también establece el tono para la rotación de la cintura y la cadera en las dos siguientes āsanas, Vīrabhadrāsana I y Pārśvōttānāsana.

El vigor y el celo de la juventud y la mediana edad forman una combinación de lo más dinámica. Estas personas deben seguir uno de los siguientes métodos:

Método 1

Realizar las āsanas enumeradas del 1 al 10 en ese orden. A continuación, repita la misma secuencia una segunda vez. Esto hace que el cuerpo sea más flexible y que las āsanas sean más fáciles de memorizar. Ayuda a que los órganos y su gama de movimientos entren en el ámbito de la consciencia. El cuerpo vacila menos y se vuelve más estable.

Método 2

Siga la misma secuencia, pero repita cada āsana dos veces. Este método es un poco más avanzado que el primero. Aquí, la misma āsana se realiza por segunda vez, mientras las huellas del primer intento están todavía frescas. Corregir los fallos e imperfecciones cometidos en el primer intento resulta más fácil. De este modo, el flujo de energía dentro del cuerpo aumenta y la percepción consciente alcanza nuevas cotas.

Método 3

Aquellos que pueden realizar estas āsanas sin esfuerzo pueden progresar al siguiente nivel. En lugar de repetir las āsanas, los estudiantes avanzados deben mantener cada āsana durante más tiempo con percepción consciente total, evaluando críticamente cada movimiento y refinando de forma gradual la āsana.

Tener en cuenta las siguientes observaciones:

No cerrar nunca los ojos durante la práctica de la āsana. Cerrar los ojos puede hacer que uno se sienta mareado y con la cabeza pesada. Mantener los ojos físicos bien abiertos mientras el ojo de la mente se centra en el movimiento correcto y en la sensación de alegría que este proporciona. Desarrollar una visión interior de esta manera sienta las bases para la práctica de dhyāna o meditación.

Mantener la respiración suave y relajada. Igual que un ventilador de techo girando a toda velocidad dispersa los papeles sueltos, las respiraciones profundas forzadas agitan el cuerpo desde dentro. Tampoco retenga la respiración. Esto supone un esfuerzo para la lengua y la garganta, que con el tiempo irrita los nervios y hace que uno se ponga de mal humor. Por el contrario, si la lengua y la garganta están relajadas, uno se siente constantemente alegre y animado.

Deben evitarse las āsanas de pie cuando se sufre dolor de cabeza, diarrea, fiebre, o inmediatamente después de una enfermedad debilitante.

Las mujeres deberían evitar las āsanas de pie durante la menstruación. Sin embargo, si hay dolor en el bajo abdomen o sangrado excesivo durante el período, Adho Mukha Śvānāsana, Prasārita Pādōttānāsana, Pārśvōttānāsana y Uttānāsana, practicadas con la espalda cóncava y apoyando la cabeza, aportan alivio.

Quienes carecen de valor y confianza, incluso en situaciones mundanas, encontrarán que las āsanas de pie son extremadamente edificantes a todos los niveles: físico, emocional, espiritual y moral.

A primera vista, estas āsanas de pie pueden parecer meros ejercicios aeróbicos; sin embargo, hay una diferencia. En el ejercicio, el énfasis está en el movimiento físico, con el cuerpo participando en la acción. Hay velocidad, pero no hay percepción consciente interior. Hay vigor sin el equilibrio de la estabilidad. A diferencia de las yogāsanas, no hay espacio para la introspección. Al centrarse en la velocidad y el ritmo, la precisión pasa a un segundo plano. En cambio, en las āsanas de pie los estados externos e internos son igualmente importantes. La ejecución es fluida, sin sobrestimulación de los sentidos. A la acción le sigue la quietud y el reposo, durante los cuales el practicante puede hacer introspección y autoevaluación. El cuerpo, la mente y el intelecto participan por igual en la acción, lo que confiere un ritmo interior al proceso.

En estas āsanas, gati (movimiento) y niti (diligencia) trabajan al unísono. Gati se refiere al proceso físico de entrar en la postura, mientras que niti aborda la atención a los detalles. Aunque la fluidez del movimiento es crucial, debe ir necesariamente acompañada de introspección y meticulosidad en cada acción. Este es un principio vital de la práctica de āsanas.

16. LA IMPORTANCIA DE SENTARSE INMÓVIL

Las āsanas de pie presentadas en los capítulos anteriores nos enseñan a mantenernos erguidos. Ahora aprenderemos el arte de sentarse quieto con las āsanas sentadas. El término sánscrito para «tranquilo» o «quieto» es svastha, que se traduce literalmente como «contenido dentro del Ser». Sin embargo, nuestra experiencia al sentarnos es contraria al significado implícito. En el momento en que intentamos sentarnos en silencio, nos vemos acosados por innumerables distracciones.

Antes de los tiempos modernos, sentarse con las piernas cruzadas en el suelo era algo rutinario en la India. Tanto los niños como los adultos se sentaban en el suelo para sus oraciones diarias, estudios o comidas. Con la llegada de la occidentalización, nuestro estilo de vida sufrió cambios colosales. Los taburetes bajos o las esteras que se utilizaban para comer dieron paso a mesas y sillas; la cocina se trasladó del suelo a encimeras elevadas. En la sala de estar, los sofás y sillones sustituyeron al tradicional colchón, y en el estudio, la mesa de escribir reemplaza al escritorio bajo. La cómoda se convirtió en un indicador de progreso, mientras que sentarse en el suelo o en cuclillas pasó a considerarse primitivo. Estos cambios radicales en el estilo de vida trajeron consigo una disminución de la movilidad y flexibilidad, especialmente en las piernas. Rodillas rígidas, articulaciones débiles, entumecimiento y calambres en los músculos de las piernas se convirtieron en la norma.

Hoy en día, para la mayoría de las personas, sentarse en el suelo, incluso durante períodos cortos, resulta excesivamente duro. Provoca dolor en las ingles y los tobillos y tensa la zona lumbar. Cualquier queja sobre esta condición invita a la réplica común: «¿Por qué sentarse en el suelo? Use una silla».

Sin embargo, esta supuesta «solución» no hace más que eludir el problema real. Aunque sentarse en una silla puede aliviar los síntomas, no aborda la causa del dolor. Hubo un tiempo en que los occidentales se maravillaban de la capacidad de los indios para adoptar rápidamente la postura de piernas cruzadas. Hoy en día, incluso cuando emulamos ciegamente las costumbres modernas, ha crecido el aprecio por la importancia de nuestras antiguas posturas sentadas.

La capacidad de sentarse sin moverse durante un largo período es esencial no solo en la vida cotidiana, sino también en prácticas espirituales como prāṇāyāma, dhyāna (meditación) o japa (canto). Según el *Brahmasūtra*, estas prácticas solo dan fruto en una postura sentada erguida. En otras palabras, no pueden realizarse de pie, acostado, o mientras el cuerpo está en movimiento. Por tanto, es necesario aprender a permanecer sentado durante mucho tiempo, una tarea que a la mayoría de nosotros nos resulta extremadamente ardua. Es habitual que experimentemos entumecimiento en las piernas, así como calambres, rigidez en el cuello y dolores en la parte inferior del cuerpo cuando intentamos estar sentados durante muchas horas. Comenzamos a inquietarnos en cuanto nos sentamos. A veces alternamos las piernas cruzadas; a veces las enderezamos. A veces necesitamos estirar la espalda o girar el cuello para aliviar el dolor, mientras que otras veces estiramos los brazos para llenarnos de energía.

Cuando el cuerpo está incómodo, la mente está angustiada. Para alcanzar un estado de meditación, el cuerpo, los sentidos, la mente y el intelecto deben trabajar en conjunto. No basta con tener el cuerpo físico en estado de reposo, también es esencial aquietar el interior.

Si dhārāna y dhyāna, los aspectos más elevados de la práctica yóguica, exigen una postura sentada erguida, ¿cuál es el propósito de tantas āsanas diversas? La respuesta es que las otras categorías de āsanas eliminan los dolores que surgen en el cuerpo, perturbando la mente; también son necesarias para corregir la inestabilidad mental que provoca el desequilibrio físico. Cuando la mente es presa de vicios como la ira y la adicción, solo un cuerpo en forma puede ayudar a la mente a superar estos vicios. A la inversa, cuando el cuerpo funciona de forma óptima, la mente rara vez sucumbe a los excesos. Con la práctica regular de diversas āsanas, el cuerpo, la mente y la respiración comienzan a trabajar en tándem, cultivando una armonía del ser que es vital para las prácticas espirituales superiores.

El Señor Krishna dice en la Bhagavad Gītā:

samaṁ kāya-śiro-grīvaṁ dhārayann acalaṁ sthiraḥ I
samprekṣya nāsikāgraṁ svaṁ diśaś cānavalokayan II
[*Bhagavad Gītā*, 6.13]

[Manteniendo el centro de la cabeza y el perineo alineados verticalmente, sin mirar a otra parte, dirigir la mirada a la punta de la nariz y alcanzar un estado meditativo.]

Este verso subraya la importancia de la alineación física y la convergencia de la mente, el cuerpo y los sentidos en el proceso de volverse hacia el interior. Uno debe abordar una āsana con este fin.

Este capítulo presentará dos āsanas sentadas: Daṇḍāsana y Swastikāsana.

Daṇḍāsana

Daṇḍa significa «palo» o «porra». En esta āsana, el torso y las piernas se mantienen firmes y derechos como un palo. Daṇḍa es también una palabra que indica una postura de autoridad. Daṇḍāsana es la postura más fundamental y, en cierto modo, la más importante de las āsanas sentadas. Es para las āsanas sentadas lo que Tāḍāsana es para las de pie; es decir, establece los principios fundamentales de su categoría de āsanas.

Técnica

Siéntese sobre una esterilla doblada o una manta.

Estire ambas piernas hacia delante en línea recta. Mantenga los bordes de las piernas en contacto con los muslos, las rodillas, los tobillos y los dedos gordos de los pies tocándose. Separe los dedos de los pies y manténgalos apuntando hacia arriba hacia el techo. Al igual que en Samasthiti, mantenga las plantas de los pies completamente extendidas.

Estire los talones hacia delante (lejos del torso) y los metatarsos hacia atrás (hacia el torso). Lleve los bordes exteriores de los pies hacia atrás (hacia la parte exterior de los muslos) y estire los bordes interiores hacia delante. Empuje las rodillas hacia el suelo. Mantenga conscientemente toda la parte posterior de las piernas –isquiotibiales, parte posterior de las rodillas, pantorrillas, parte posterior de los tobillos y talones– en contacto con el suelo.

Coloque las dos palmas de las manos en el suelo junto a las caderas, con los dedos apuntando hacia delante. Presionando las palmas hacia abajo, enderece los codos.

Presione las rodillas y los huesos del fémur (muslo) con firmeza para apuntalar la pelvis y la región lumbar. Levante la parte superior

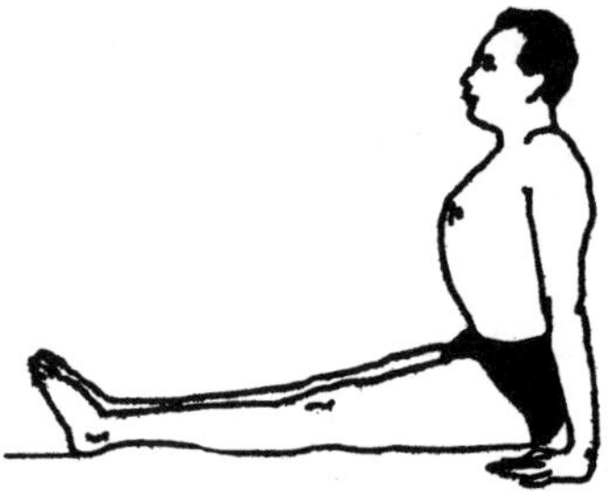

Fig. 1

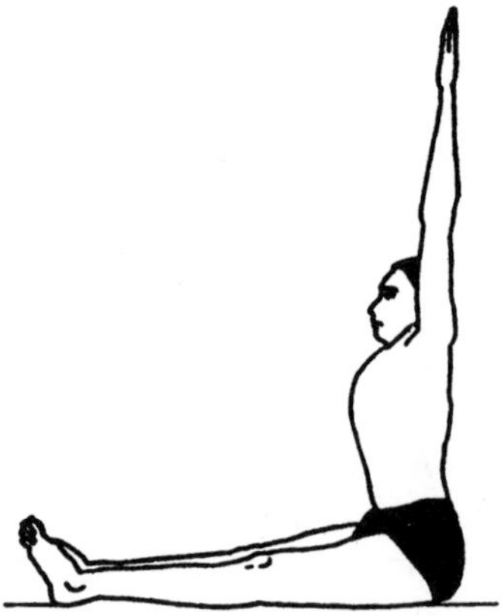

Fig. 2

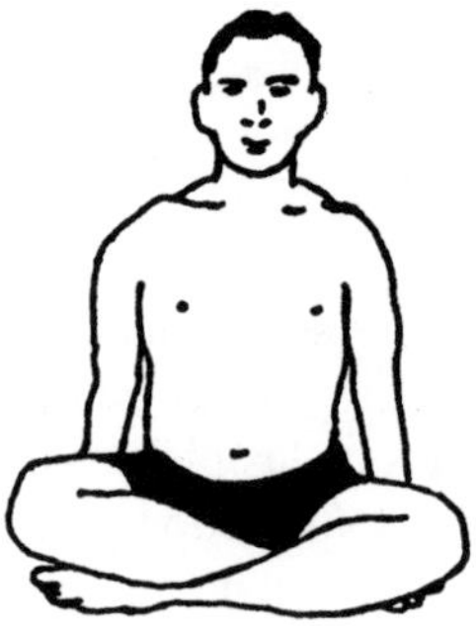

Fig. 3

del cuerpo desde las caderas hasta la cabeza, de manera que el tronco forme un ángulo recto agudo con las piernas. Mantenga la columna vertebral erguida. Enrolle los hombros hacia atrás y meta los omóplatos. Mantenga el pecho bien expandido.

Expanda las costillas flotantes desde el centro hacia los lados y eleve la caja torácica para ampliar la cavidad abdominal. Mantenga los órganos abdominales hacia dentro y levantados para evitar que se hinche el abdomen. No succionar la columna lumbar hacia dentro para facilitar esta acción abdominal. Mantenga conscientemente la región lumbar plana y en ángulo recto con el suelo (Fig. 1).

Mantenga el cuello recto y firme, y la cabeza en línea con el cuello. Mire al frente.

Mantenga esta āsana entre 30 segundos y un minuto, respirando normalmente.

Respire profundamente y levante ambos brazos hacia arriba, con las palmas de las manos hacia delante. No permita que el pecho y los brazos se hundan durante la siguiente espiración. Con las manos levantadas, eleve al máximo los costados del tronco y mantenga bien abierta la región de las axilas. Es necesario levantar los costados de esta manera antes de intentar estirar la columna vertebral. Si los lados del tronco se hunden, se soporta una carga excesiva sobre la médula espinal. Por tanto, es esencial aprender esta acción (Fig. 2) y emplearla conscientemente durante todas las āsanas de flexión hacia delante.

Bajar las manos y llevarlas a los lados, sin dejar que los costados se hundan. Siga cada acción lenta y meticulosamente. Si se precipita en esta āsana sin prestar la debida atención a los detalles, no obtendrá los beneficios previstos.

La acción de las piernas y el torso en esta āsana tonifica los músculos de los muslos y el abdomen y fortalece la cintura y la región lumbar. Mediante Daṇḍāsana, uno se acostumbra a sentarse erguido en todo momento.

Swastikāsana

Swastikāsana significa «sentarse con las piernas cruzadas». «Esvástica» es una palabra significativa y un símbolo de la intersección de la auspiciosidad y la divinidad. Se dice que la intersección de las dos piernas en esta āsana inspira pensamientos auspiciosos. El otro significado de la esvástica es estar firmemente arraigado en el propio ser. Para encender la energía autosostenida del chakra Svadhisthāna, Swastikāsana es el primer paso fácil.

Técnica

Siéntese sobre una manta doblada en Daṇḍāsana (Fig. 1).

Mantenga la pierna izquierda bien derecha y flexione la pierna derecha por la rodilla. Coloque el pie derecho bajo el muslo izquierdo. A continuación, doble la pierna izquierda a la altura de la rodilla y coloque el pie izquierdo bajo el muslo derecho, cruzando la espinilla derecha desde abajo. Mantenga el borde del pie derecho alineado con el borde exterior del muslo izquierdo. El punto de intersección de las dos espinillas debe estar alineado con el plano del cuerpo.

Presionando las palmas de las manos hacia abajo a los lados de las caderas, enderezar los codos y levantar la columna vertebral. Levantar el pecho. Ensanchar el esternón, la caja torácica y el diafragma. Haga girar la piel y la carne de las costillas frontales de modo que el lado derecho se desplace desde el centro hacia la derecha, y el lado izquierdo desde el centro hacia la izquierda. Esta acción converge en el centro de la espalda. Es como si la energía del tórax frontal saliera en espiral desde el centro en ambas direcciones, rodeando los costados del torso y retirándose hacia la columna vertebral.

Con los dos huesos de las nalgas y la raíz de los muslos firmemente en el suelo, meta el coxis hacia dentro.

Permanezca en esta postura de 30 segundos a un minuto (Fig. 3).

Enderece primero la pierna izquierda, luego la derecha y vuelva a Daṇḍāsana. A continuación, cambie el cruce de las piernas para que la pierna izquierda se doble primero, y la espinilla derecha se cruce con la izquierda desde abajo. Repita las instrucciones del paso 2 al 5.

Ambas āsanas sentadas dan lugar a un estado de equilibrio, con los lados derecho e izquierdo perfectamente equilibrados. Desde el plano medio del cuerpo, ambos lados se extienden por igual hacia fuera. La columna vertebral, que normalmente se mantiene erguida cuando estamos de pie, se hunde cuando nos sentamos. A menudo nos sentamos de forma asimétrica, con más peso en una nalga que en la otra. Esto hace que un lado se contraiga y el otro se expanda. Algunas personas se sientan habitualmente torcidas, con un lado del tronco hacia delante y el otro hacia atrás, o con un lado levantado y el otro hundido. Esto conduce a un flujo desigual de energía en los dos lados del cuerpo. Estas dos āsanas crean una percepción consciente del desequilibrio y ayudan a corregirlo.

Con percepción consciente y una práctica sostenida, nos acostumbramos a mantener la columna vertebral erguida en todo momento. Se empieza a notar que el cuerpo se viene abajo cuando el pecho se hunde. Cuando el tronco está erguido y el pecho ensanchado, se experimenta un estado de estabilidad y simetría. La cabeza también se siente más ligera y más liviana y se encuentra precisamente en el centro. En otras palabras, se experimenta que la alineación física conduce a la estabilidad y el equilibrio en el cerebro.

17. SWASTIKĀSANA CHAKRA (CICLO)

Las dos āsanas sentadas básicas, Daṇḍāsana y Swastikāsana, se introdujeron en el capítulo anterior. Consideremos ahora las variaciones que se pueden practicar dentro de Swastikāsana. Estas variaciones también se pueden realizar en otras āsanas sentadas como Daṇḍāsana, Vīrāsana, Padmāsana y Baddha Koṇāsana.

Aunque los dolores articulares y musculares pueden surgir de diversas dolencias no relacionadas, los síntomas suelen ser los mismos: articulaciones doloridas, hinchazón en las regiones articulares, músculos rígidos, dificultad de movimiento, etcétera. Algunos síntomas pueden ser agudos, mientras que otros pueden ser menores, pero crónicos.

En el caso de dolor intenso o de una dolencia inesperada, la secuencia de āsanas debe ser cuidadosamente concebida y ejecutada para la zona afectada. En el caso de dolencias menores o crónicas, hay que centrarse en Svādhiṣṭāna chakra, que suele producir alivio. Una de las principales ventajas de estas āsanas es que pueden realizarse casi en cualquier lugar, como cuando se está sentado en un colchón o incluso mientras se viaja.

Swastikāsana chakra se compone de tres variaciones, todas de ellas realizadas con la postura Swastikāsana de las piernas intacta:

Baddha Hastangulyāsana,
Parivṛtta Swastikāsana, y
Adho Mukha Swastikāsana.

En la primera variante, las manos se estiran hacia arriba con los dedos entrelazados (Baddhāṇgulya). En la segunda, la columna vertebral se tuerce y se extiende hacia un lado (Parivṛtta sthiti). En la tercera, la columna está doblada hacia delante con la cabeza hacia abajo (Adho Mukha).

Baddhahastangulyāsana

Técnica

Siéntese en Swastikāsana (Fig. 1).

Entrelace los dedos de ambas manos y gire las palmas hacia fuera. Estire los brazos por delante y, con una inspiración, levántelos sobre la cabeza. Mantenga la columna vertebral derecha y bien extendida mientras estira las manos directamente sobre la cabeza (Fig. 2).

Mantenga la āsana durante 20 o 30 segundos, respirando normalmente.

Luego espire y baje las manos, llevándolas de nuevo al frente. Suelte los dedos y cambie el entrelazamiento, es decir, cambie el orden de los dedos. Si en la primera ronda el dedo índice derecho estaba arriba y el meñique izquierdo abajo, ahora invierta el orden: el índice izquierdo estará arriba y el meñique derecho abajo. Con el entrelazamiento cambiado, una vez más gire las palmas de las manos hacia fuera y levante los brazos por encima de la cabeza.

Cambie el entrelazamiento de las piernas en Swastikāsana para que la pierna opuesta quede al frente y repita las instrucciones de los pasos 2 a 4.

Cambiar el entrelazamiento tanto de los dedos como de las piernas proporciona diversos estiramientos a los músculos y las articulaciones.

Tenga en cuenta los puntos siguientes:

Cuando haga esta āsana, presione los muslos hacia el suelo y estire el torso y los brazos desde la cintura hacia arriba. Si esta acción provoca alguna molestia en las regiones inferiores, eleve la altura de los glúteos sentándose sobre una manta doblada.

Atraiga los músculos de la columna vertebral y los omóplatos hacia dentro mientras la columna vertebral se eleva. Mantenga el pecho

Fig. 1

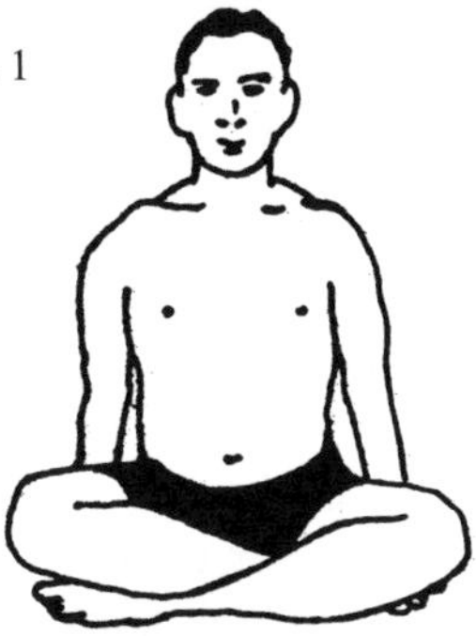

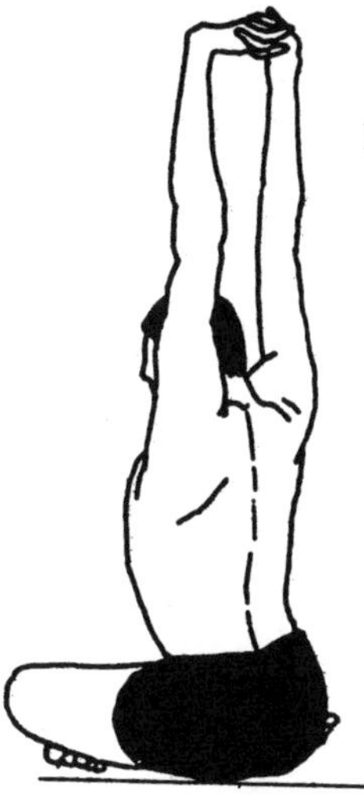

Fig. 2

Fig. 3

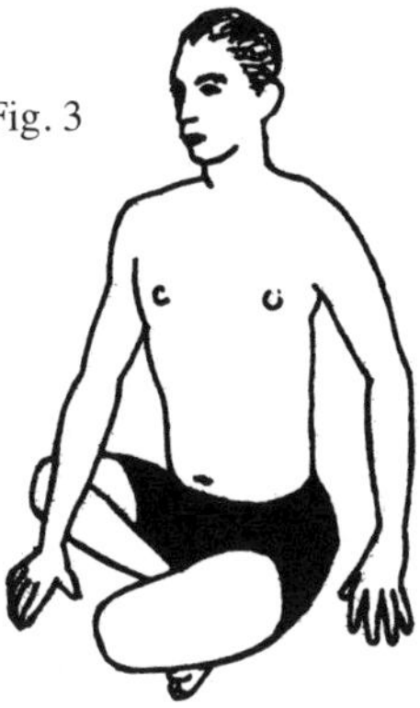

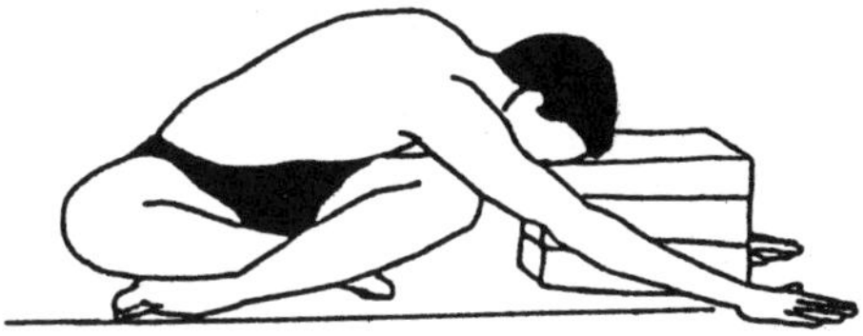

Fig. 4

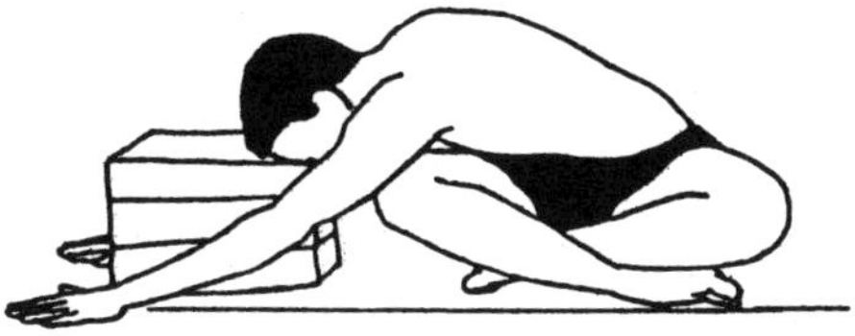

Fig. 5

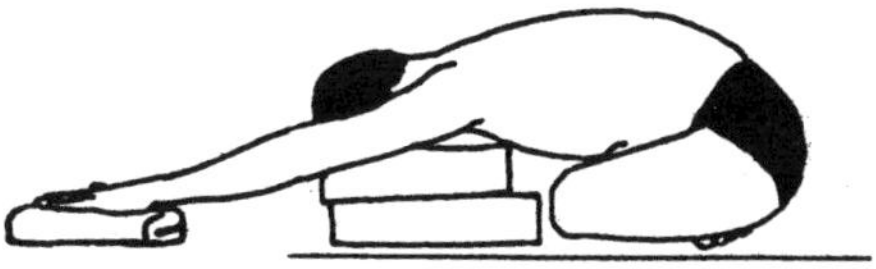

Fig. 6

levantado y bien expandido. Eleve el costado lateral junto con las costillas. Evite que la columna lumbar sea cóncava.

Mantenga los codos rectos y firmes. Gire las muñecas hacia el techo, prestando especial atención al lado del pulgar de la muñeca que tiende a caer. Mantenga conscientemente ambos bordes de las muñecas (es decir, el lado del meñique y el del pulgar) a la misma altura. Entrelace los dedos hasta la raíz y mantenga la misma compacidad en su unión en todo momento.

Cuando llegue el momento de bajar los brazos, no permita que se desplomen a peso. Al contrario, suéltelos con cuidado, manteniendo al mismo tiempo la elevación del tronco. La pesadez se alivia si levanta los brazos con una inspiración y los baja con una espiración. Sin embargo, durante la āsana mantenga un patrón de respiración normal.

Esta āsana libera los movimientos de los hombros, los codos, las muñecas y los dedos y, por tanto, es beneficiosa para quienes sufren rigidez o artrosis de estas articulaciones. Mejora la respiración de los asmáticos y alivia los síntomas premenstruales como la pesadez en los senos. También es beneficiosa durante el embarazo.

Parivṛtta Swastikāsana

Técnica

Siéntese en Swastikāsana sobre una manta doblada, con la pierna izquierda doblada por debajo de la derecha (Fig. 1).

Coloque una pila de mantas dobladas o bloques en línea, a la altura de la rodilla izquierda. Sitúe la mano izquierda en la parte exterior del muslo izquierdo y la mano derecha en la parte delantera, como se indica en la figura 3.

Con una espiración, gire el tronco hacia la izquierda y haga una pausa de unos segundos.

Con una espiración de nuevo, extienda el tronco hacia la izquierda y coloque la frente sobre las mantas dobladas (Fig. 4). Cuando la pierna izquierda está colocada abajo en Swastikāsana, es más fácil flexionar hacia la izquierda, y viceversa. Por eso se empieza a flexionar hacia la izquierda.

Coloque las palmas en el suelo y deslice las manos hacia delante.

En esta postura, el lado izquierdo de la espalda tiende a encogerse. Extiéndala alargando el costado y el brazo izquierdo hacia delante. Permanezca en la āsana de 30 segundos a un minuto, respirando normalmente.

Manteniendo la longitud de la columna y los costados, inspire y levante el tronco. Vuelva a la postura indicada en la figura 3 y luego, a Swastikāsana (Fig. 1).

Repetir la āsana en el lado derecho sin cambiar la postura de las piernas.

A continuación, cambie la postura de las piernas, colocando la pierna derecha flexionada debajo de la izquierda. Repita la flexión hacia delante como se ha enseñado anteriormente, esta vez girando primero hacia la derecha (Fig. 5) y luego hacia la izquierda.

Tenga en cuenta estos detalles:

Al girar hacia la izquierda en esta āsana, ponga la cabeza, el pecho y el ombligo en línea con el muslo izquierdo. Procure que el pecho se mantenga bien abierto. Coordine la acción de rotación con la acción de flexión del tronco hacia delante.

Mientras se dobla hacia la izquierda, notará que el lado derecho del tronco se levanta y se arrastra hacia atrás. Mientras se dobla hacia la derecha, el lado izquierdo se retiene. Para corregir este problema, ejecute conscientemente las siguientes acciones: a) estire el lado que se arrastra y gire ese costado hacia abajo, hacia las piernas, y b) mientras hace la āsana de la izquierda, gire los músculos abdominales completamente de la derecha a la izquierda, y viceversa en el lado derecho. Estas acciones pondrán la mediana vertical del tronco en línea con el muslo mientras se inclina hacia delante.

Gire siempre los músculos abdominales con una espiración. Cuando gire hacia un lado, notará que la cadera opuesta y el muslo opuestos, tienden a levantarse del suelo. Evite esto conscientemente presionando el muslo opuesto (es decir, el muslo derecho cuando se gira hacia la izquierda, y viceversa) con fuerza sobre el suelo mientras el tronco gira. Los músculos frontales del cuerpo y los de la espalda deben participar por igual en la extensión hacia delante.

Al inclinarse hacia la izquierda, el costado izquierdo se hunde y el lado izquierdo de la parte inferior de la espalda queda torcido, curvándose hacia la derecha. El mismo error se repite en el lado derecho al girar hacia la derecha. Corrija esto al doblar hacia la izquierda expandiendo las costillas flotantes izquierdas hacia el costado izquierdo, y viceversa en el lado derecho. Mantenga el cuello alargado y relajado.

Esta āsana ayuda a eliminar el dolor o la debilidad en la parte baja de la espalda y la cintura. También reduce las flatulencias, los trastornos digestivos, el estreñimiento y las dolencias del hígado y el páncreas.

Adho Mukha Swastikāsana

Técnica

Siéntese en Swastikāsana (Fig. 1).

Coloque mantas dobladas o un bloque delante de usted.

Inclínese hacia delante con una espiración, extendiendo los costados desde los ángulos más bajos de la cintura. Apoye la frente en las mantas dobladas. Extienda los brazos hacia el frente, pero no permita que los brazos se aflojen dejándolos caer al suelo. En su lugar, coloque las palmas de las manos sobre una superficie ligeramente elevada, como se muestra en la figura 6.

Permanezca entre 30 segundos y un minuto con una respiración normal. Intente aumentar esta duración con la práctica.

Al final de esta duración, siéntese con una inspiración. Cambie la postura de las piernas y repite la āsana.

Tenga en cuenta estos puntos:

Si es principiante o tiene la espalda rígida, la acción de inclinarse hacia delante puede hacer que la espalda se encorve. Para evitar encorvarse hacia delante, siéntese sobre una ligera altura (mantas dobladas o un bloque, por ejemplo), en lugar de en el suelo. No permita que los brazos estirados caigan. Si esto sucede, disponga el soporte de la frente de tal manera que los codos también puedan apoyarse en él. Por ejemplo, si utiliza mantas dobladas para la cabeza, dóblelas horizontalmente, de modo que el puntal sea lo suficientemente ancho como para apoyar los codos a ambos lados de la cabeza.

Si le duele la cabeza, ensanche los codos doblados hacia los lados y colóquelos suavemente en soportes elevados; esto hace que la cabeza se sienta más ligera. Evite contraer el abdomen mientras se inclina hacia delante. Primero levante las manos como en Ūrdhva Hastāsana y luego inclínese hacia delante, extendiendo el tronco hacia las puntas de los dedos. Levante las costillas inferiores lejos del abdomen. Extienda más de los costados para que el centro del tronco no sienta ninguna tensión. Mantenga el estiramiento igual en ambos lados. Una vez que el tronco se extienda hasta su límite permita que la región del pecho baje hacia las piernas. Compruebe que el pecho o la espalda no inhiban este movimiento. Alargue la parte inferior del abdomen hacia el pecho; sin embargo, nunca endurezca o contraiga la cavidad abdominal, ya que esto provocaría calambres.

Una vez en la postura final, mantenga la región abdominal blanda para facilitar una respiración fácil y normal. Deje que la cabeza y el cuerpo se relajen.

Esta āsana es eficaz para aliviar los dolores de cabeza, la fatiga, la insolación, los mareos y la hipertensión; también es beneficiosa para las mujeres durante el período menstrual. Si hay dolor de cabeza durante la menstruación, hay que sentarse con las piernas de Swastikāsana ligeramente entrelazadas e inclinarse hacia delante.

Todas las variaciones de Swastikāsana chakra son útiles para dar flexibilidad a los músculos del tronco y evitar los nudos. Los músculos tienden a caer a causa de períodos prolongados de estar sentados en la oficina, o se endurecen debido a un trabajo físico excesivo. Esto hace que se acumulen sustancias químicas en el cuerpo. Como resultado, la fortaleza del sistema inmunitario decae, el cuerpo es presa de los gérmenes que inducen la enfermedad, y los músculos y las articulaciones sufren de fatiga crónica y dolor. Esta secuencia de āsanas es una solución sencilla para la mayoría de estos dolores modernos.

Inicialmente, estas tres variaciones se practican como āsanas separadas, cambiando el entrelazado de piernas un total de 3 veces. Más tarde, sin embargo, se pueden practicar una tras otra como un solo ciclo: primero con la pierna izquierda más abajo, y luego con la derecha abajo. Este último sistema funciona igual de bien, especialmente cuando se dispone de poco tiempo para practicar. Sin embargo, el primer método pone de manifiesto los defectos del lado más rígido o afligido del cuerpo.

Esta secuencia de āsanas ha sido diseñada con detenimiento. El cuerpo se extiende primero verticalmente, lo que estira de manera uniforme los costados y minimiza la aparición de calambres al girar hacia los costados. La combinación de acciones de rotación y flexión lateral crea una mayor flexibilidad en el tronco. Alargando alternativamente cada lado del tronco asegura que la parte inferior de la espalda y el abdomen no se endurezcan cuando, al final, se doblen hacia delante en la última variación. En cada etapa del ciclo, se percibe una mayor libertad y movilidad en el cuerpo.

18. VĪRĀSANA PARA EL VIGOR Y LA VITALIDAD

El cuerpo humano se crea a partir de los mismos cinco elementos que constituyen el universo: tierra, agua, fuego, aire y éter. Debido a nuestra naturaleza elemental, los cambios en la atmósfera afectan siempre al cuerpo humano.

En la India predominan tres estaciones: verano, monzón e invierno, cada una con condiciones climáticas peculiares. El verano trae consigo calor y sequedad extremos, lo que hace que el aire o los gases (vāta) se acumulen en el cuerpo. Los meses del monzón traen incesantes lluvias y humedad que provocan la saturación de la bilis (pitta). En los meses fríos de invierno, predomina la flema (kapha). En el verano y el monzón, uno se siente a menudo cansado y perezoso, mientras que en invierno se experimenta una oleada de energía y ánimo. El clima en la India varía no solo con la estación, sino también con la hora del día. Todos estos cambios dejan una marca indeleble en el sistema humano.

El verano suele ser el período más duro. Durante estos calurosos meses de calor y cansancio, las masas de agua se secan; los vientos calientes soplan con fuerza. La temperatura ambiente se dispara, y con ella la temperatura corporal. Kapha disminuye y vāta tiende a aumentar en verano. Los niveles de energía se ven fácilmente afectados; incluso la actividad y el ejercicio moderados se vuelven agotadores. El consumo de alimentos calientes y picantes durante esta temporada provoca acidez, disfunciones urinarias o trastornos digestivos.

Los cambios en la atmósfera externa provocan continuas variaciones en los tres humores (doṣas) del cuerpo. Cuando uno de los doṣa está saturado, los otros dos se vuelven pasivos o agresivos. El cuerpo humano gira siempre en este carrusel de estaciones y humores. En verano, tratamos de aliviarnos del calor agobiante con medidas externas como la ingesta de líquidos fríos, usando el aire acondicionado o escapándonos a estaciones de montaña. La verdadera solución, sin embargo, está en realizar cambios cruciales en nuestra dieta y estilo de vida para controlar los tres doṣas.

El āyurvēda prescribe diferentes normas dietéticas según las estaciones. Asimismo, en los *Yogaśāstra* hay una plétora de prácticas de āsana y prāṇāyāma entre las que elegir según nuestras condiciones externas e internas. Se recomienda adaptar nuestra práctica diaria a los cambios estacionales.

La fuerza, el entusiasmo y el vigor que adquirimos durante el invierno deben conservarse para utilizarlos en verano. La práctica adecuada de āsanas nos ayuda a canalizar nuestra energía y evitar su disipación. Entre las āsanas recomendadas para este fin se encuentran Vīrāsana y Vīrāsana chakra. Vīrāsana chakra incluye Parvatāsana, Pārśva Vīrāsana y Adho Mukha Vīrāsana, todas las cuales se tratarán en este capítulo.

Vīrāsana es una de las āsanas más importantes de Upaviṣṭha sthiti (āsanas sentadas). Es una āsana que personifica a un valiente guerrero disfrutando de la gloria de una batalla victoriosa. Heroico e intrépido, este guerrero asume una actitud firme para frenar la excesiva energía desatada en la batalla. El guerrero está tranquilo y con la mente resuelta, pero puede reunir la voluntad de luchar en otra guerra en un momento dado.

La Vīrāsana clásica ayuda a conseguir la estabilidad. La primera variante, Parvatāsana, ayuda a desarrollar el valor y la voluntad de luchar en nuestras batallas diarias. Libera y fortalece el tronco y los brazos con su acción de elevación. En Pārśva Vīrāsana, la rotación lateral fortalece la columna vertebral y los órganos abdominales. La tercera variación, Adho Mukha Vīrāsana, disipa la fatiga y aporta paz y tranquilidad al cuerpo y la mente cansados.

Vīrāsana

Técnica

Arrodillarse sobre una manta en el suelo con las rodillas tocándose.

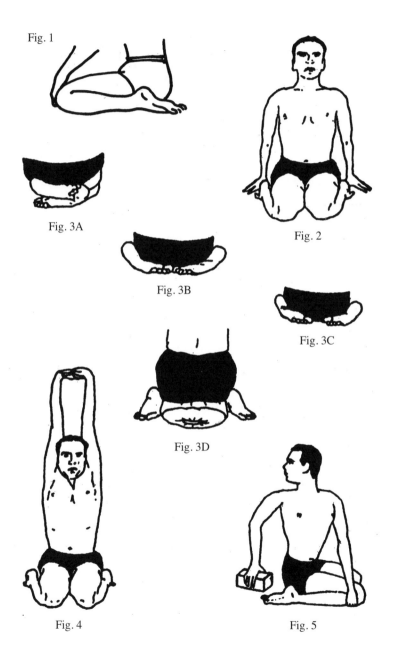

Fig. 1

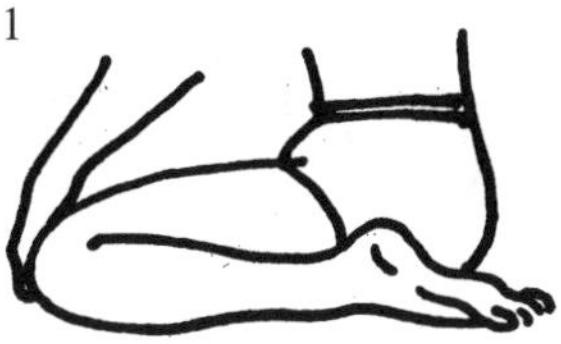

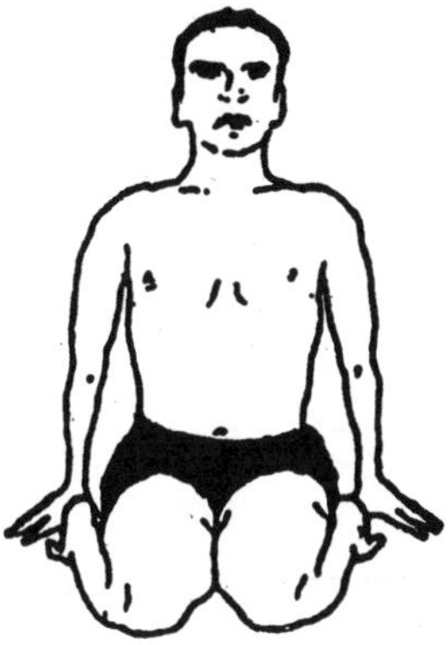

Fig. 2

Fig. 3A

Fig. 3B

Fig. 3C

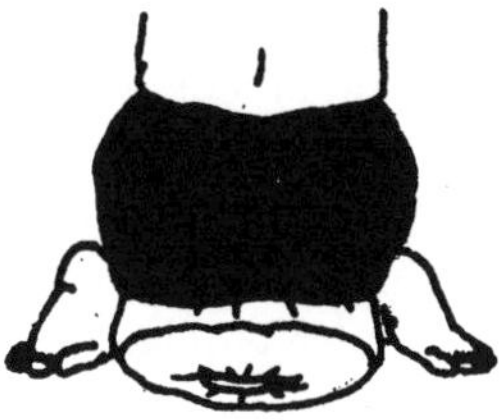

Fig. 3D

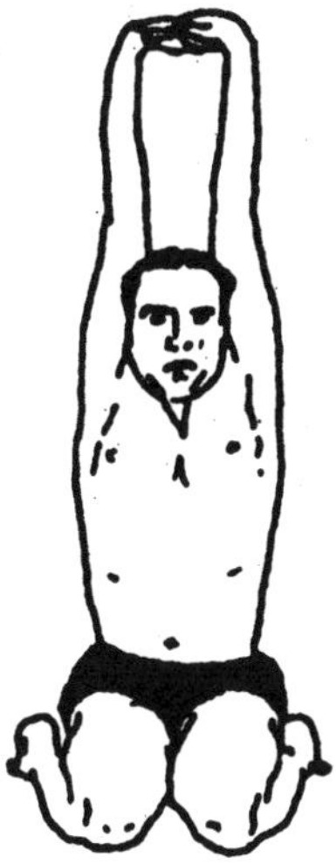

Fig. 4

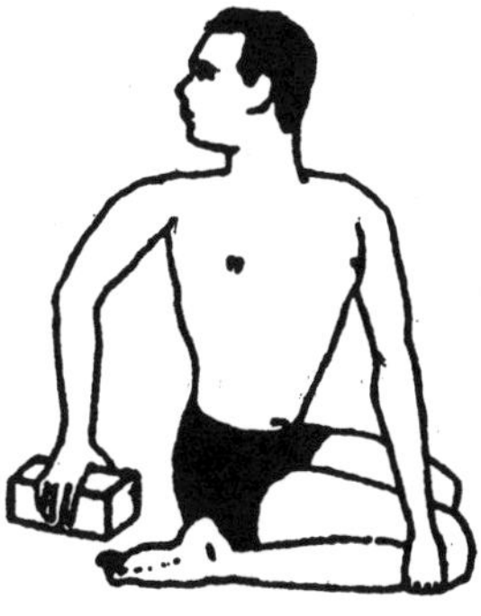

Fig. 5

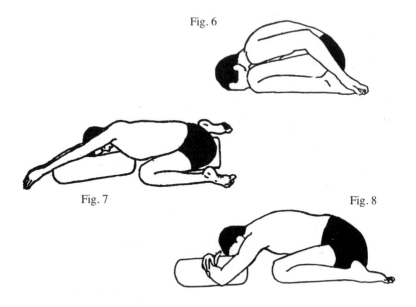

Fig. 6

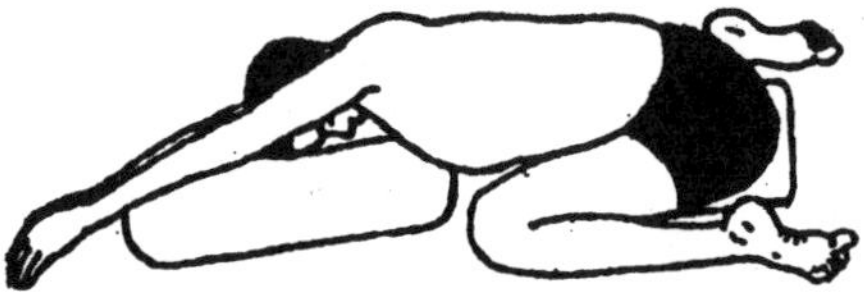

Fig. 7

Fig. 8

Extienda la parte inferior de las piernas y los pies hacia atrás, con las plantas de los pies mirando al techo.

Separe los pies de 30 a 45 centímetros. Baje suavemente las caderas y colóquelas en el suelo entre los pies. Al sentarse, gire la parte carnosa de las pantorrillas hacia fuera con las manos para dejar espacio a los muslos. Mantenga las rodillas juntas.

Mantenga los arcos de los pies y los bordes interiores de las pantorrillas en contacto con las caderas y la parte exterior de los muslos (Fig. 1).

Coloque las palmas de las manos en la postura Daṇḍāsana o en los muslos. Mantenga el torso erguido, el pecho expandido, el cuello erguido, la cabeza recta y los ojos mirando al frente (Fig. 2).

Permanezca en esta postura durante un minuto, respirando con normalidad. Aumente gradualmente la duración con la práctica.

Si las nalgas no tocan el suelo, pruebe las siguientes variaciones:

Coloque un pie sobre el otro y siéntese sobre los pies (Fig. 3A). Alterne con el pie opuesto encima.

A continuación, junte los dedos gordos de los pies y siéntese sobre la planta de los pies (Fig. 3B).

Aumente gradualmente la distancia entre los dedos de los pies (Fig. 3C).

Si le es imposible sentarse sobre los talones, siéntese sobre un cojín o una manta doblada colocada entre las piernas (Fig. 3D). Esto reduce la tensión en rodillas y tobillos. Reduzca gradualmente la altura de la manta doblada o del cojín.

Tenga en cuenta los siguientes puntos en la postura final:

Para enderezar el tronco, presione las palmas de las manos sobre las rodillas, presione los muslos y las ingles hacia el suelo y levante todo el tronco desde el bajo vientre.

Estire los pies y los dedos hacia atrás. Gire la parte carnosa de las pantorrillas de adentro hacia afuera con los dedos. Alargue las espinillas hacia los metatarsos extendidos. Mantenga los muslos relajados, compruebe que no se endurecen ni se hinchan.

Si la piel de la parte posterior de la rodilla se siente pellizcada, libérela con los dedos desde las esquinas interiores y exteriores de la articulación. Esto alivia el dolor de la rodilla. Eleve los costados junto con el pecho. Ruede los hombros hacia atrás. Lleve los omóplatos hacia dentro y haga la espalda superior cóncava. Mantenga la columna vertebral erguida.

Parvatāsana

Técnica

Siéntese en Vīrāsana (Fig. 2).

Entrelace los dedos de ambas manos. Inspire y estire los brazos rectos por encima de la cabeza. Gire las palmas hacia arriba para mirar al techo. Manteniendo los glúteos firmemente asentados, estire todo el tronco hacia arriba desde la cintura.

Respire con normalidad y mantenga la āsana durante 20 o 30 segundos (Fig. 4).

Al espirar, lleve las manos hacia abajo. Cambie el entrelazar los dedos y repita la āsana.

Tenga en cuenta estos detalles:

Mientras estira los brazos hacia arriba, no permita que los muslos y las rodillas se separen. Los muslos deben permanecer firmemente en el suelo mientras los brazos se estiran hacia arriba. Mantenga los omóplatos dentro y levante el esternón. Mantenga la amplitud del pecho incluso mientras los brazos se levantan. Si el pecho se estrecha con la acción de elevación, suelte los dedos entrelazados y mantenga las palmas separadas como en Ūrdhva Hastāsana. Ensanche conscientemente el pecho. Si siente una opresión en la garganta, deje caer la cabeza hacia abajo desde la nuca para suavizar la base de la garganta. Esta acción se recomienda para quienes tienen problemas de tiroides.

Pārśva vīrāsana

Técnica

Siéntese en Vīrāsana (Fig. 2).

Agarre la parte externa de la rodilla derecha con la mano izquierda. Coloque la mano derecha detrás del tronco sobre un ladrillo o una manta doblada.

Al espirar, gire el tronco junto con los músculos abdominales hacia el lado derecho. Gire también el cuello hacia la derecha y mire por encima del hombro derecho. Mantenga el pecho levantado.

Mantenga la āsana durante 20 o 30 segundos con una respiración normal (Fig. 5).

Al inspirar, suelte el tronco y vuelva a mirar hacia delante.

Repita en el lado izquierdo.

Tenga en cuenta estos detalles:

Al girar el tronco, no permita que se incline hacia delante o hacia el lado. Mantenga la columna vertebral en postura vertical incluso mientras gira. Utilice las manos para optimizar la acción de torsión. Utilice el agarre de la mano izquierda contra la rodilla derecha para levantar el torso, y la presión de la mano derecha detrás para maximizar la rotación.

Levante primero la columna vertebral y luego gire. Gire primero el pecho, luego los músculos abdominales y, por último, el cuello. La acción de torsión debe hacerse siempre con una espiración. Ponga el cuello en línea con los hombros. Al girar hacia la derecha, presione la espinilla izquierda hacia abajo, y viceversa. No permita que la rodilla y la espinilla se deslicen hacia delante cuando el tronco gire. Mantenga libre la región de las axilas para que la acción de las manos no las constriña.

Adho Mukha Vīrāsana

Técnica

Siéntese en Vīrāsana (Fig. 2). Coloque las palmas de las manos en las plantas de los pies.

Espire y flexiónese hacia delante, alargando el tronco mientras baja. Toque con la barbilla en el suelo por delante de las rodillas.

Alargue los lados del pecho y el abdomen y apóyelos en los muslos. Levante los codos (Fig. 6).

Permanezca en esta postura de 30 segundos a un minuto, respirando normalmente.

Inspire, levante el tronco con la columna cóncava y vuelva a Vīrāsana.

Si no puede lograr la āsana final debido a un exceso de peso o rigidez, pruebe la siguiente variación:

Siéntese en Vīrāsana (Fig. 2) y separe las rodillas. Gire los pies ligeramente hacia dentro, con los dedos gordos de los pies apuntando el uno hacia el otro.

Con una espiración, inclínese hacia delante desde la cintura, alargando el tronco a medida que avanza. Coloque la cabeza en el suelo entre las rodillas, o, si esto es demasiado difícil, colóquela en un soporte elevado como un cojín. Estire los brazos hacia delante con las palmas en el suelo (Fig. 7). Como alternativa, apoye los brazos, doblados sin apretar, en el cojín delante de la cabeza (Fig. 8).

Permanezca en este estado con una respiración normal durante un minuto. Aumente la duración gradualmente.

Levante el tronco con una inspiración y vuelva a Vīrāsana.

Ahora suelte las piernas y pase a Daṇḍāsana. Esto completa el ciclo de Vīrāsana.

Mientras se practica esta āsana, observe los siguientes puntos:

Estire los costados hacia delante. No contraiga el cuello. Intente mantener las caderas en el suelo. Si las caderas se levantan, alargue la cintura y baje hacia los pies, presionando las nalgas hacia abajo. Si las caderas siguen levantadas, coloque una manta doblada debajo de las nalgas. Mantenga el torso y la parte interna de los muslos en estrecho contacto. En la última āsana, deje que la columna estirada gravite hacia el suelo.

Efectos:

Vīrāsana alivia los calambres en las pantorrillas, los tobillos hinchados y el dolor en las piernas y las rodillas. Ayuda a corregir los pies planos y los arcos caídos. Alivia los talones dolorosos (espolones calcáreos), la inflamación de los vasos sanguíneos, la falta de riego sanguíneo en las piernas, los pies fríos y las piernas inquietas. Es una āsana excelente para quienes tienen que estar de pie durante mucho tiempo.

Parvatāsana crea libertad y flexibilidad en las articulaciones de los brazos y articulaciones de los dedos y endereza la espalda encorvada. Por tanto, es extremadamente beneficiosa para quienes trabajan con los dedos o trabajan encorvados, como los artistas y los escritores. También alivia el abdomen hinchado, el dolor de pecho debido a los gases y la falta de aire en los asmáticos.

Pārśva Vīrāsana reduce el dolor de espalda, de cuello y de estómago. Alivia el dolor artrítico.

Adho Mukha Vīrāsana mejora la digestión; alivia el dolor abdominal, los eructos y el estreñimiento. La versión simplificada de esta āsana, representada en la figura 8, es extremadamente beneficiosa para quienes sufren de asma, dolores de cabeza, pesadez en esta, fatiga excesiva, presión arterial alta, fiebre baja, diabetes *mellitus*, dolor corporal y trastornos vertebrales.

Permanecer en esta āsana durante mucho tiempo alivia la fatiga física y mental. Uno puede sentirse reacio a comenzar la práctica de la āsana cuando está agotado después de un día de duro trabajo. En esos momentos, empezar con Adho Mukha Vīrāsana es la mejor opción. Relaja el cuerpo, refresca la mente y establece el tono para la práctica posterior. Los practicantes superenergéticos también se benefician de comenzar su práctica con esta āsana, ya que ayuda a aquietar y enfocar la mente. Se recomienda para los estudiantes jóvenes porque reduce el estrés mental y mejora la concentración.

Los beneficios de Vīrāsana y Vīrāsana chakra tienen dos aspectos: disipan la pereza y aportan un vigor renovado a los cuerpos y mentes cansados, aumentando así la energía y la vitalidad. También aprovechan y ayudan a que circule mejor la energía sobrante, evitando el despilfarro.

19. JĀNU ŚĪRṢĀSANA. LA REINA DE LAS FLEXIONES HACIA DELANTE

La alimentación es de suma importancia en el ciclo energético del ser humano. Repara y repone las células del cuerpo que se deterioran constantemente. Una vez ingeridos y digeridos los alimentos, se convierten en los distintos nutrientes que el cuerpo necesita para funcionar de forma óptima. La comida es, por tanto, el principal resorte de la energía en cualquier organismo vivo. Afecta a muchos más aspectos de nuestra vida de lo que creemos. Nuestro aspecto externo, el tono de voz, el estado de ánimo, los impulsos creativos, el intelecto, la salud, el vigor, la fuerza y la satisfacción dependen de nuestra dieta diaria. Según el āyurvēda, los alimentos se dividen en tres categorías: sãttvika (tranquilizante), tãmasika (que induce al letargo) y rãjasika (que fomenta la agresividad). Por tanto, es especialmente importante para un sãdhaka, o buscador espiritual, vigilar sus hábitos alimenticios. Incluso la *Bhagvad Gîtã* subraya la importancia de una dieta y un ejercicio adecuados. El santo poeta Rãmadãsa Swãmi lo resume maravillosamente cuando dice: «La comida es Brahman encarnado/ Da vida a los vivos/ No se come solo para llenar el vientre/ Sino para alimentar el fuego divino interior».

Los componentes esenciales de los alimentos son las proteínas, los hidratos de carbono, las grasas, las vitaminas, los minerales y el contenido calórico. Hoy en día, gracias a la tecnología de la información, conocemos bien estos hechos. El grado de vigilancia que nos proporciona este conocimiento es una cuestión totalmente distinta. No hay nada que sustituya a una comida sencilla, sana y casera, con abundantes valores nutricionales. Ahora bien, los impedimentos son demasiados: un trabajo que implica viajes constantes, largas horas de trabajo y estudiar fuera de casa son algunas de las razones por las que uno se ve privado de la comida casera, y tiene que comer cualquier cosa que esté disponible. La comida basura que se puede encontrar en el exterior es un placer para las papilas gustativas, pero no proporciona ningún alimento ni bienestar. Estos alimentos, si se consumen durante mucho tiempo, crean deficiencias, afectan negativamente al sistema digestivo y provocan trastornos como la acidez y las úlceras pépticas. Por tanto, es esencial hacer elecciones fundamentadas y disciplinadas en cuanto a la alimentación.

El elemento fuego existe en el estómago como jatharãgni, en los ojos como darshanãgni y en el cerebro como jñãnãgni. El fuego es una forma de energía vital. Sin esta energía, el cerebro dejará de funcionar. La energía cósmica entra primero en un organismo a través de los alimentos, y es convertida en combustible por el jatharãgni, que controla el proceso digestivo. Este proceso, a su vez, determina la eficacia de darshanãgni (percepción sensorial) y de jñãnãgni (funcionamiento del cerebro).

La salud del estómago y del sistema digestivo depende de la salud del hígado. La eficiencia del cerebro, a su vez, depende de la eficacia de los procesos digestivos y respiratorios. El principal alimento del cerebro es la glucosa y el oxígeno, que obtiene a través del torrente sanguíneo. Por tanto, el sistema circulatorio también desempeña un papel importante en este proceso. Sin embargo, a nivel básico, la respiración y la circulación dependen del funcionamiento óptimo del sistema digestivo. Si este sistema clave falla, afecta a la eficacia de todos los demás sistemas del cuerpo. Cuando los órganos digestivos se vuelven perezosos, el cerebro también se vuelve indolente. Así pues, tanto, no es exagerado afirmar que la salud del cerebro depende de la salud del estómago.

En otras palabras, no basta con vigilar el valor calórico y nutricional de los alimentos que ingerimos. Es igualmente importante vigilar que estos nutrientes sean correctamente digeridos y asimilados en el torrente sanguíneo. Por tanto, es necesario mantener el hígado y todos los órganos abdominales en un estado óptimo de salud. Consideremos Jānu Śīrṣāsana, una de las importantes āsanas que cuidan la salud del sistema digestivo.

Jānu Śīrṣāsana

Jānu significa «rodilla». Shîrsha es «cabeza». En esta āsana sentada, una pierna está estirada, la otra está doblada por la rodilla, y la cabeza se coloca sobre la rodilla de la pierna estirada. De ahí el nombre de Jānu Śīrṣāsana.

Las articulaciones de las rodillas soportan la mayor parte de nuestro peso corporal. Desempeñan un papel fundamental en la mayoría de nuestros movimientos corporales, como sentarse, estar de pie, caminar y correr. La velocidad y eficacia de estos movimientos dependen en gran medida de la forma física de las rodillas. Como las rodillas se utilizan mucho, tienden a desgastarse y envejecer relativamente pronto. Al igual que una máquina necesita un engrase regular para su mantenimiento, las rodillas necesitan una lubricación constante para mantenerse sanas. Jānu Śīrṣāsana lubrica de forma natural la rodilla de la pierna doblada, protegiendo y preservando así los ligamentos que sostienen la articulación.

Esta postura recuerda a las mujeres que molían el grano en el molino tradicional de antaño. Este antiguo aparato era una rueda colocada sobre una superficie lisa, con una barra vertical incorporada en ella. Las mujeres se sentaban frente a ella con una pierna doblada y la otra estirada, agarraban la varilla con una mano y giraban la rueda, moliendo los granos de comida hasta convertirlos en harina fina. Cuando el cuerpo se acomodaba a un ritmo natural con el giro de la rueda, la postura de las piernas se alternaba de vez en cuando para evitar una tensión excesiva en un lado.

Antiguamente, esto era todo en un día de trabajo. Hoy en día practicamos Jānu Śīrṣāsana para emular esas acciones y encontrar nuestro ritmo interior.

Técnica

Siéntese en Dandāsana (Fig. 1).

Doble la pierna derecha por la rodilla. Coloque el talón derecho contra la ingle derecha, y la planta tocando la parte interna del muslo izquierdo. Empuje la rodilla derecha lo más atrás posible, formando un ángulo obtuso entre las dos piernas (Fig. 2).

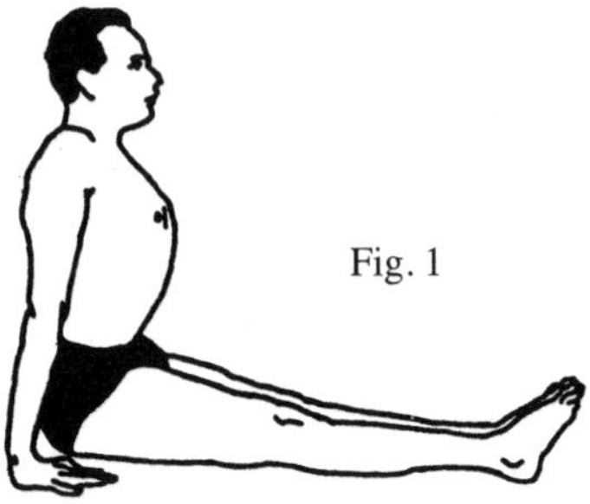

Fig. 1

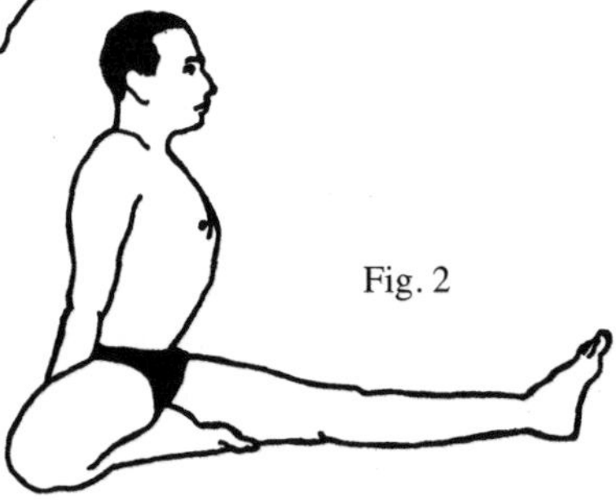

Fig. 2

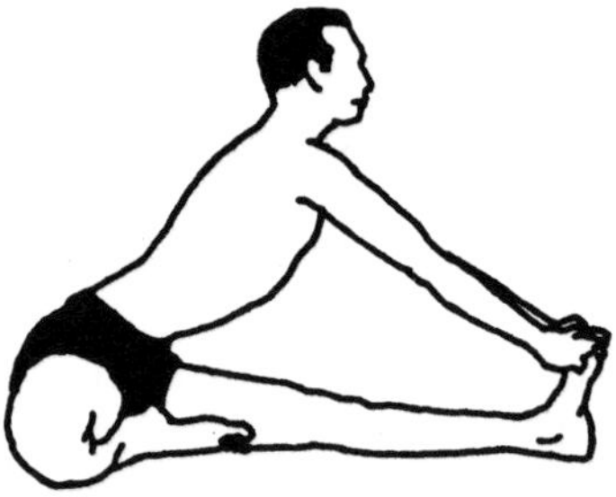

Fig. 3

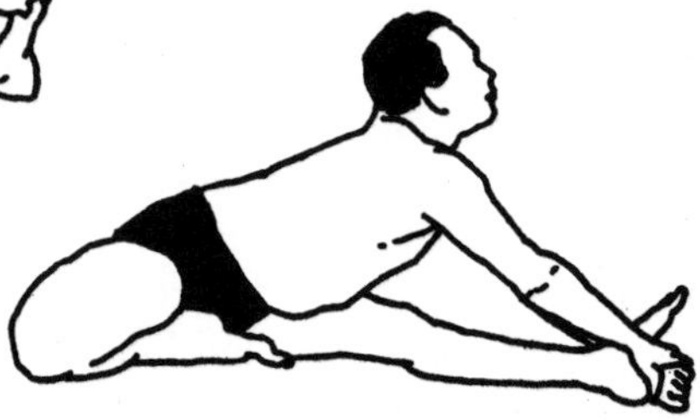

Fig. 4

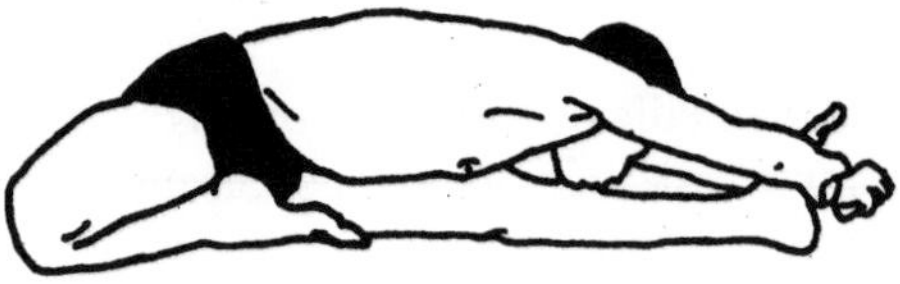

Fig. 5

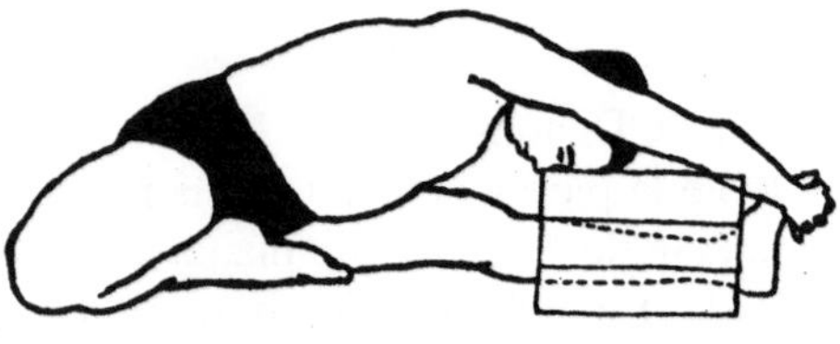

Fig. 6

Inclínese hacia delante y agarre el dedo gordo del pie izquierdo con ambas manos. Respire normalmente (Fig. 3). Aquellos que puedan extender las manos más allá de la pierna izquierda deben sujetar los bordes del pie izquierdo o, si es posible, agarrar la muñeca izquierda con la mano derecha más allá del pie.

Manteniendo la pierna izquierda derecha y la rodilla firme, inspire y levante todo el tronco desde la parte superior del abdomen hasta el pecho, y el pecho hasta la cabeza. Debe haber un ángulo de 45° entre la pierna extendida y la columna vertebral. Mantenga la rodilla derecha apoyada en el suelo. Mantenga esta postura intermedia de 15 a 20 segundos.

Espire y estire el tronco hacia delante. Doble los codos y deje caer la cabeza hacia abajo, colocando la frente sobre la rodilla izquierda. A medida que el cuerpo se vuelve más flexible con la práctica, podrá tocar la nariz y finalmente la barbilla con la rodilla (Fig. 5). Permanezca en esta postura de 30 segundos a un minuto con una respiración normal.

Inspire, levante la cabeza y el tronco y siéntese. Estire la pierna derecha y vuelva a Dandāsana.

Ahora doble la rodilla izquierda y repita en el lado opuesto.

Hay que tener en cuenta

Cuando doblamos la pierna en esta postura, el pliegue de la parte posterior de la rodilla y las partes carnosas de la pantorrilla y el muslo se comprimen. Esto ejerce presión sobre la rótula, lo que puede causar o agravar el dolor de rodilla. Para evitarlo, primero hay que separar la carne del muslo de la carne de la pantorrilla con los dedos, para liberar la articulación de la rodilla. A continuación, enrolle las partes carnosas del muslo y la pantorrilla de adentro hacia afuera, es decir, alejándolas la una de la otra (consulte la ilustración). Si las personas mayores con dolor de rodilla son capaces de aprender esta acción en posturas sentadas, les ayudará significativamente a reducir el dolor de rodilla.

Estire la rodilla de la pierna doblada lejos de la ingle, de modo que la ingle quede libre. Apoye la pierna doblada en el suelo para conseguir estabilidad en la postura.

Mantenga la pierna extendida recta, con la rótula y los dedos de los pies apuntando directamente hacia el techo, y la parte posterior de la pierna firmemente en contacto con el suelo.

Si las manos no alcanzan el pie, al principio intente vencer la resistencia que opone la espalda mientras se dobla hacia delante. Extienda el tronco desde los lados de la cintura y las axilas y extienda las manos para sujetar primero las espinillas, luego los tobillos, los dedos gordos, los lados de los pies y los talones, en ese orden. A medida que la espalda se flexibiliza con la práctica, puede llegar a entrelazar los dedos o sujetar la muñeca más allá de los pies.

Cuando la pierna izquierda esté derecha, agarre la muñeca de la mano derecha, y cuando la pierna derecha esté estirada, agarre la muñeca de la mano izquierda. Esto proporciona un estiramiento más intenso al lado opuesto (es decir, la pierna doblada) del cuerpo. En realidad, es más fácil agarrar la muñeca del lado de la pierna recta; de hecho, esto es lo que uno tiende a hacer inconscientemente. La mente siempre toma el camino de menor resistencia. Sin embargo al elegir conscientemente el camino más difícil, no solo estamos tratando de superar nuestras limitaciones físicas, sino que también estamos desafiando a nuestras mentes complacientes a liberarse de los hábitos indolentes.

En la postura intermedia (Fig. 3), hay que girar el hígado y el estómago hacia el lado de la pierna recta. Cuando la pierna izquierda está recta, girar el hígado a la izquierda hacia el estómago, y cuando la pierna derecha esté recta, girar el estómago hacia la derecha, hacia el hígado. Imagine que el hígado y el abdomen son los dos ojos del sistema digestivo, y manténgalos mirando al frente durante todo el proceso de flexión hacia delante.

Si se encorva desde la mitad del torso, puede tener calambres en el abdomen. Por tanto, primero alargue los costados y luego deje que la parte media del torso se levante y se extienda hacia delante junto con ellos. Relaje la cavidad abdominal del lado de la pierna doblada y deje que descienda hacia el suelo.

Al inclinarse hacia delante sobre la pierna izquierda, haga cóncava la región renal (lumbar) derecha, y viceversa. Existe una gran camaradería entre el hígado, los riñones y el corazón. Cuando uno se cansa, los otros toman el relevo. Nuestra salud física depende en gran medida de la eficacia de estos órganos.

Cuando la cabeza baja, los brazos doblados tienden a bajar. No ceda a la tentación; mantenga los codos bien levantados. Levante las costillas flotantes y mueva los lados del pecho hacia las axilas. Coloque la frente, la nariz, los labios y la barbilla, en ese orden, primero sobre la rodilla y finalmente sobre la espinilla. Para ello, estire todo el cuerpo lateral, es decir, las costillas laterales, los costados, las axilas, los codos y las manos, bien hacia delante. Amplíe y eleve la región del diafragma hacia el pecho; esto facilitará la respiración. Si el diafragma y el ombligo están duros, provocan calambres en el abdomen.

No encorve la espalda (no la haga convexa) al intentar tocar la frente con la rodilla. Apoye el esternón y la parte central del abdomen firmemente sobre el muslo izquierdo, como si la mediana del tronco estuviera diseñada para cerrarse firmemente sobre la mediana de la pierna. En las flexiones hacia delante, somos conscientes del pecho frontal, pero la espalda del cuerpo retrocede al subconsciente. Por tanto, conscientemente extienda las costillas traseras hacia delante, y luego déjelas descender con suavidad y que se asienten sobre la pierna recta. Esto hace que el cuerpo subliminal llegue al vórtice de la consciencia y calma el cerebro. Al mismo tiempo deje que los órganos abdominales se deslicen hacia delante sobre la pierna recta como las ruedas de un carruaje sobre los raíles.

Esta āsana es asimétrica, con la pierna doblada manteniéndose hacia atrás y la columna vertebral moviéndose hacia delante. Hay que conseguir la simetría modulando conscientemente los músculos de la columna y los órganos viscerales. En cierto modo, la pierna doblada ofrece protección mientras nos inclinamos hacia delante, actuando como un regulador de velocidad. También nos obliga a llevar el pensamiento consciente a una acción que, de otro modo, ocurriría mecánicamente.

Si no puede colocar la frente sobre la rodilla en esta āsana, coloque un cojín o una pila de mantas dobladas encima de la pierna recta y apoye la frente sobre ella (Fig. 6). Esto permite mantener la postura durante más tiempo sin que se produzca un esfuerzo excesivo. Cuando la frente descansa, el cerebro frontal se relaja y la mente se tranquiliza. Uno se siente revitalizado. Ello supone un alivio para quienes sufren de fatiga excesiva, o para las mujeres que padecen presión arterial alta, dolores de cabeza o náuseas durante el período menstrual.

Los efectos de esta āsana son evidentes en el hígado, el bazo, el páncreas y los riñones. La práctica regular mejora la digestión y tonifica los órganos abdominales. Cura la fiebre baja crónica. En el caso de calambres en la región lumbar, hacer esta āsana con la pierna lateral doblada aliviará instantáneamente el dolor. Los que sufren de presión arterial alta, dolores de cabeza y migraña obtienen alivio a largo plazo. La mente se calma. La práctica a largo plazo cura la apatía y el abatimiento e infunde la mente con positividad. Esta āsana es muy eficaz para el funcionamiento del hígado después de la ictericia, y también alivia los dolores menstruales.

Jānu Śīrṣāsana ocupa un lugar de honor entre las flexiones hacia delante. Calma el cuerpo y la mente, nutre el sistema digestivo y enciende el fuego abdominal. Es la más importante entre todas las āsanas que curan, fortalecen y protegen al mismo tiempo.

20. PAŚCHIMŌTTĀNĀSANA

La región frontal o anterior de nuestro cuerpo se denomina Este (pūrva), la espalda o parte posterior del cuerpo es el Oeste (paśchima), la región caudal (pies) es el Sur (dakṣiṇa), y la región craneal (cabeza), el Norte (uttara). En la āsana actual, la parte occidental o la parte posterior del cuerpo se estira intensamente. La āsana se llama, por tanto, Paśchimōttānāsana.

Técnica fácil

Siéntese sobre una manta en Daṇḍāsana (Fig. 1).

Con una espiración, estire el tronco y los brazos hacia delante y hacia los pies.

Una los dedos índice y corazón, engánchelos alrededor de los dedos gordos de ambos pies.

Sujete los dedos gordos de los pies con firmeza, inspire y eleve la columna vertebral hasta su altura máxima, haciéndola cóncava. Mantenga la cabeza derecha y mire al frente (Fig. 2).

No permita que la espalda se encorve en esta postura. En las fases iniciales, los hombros tienden a levantarse junto con la columna vertebral, lo que hace que la parte superior de la espalda forme una joroba. Para evitarlo, mantenga conscientemente los hombros abajo, ensanche el pecho y retraiga los músculos de la columna vertebral. Permanezca en esta postura con una respiración normal durante 20 o 30 segundos.

Con una espiración, flexione los codos, estire los costados hacia los pies, extienda el tronco hacia delante y apoye la cabeza en las rodillas. Apoye los codos en el suelo (Fig. 3).

Permanezca en esta postura de 30 segundos a un minuto. Aumente gradualmente la duración hasta 3 o 5 minutos respirando normalmente.

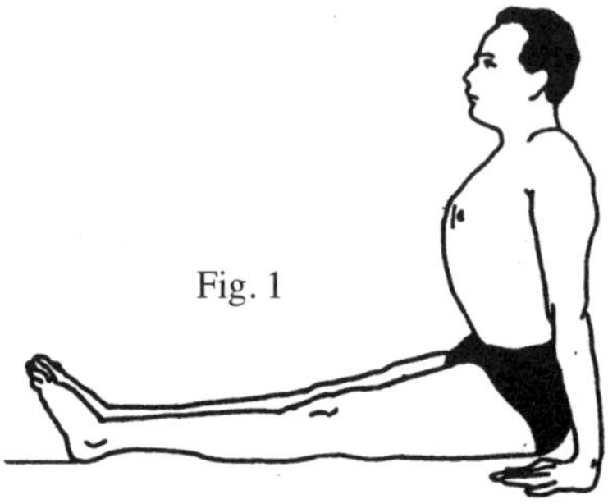
Fig. 1

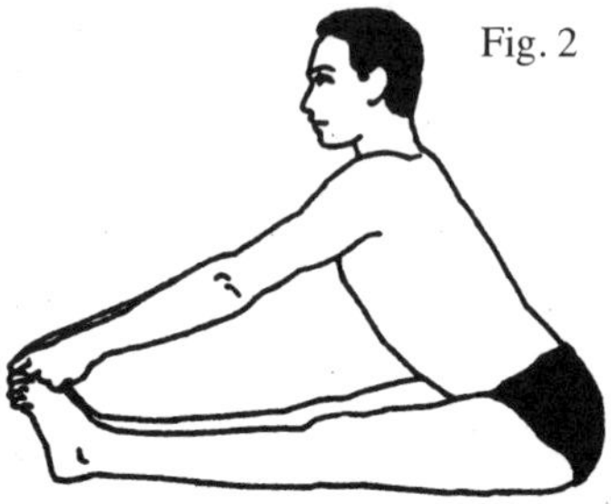
Fig. 2

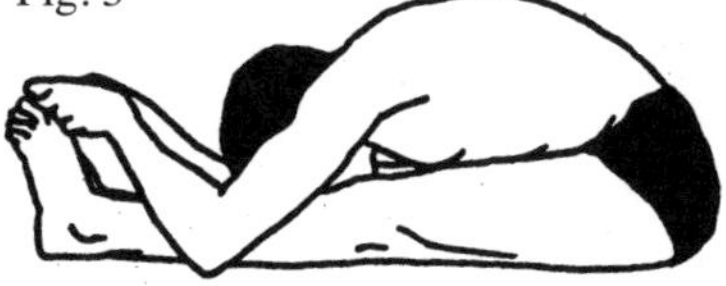
Fig. 3

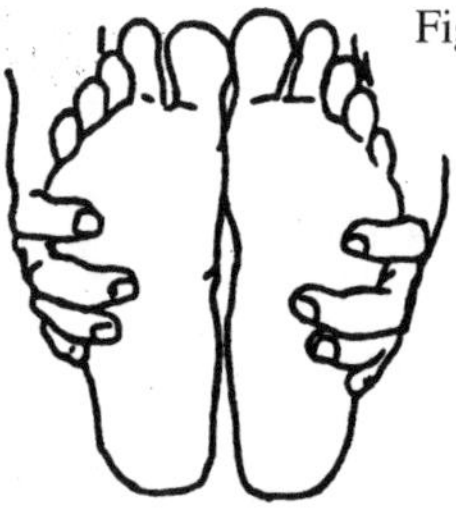
Fig. 4

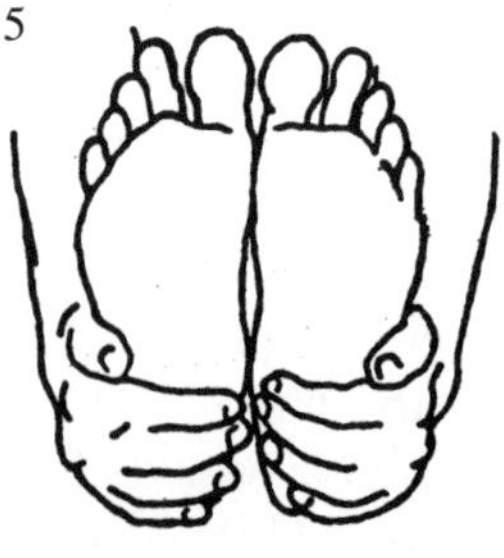
Fig. 5

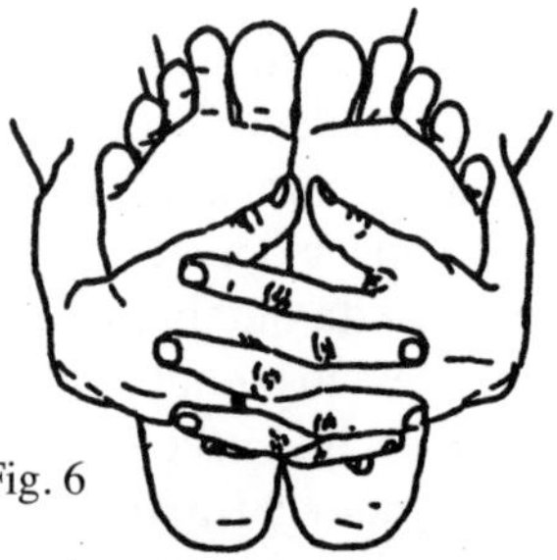
Fig. 6

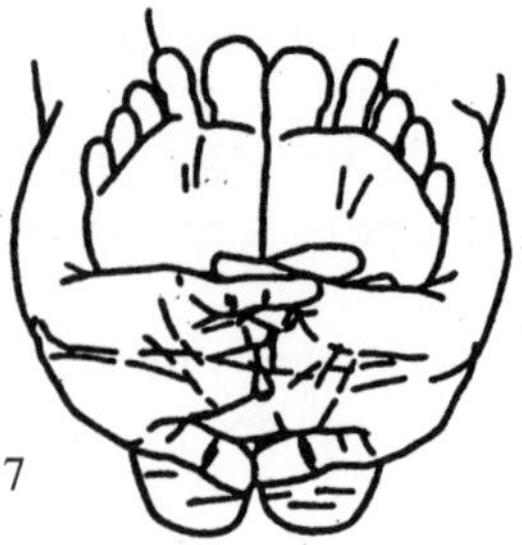
Fig. 7

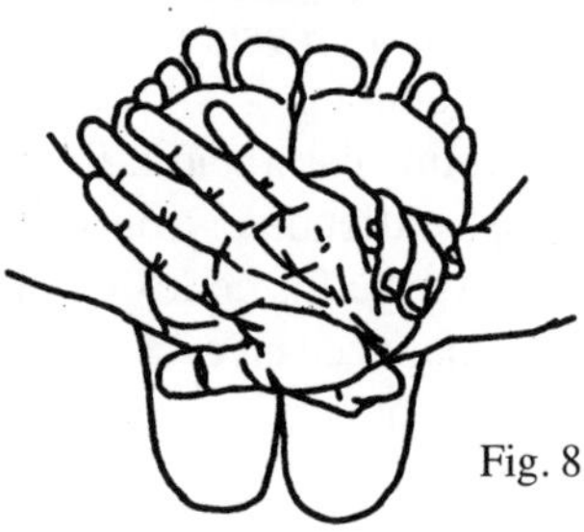
Fig. 8

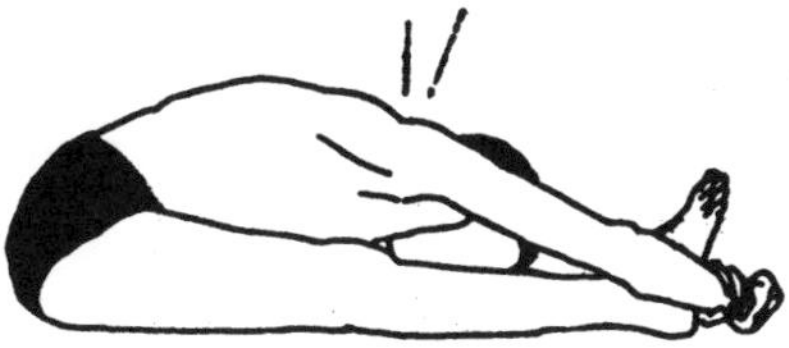

Fig. 9

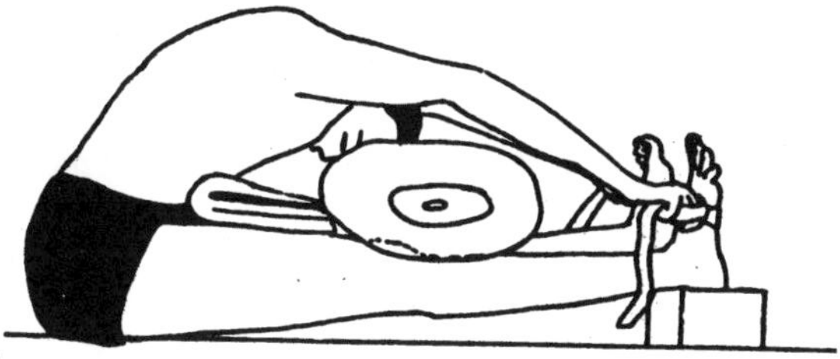

Fig. 10

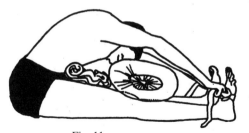

Fig. 11

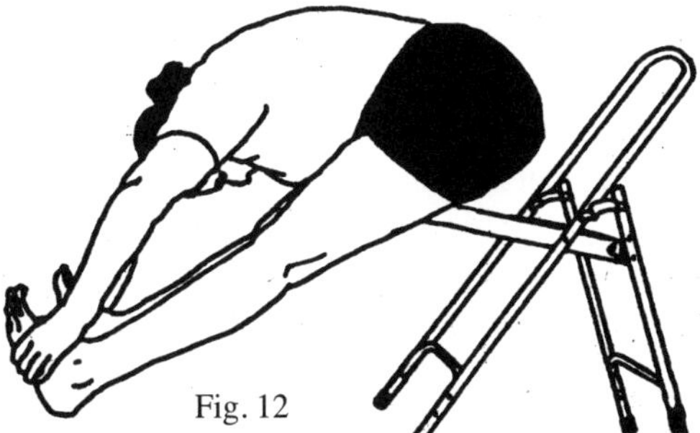

Fig. 12

Levante la cabeza con una inspiración y vuelva a la postura de la figura 2.

Inspirar y volver a Daṇḍāsana.

Técnica avanzada

La āsana avanza por etapas. Intente cada paso progresivo a medida que el cuerpo se vuelva cada vez más flexible.

Siéntese en Daṇḍāsana (Fig. 1).

Con una espiración, estire los brazos hacia delante, alargue los costados desde las axilas e intente los siguientes pasos por etapas:

Sujete los lados de los pies con las manos (Fig. 4).

Proceda a sujetar los talones (Fig. 5).

A continuación, entrelace los dedos alrededor de las plantas de los pies (Fig. 6).

Proceda a girar las palmas, las muñecas y los dedos entrelazados hacia el exterior (Fig. 7).

Por último, intente agarrar la muñeca izquierda con la mano derecha y la muñeca derecha con la mano izquierda, alternativamente (Fig. 8).

Con una inspiración, levante el tronco y haga cóncava la columna vertebral. Mantenga la cabeza levantada y mire al frente.

Cuando las manos estén estiradas más allá de los pies, asegúrese de que las rodillas no estén constreñidas o dobladas. Alargue y estire la parte posterior de los muslos. Los bordes interiores de los tobillos y los talones suelen contraerse en el intento de alcanzar los pies. Esto provoca dolor en la región lumbar; por tanto, extienda la parte interna de los tobillos y los talones hacia delante.

Amplíe las plantas de los pies desde los arcos hacia los bordes exteriores de los pies. Lleve los bordes exteriores de los pies hacia atrás y manténgalos firmes. Alargue los bordes interiores de los pies desde los talones hacia arriba hasta los dedos gordos. Mantenga el centro del talón y el dedo medio del pie en una línea vertical. No permita que los dedos pequeños del pie se contraigan.

Con una espiración, alargue el tronco hacia delante. No hunda el pecho ni aspire el abdomen (Fig. 9).

Permanezca en esta postura con una respiración normal durante

30 segundos a un minuto. Aumente gradualmente la duración hasta cinco minutos.

Inspire. Levante el tronco con la columna cóncava.

Vuelva a Daṇḍāsana.

Tenga en cuenta estos detalles:

Postura de Daṇḍāsana:

1. Mientras esté sentado con las piernas extendidas, no se siente torcido. Si en Daṇḍāsana las piernas se estiran hacia un lado, el cuerpo se extiende de forma desigual a cada lado, provocando dolor en la parte baja de la espalda.
2. Mantenga la parte interna de los tobillos en estrecho contacto. Alargue la parte interna del pie desde la parte interna del talón hasta el dedo gordo. No permita que los muslos caigan sueltos hacia fuera. Gírelos hacia dentro con un agarre firme de los cuádriceps (músculos frontales del muslo).
3. Aleje la parte carnosa de las nalgas de la boca anal. Para ello, coloque la mano derecha debajo de la nalga derecha y tire de la parte carnosa, junto con la parte posterior del muslo derecho hacia el borde exterior. Repita el mismo proceso en el lado izquierdo.
   En otras palabras, la parte de las nalgas y los muslos sobre los que nos sentamos debe ensancharse hacia fuera y no contraerse. Constreñir la base puede provocar dolores de espalda y de piernas.
   Postura cóncava de la espalda:
   Presionar los bordes exteriores de los muslos sobre el suelo y levantar los costados.
   Clave los muslos, especialmente los isquiotibiales, en el suelo de tal manera que hagan palanca con la columna vertebral hacia arriba. No permita que las piernas se hundan ni que la zona lumbar se desplome.
   Ensanche el pecho y levante la parte inferior de la región mamaria. No permita que los brazos se hundan. Mantenga los tríceps firmes y lleve los omóplatos hacia la columna vertebral.
   Ensanche las clavículas y eleve la caja torácica.

A la mayoría de las personas les resulta difícil alcanzar la postura cóncava de la columna vertebral en un primer intento. En ese caso, vuelva a Daṇḍāsana y trate de perfeccionar la postura cóncava mientras está sentado erguido, antes de inclinarse hacia delante.

Postura final:

En las etapas iniciales, las personas a veces clavan los codos en el suelo para impulsar el tronco hacia delante. Sin embargo, esto no es una acción deseable ya que en última instancia limita el movimiento del tronco. En su lugar levante y extienda los codos para permitir el movimiento libre del tronco y ampliar el pecho.

Colocando la cabeza sobre las rodillas, estire gradualmente el tronco cada vez más y toque primero la frente, luego la nariz y, finalmente, la barbilla con las rodillas.

No hay que aspirar ni endurecer el abdomen mientras se extiende la columna vertebral, ya que esto puede provocar trastornos menstruales en las mujeres.

Es importante hacer la acción de inclinarse hacia delante al espirar y bajar la cabeza hasta las rodillas al inspirar. No hacerlo puede provocar dolores agudos en el pecho o en el abdomen, o calambres repentinos en la espalda cuando se libera la postura.

Aunque la parte posterior de las rodillas y los isquiotibiales pueden doler cuando se estiran, no hay que doblar las rodillas para reducir el dolor. Doblar las rodillas supone una tensión indebida sobre la columna lumbar y el nervio ciático. Si las rodillas no se enderezan fácilmente, coloque un ladrillo debajo de los talones para estirar los isquiotibiales (Fig. 10).

La acción de inclinarse hacia delante tiene dos aspectos: alargar el tronco y estirarlo hacia delante a lo largo de las piernas. Intente mantener ambos movimientos en sincronía. Estire toda la longitud de la columna vertebral desde el coxis hasta el cuello. Al igual que la parte posterior del cuerpo (paśchima) se ensancha y alarga, ensanche y alargue la parte frontal (pūrva) del tronco.

Ensanche las costillas flotantes y adelante las demás costillas. No presione las costillas inferiores hacia el pecho.

No retraiga las piernas mientras estira las manos hacia los pies. Mantenga la parte posterior de la cabeza ligera.

A medida que uno comienza a mantener esta āsana durante más tiempo, se aprecia el cambio que se produce en el patrón respiratorio. Si el tronco se pliega cómodamente sobre las piernas, la tensión en el diafragma se reduce y la espiración se alarga. La pausa natural al final de la espiración se siente tranquila y fresca y, después de unos momentos, la inspiración se reanuda. El lento movimiento de balanceo de la respiración proporciona una sensación placentera.

Es necesario modificar el método de realización de esta āsana en función de la rigidez del cuerpo o de la presencia de dolencias.

Las mujeres suelen carecer de fuerza en la cintura debido al ajetreo de la vida cotidiana o el parto. Los hombres a menudo tienen cuerpos rígidos, por lo que les resulta imposible doblarse con sus músculos y articulaciones rígidas. En ambos casos, el practicante se beneficia de practicar la āsana con los pies a una distancia de 30-45 centímetros.

Si las manos no llegan a los pies, coloque una toalla o una cuerda alrededor de los pies y sujete los extremos con las manos. Si no es posible colocar la cabeza sobre las piernas, coloque un cojín o una manta doblada sobre las espinillas y apoye la cabeza sobre la manta o el cojín. Quienes padecen migrañas, dolores de cabeza o hipertensión arterial están más cómodos cuando la cabeza se coloca en alto, como sobre una almohada, ya que calma y relaja la frente. En estos casos, también se apoyan los brazos en el cojín.

Si es imposible inclinarse hacia delante debido a la grasa abdominal, coloque una manta doblada debajo de las caderas para elevar el asiento y luego apoye la cabeza en un cojín. Elevar el asiento también es beneficioso para la hiperacidez, la indigestión, la acidez y el exceso de gases en el abdomen. Si los músculos de la región lumbar son débiles y están doloridos, coloque una manta enrollada entre la parte inferior del abdomen y las ingles como en Uttānāsana. Este ajuste permite que los músculos de la cintura y la parte inferior de la espalda se extiendan lateralmente y se relajen. Todas estas modificaciones se muestran en la figura 11.

Si la columna vertebral está rígida, si el dolor de espalda impide la extensión hacia delante, si se sufre entumecimiento o sensación de pinchazos en las piernas, si hay dolor en las ingles, o si se sufre de hemorroides o fisuras anales, se debe hacer la siguiente modificación en la postura:

Colocar un taburete alto o una silla contra la pared. Siéntese en él de manera que la parte de los muslos justo por debajo de las nalgas descanse sobre el borde frontal del asiento de la silla. Estire las dos piernas hacia delante con los talones en el suelo. Sujete los pies, o los tobillos, o los extremos de una toalla pasada alrededor de los pies, según sus posibilidades (Fig. 12). Esta modificación también puede practicarse sentándose en el borde de una cama en lugar de utilizar una silla o un taburete. Este método, llamado Adho Mukha Paśchimōttānāsana, facilita la respiración y confiere flexibilidad a la espalda.

Paśchimōttānāsana es una āsana muy eficaz para el funcionamiento saludable del hígado, el bazo, el páncreas, los riñones y los intestinos. Ayuda a mejorar la digestión y aumenta la circulación sanguínea en los órganos digestivos. La práctica regular de esta āsana frena la tendencia a comer en exceso. Las glándulas suprarrenales se apaciguan, de modo que la mente agitada se pacifica y la cabeza se enfría. Masajea los músculos abdominales.

Como el pecho y el corazón permanecen paralelos al suelo, se reduce la tensión en los músculos de esta región. Con el paso del tiempo, el deseo sexual se pone bajo control. Paśchimōttānāsana da alivio a las mujeres que sufren de menorragia y flujo vaginal blanco. Esta āsana también se llama Ugrāsana o Brahmacharyāsana. La experiencia de la āsana y sus efectos dependen de cómo se ejecute y de la intensidad de la práctica. En el nivel de principiante, la āsana se hace de forma más sencilla para que el cuerpo adquiera flexibilidad y tolerancia. En la etapa más avanzada, la acción de extender la columna vertebral junto con los músculos de esta, alargando los costados, la elevación de los codos, etcétera, aumenta la intensidad (ugratā) de la āsana; y de ahí el nombre de Ugrāsana.

Es un error estirar demasiado o demasiado poco en cualquier āsana. Hay que entender que los estiramientos musculares están destinados esencialmente a nutrir los huesos. Es crucial lograr la coordinación entre la piel, los músculos y los huesos. Tanto el estiramiento excesivo como la laxitud excesiva de los músculos pueden provocar dolores o dolencias corporales. Aunque la capacidad y la constitución individuales son factores determinantes, hay que tener en cuenta que ni el trabajo desproporcionado ni la indolencia benefician a uno en la práctica diaria. Un cuerpo flojo suele albergar una mente rígida e inflexible. La relación mente-cuerpo debe estar marcada por la estabilidad, la firmeza, la coordinación y la quietud. Para conseguirlo, es esencial observar ambos minuciosamente. No se puede decir que se practica verdaderamente yoga si no se desarrolla la sensibilidad para discernir las mutaciones de la mente y el cuerpo en las distintas etapas de la práctica.

Cuando el tronco se pliega literalmente sobre las piernas, la energía vital viaja desde los talones hasta las caderas, y desde el coxis hasta la vértebra superior de la columna cervical. En la jerga yóguica, viaja desde el chakra Mūlādhāra hasta el chakra Sahasrāra, en cuyo punto la āsana se convierte en Brahmacharyāsana, o la āsana que restringe el deseo sexual.

Así como la vida está llena de felicidad, miseria, lucha, calamidades, éxitos y derrotas, la práctica del yoga está llena de impedimentos. El santo Tukārāma dice:

> «Dios Todopoderoso reside detrás de las seis montañas: deseo, ira, avaricia, fascinación, arrogancia y celos».

Cada uno de nosotros debe cruzar estas montañas para encontrarse con el Señor.

El sabio Patañjali también ha enumerado los diversos obstáculos que pueden surgir durante la práctica del yoga:

> «Vyādhi styāna saṁs`aya pramāda ālasya avirati bhrantidarśana Alabdhabhūmikatva anavasthitatva ni citta vikṣepa te antarāyāḥ II».
>
> [Y.S., I.30]

> [Estos obstáculos son enfermedad, inercia, duda, negligencia, pereza, indisciplina de los sentidos, nociones erróneas, falta de perseverancia, retroceso y una mente dispersa.]

Además, el tormento, la decepción y la inestabilidad del cuerpo y la respiración se mencionan como obstáculos en el *Yoga Kundalyopa-*

nishad. Aunque no discutiremos todas estas dificultades sí debemos considerar los obstáculos mencionados como vishamāsana en esta Upaniṣad.

¿Cómo surge el defecto de vishamāsana? Una vez que comienza el ciclo del pensamiento, el cuerpo continúa realizando la āsana mientras la mente se desboca. La respiración se vuelve entonces dificultosa y el movimiento del prāṇa se ve obstaculizado. Como la mente no está centrada en el cuerpo, este queda atrapado en un tira y afloja y es presa de las dolencias. Si deseamos controlar este vishamāsana (falta de concentración y equilibrio en āsana) y convertirlo en samanāsana (un estado de equilibrio y estabilidad), debemos regular el cuerpo y sus movimientos, controlando así la mente y la respiración. Para que esto sea posible, el propio cuerpo debe estar en un estado de equilibrio. No debe haber negligencia o laxitud en nuestros esfuerzos para lograr samanāsana. Vishamāsana es, por su propia naturaleza, defectuoso y desequilibrado.

Para eliminar el estado de desequilibrio causado por estos obstáculos, es vital observar minuciosamente cada región, cada parte, cada órgano y cada célula del cuerpo. El estiramiento de ambos lados del cuerpo debe ser igual. El peso del cuerpo debe estar igualmente distribuido. El flujo sanguíneo, que transporta el prāṇa a través del cuerpo, no debe encontrar obstáculos. La percepción consciente interna del cuerpo también debe ser sama (distribuida por igual en todo el cuerpo). Aunque algunas āsanas son, en efecto, de naturaleza asimétrica, la percepción consciente de la mente en ambos lados debe ser la misma.

Las aguas tranquilas mojan por igual ambas orillas de un río. En una inundación, el río desborda sus orillas, mientras que en una sequía, las escasas aguas derivan por caminos irregulares en el lecho del río. Del mismo modo, en Paśchimōttānāsana es vital mantener el propio flujo de energía plácido, simétrico a ambos lados, y tocando ambas orillas del río del prāṇa por igual. Para experimentar el gozo de samanāsana, se requieren esfuerzos intencionados. Todos los esfuerzos no deseados deben ser desechados. Entonces, y solo entonces, se puede permanecer sin esfuerzo en la āsana. Este estado de ausencia de esfuerzo se llama prayatna śaithilya. Dejar que la mente se desboque, permitir que el prāṇa se desregule y sucumbir a los placeres corporales no es Yogāsana. Es Bhogāsana o una āsana contaminada por el deseo. Teniendo esto en cuenta, esforcémonos por convertir nuestro Paśchimōttānāsana en Brahmacharyāsana en el sentido más auténtico del término.

21. BADDHA KOṆĀSANA Y UPAVIṢṬHA KOṆĀSANA

UNA BENDICIÓN PARA LA HUMANIDAD

Ya sea que uno se sienta naturalmente ansioso o despreocupado, es un hecho que la miríada de cambios físicos, sexuales y emocionales que se afrontan desde la adolescencia hasta la vejez crea una gran cantidad de estrés. Estos cambios distraen y pueden provocar un comportamiento inestable e inconstante. Como individuos responsables, es necesario que seamos moderados y que disciplinemos nuestras tendencias caprichosas.

Para ayudarnos en este camino, el sabio Patañjali ha prescrito los 5 niyamas o reglas de conducta:

- limpieza (śauca),
- contentamiento (saṇtoṣa),
- fervor (tapas),
- autoestudio/estudio de las escrituras (svādhyāya), y
- entrega del yo a la divinidad (īśvara praṇidhāna).

No son grilletes que limiten nuestra libre elección; más bien, son principios intemporales que regulan nuestra naturaleza más baja, proporcionándonos un mayor alcance para realizar nuestro yo superior.

Los niyamas de Patañjali son sencillos pero profundos. El primer niyama, śauca, se traduce en limpieza e implica una limpieza del cuerpo, la mente y la palabra. La práctica de śauca garantiza la regulación de la dieta, el estilo de vida y los pensamientos. Cada uno de los niyamas es un proceso evolutivo más que una regla estática impuesta al sādhaka. La culminación de este proceso es una vida disciplinada, bien regulada y capaz de alcanzar su más alto potencial.

El āyurvēda, la ciencia de la dieta y la medicina, va de la mano del yoga. Con referencia a śauca, el āyurvēda habla de varios impulsos naturales. Un impulso puede ser una necesidad física o un instinto humano. Impulsos físicos, como la necesidad de eructar, expulsar gases, orinar, evacuar, eyacular, estornudar, vomitar, toser, bostezar, derramar lágrimas, satisfacer la sed o las punzadas del hambre, dormir o jadear después de una actividad física extenuante, y que no deben aguantarse a la fuerza. Tampoco deben ser inducidos deliberadamente. Una dieta saludable, una dieta sana, suficiente ejercicio físico y un patrón de sueño adecuado son esenciales para garantizar que estos impulsos no surjan en momentos inadecuados.

Los impulsos mentales, en cambio, surgen de la consciencia. Entre ellos están el deseo (kāma), la ira (krodha), la codicia (lobha), los celos (irsha), el odio (dveṣa) y la malicia (mātsarya). Estas tendencias mentales deben ser refrenadas y canalizadas en la dirección correcta en todo momento. Si no se dominan, causan trastornos mentales, dolencias y agonía innecesaria. El deseo es la causa fundamental de todos estos impulsos mentales.

Las dos āsanas que se presentan en este capítulo están relacionadas con el proceso de śauca. Baddha Koṇāsana y Upaviṣṭha Koṇāsana, enseñadas por los antiguos sabios, son un regalo inestimable para la humanidad. Ninguna palabra de elogio para estas gemas sería demasiado exagerada.

En estas āsanas, el ángulo que forma el torso con las piernas es extremadamente beneficioso para los órganos de reproducción y excreción situados en el bajo vientre. Al igual que podemos bañar y restregar nuestros miembros externos con agua, estos órganos profundos se bañan con sangre y se impregnan del prāṇa de la sangre en estas dos āsanas. Esta limpieza profunda lava la sensación de deseo que se arraiga en estos órganos y ayuda a la mente a alcanzar la tranquilidad.

Baddha Koṇāsana

Esta āsana recuerda a un zapatero trabajando.

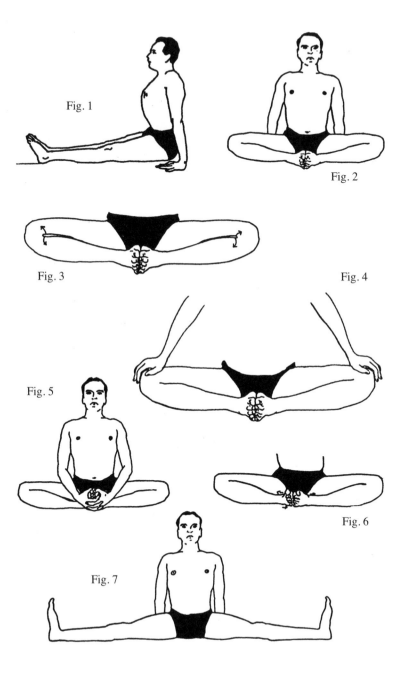

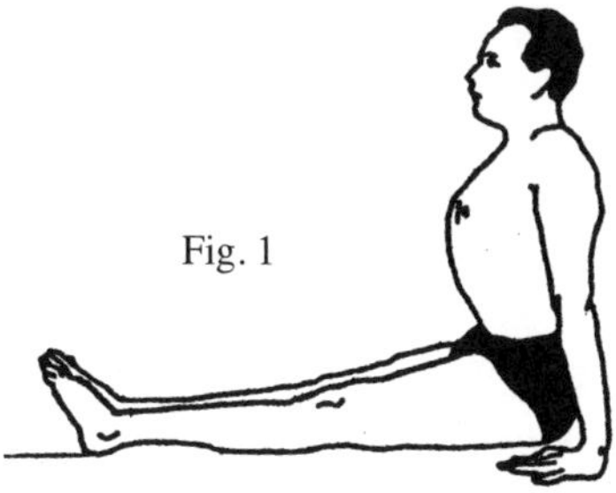

Fig. 1

Fig. 2

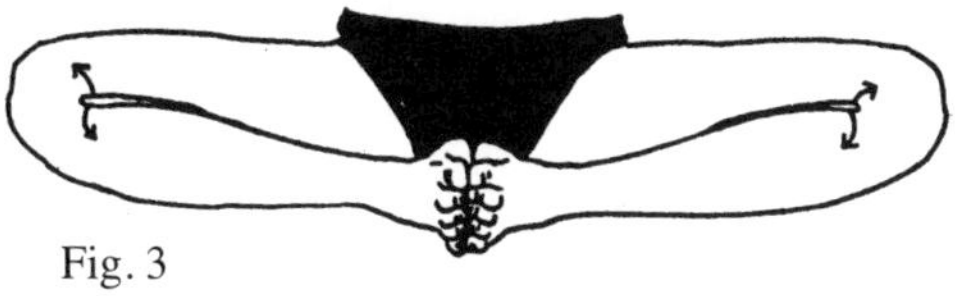

Fig. 3

Fig. 4

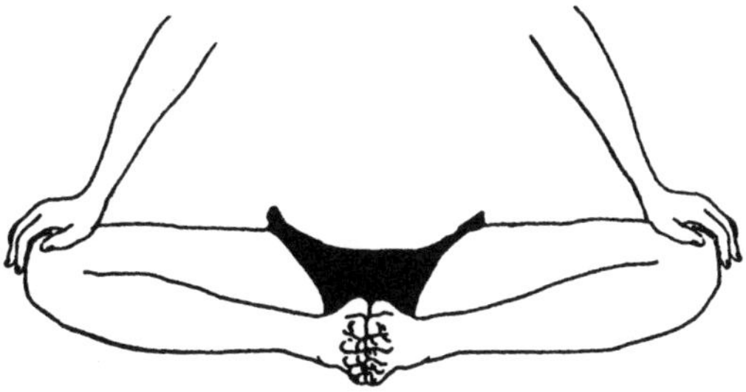

Fig. 5

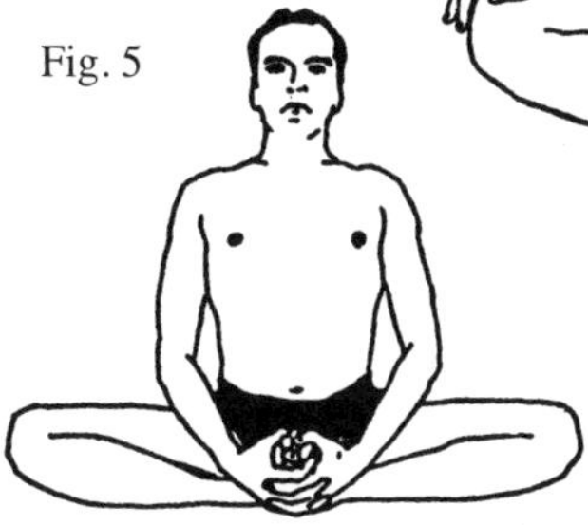

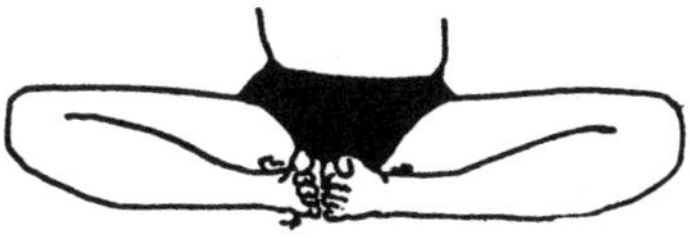

Fig. 6

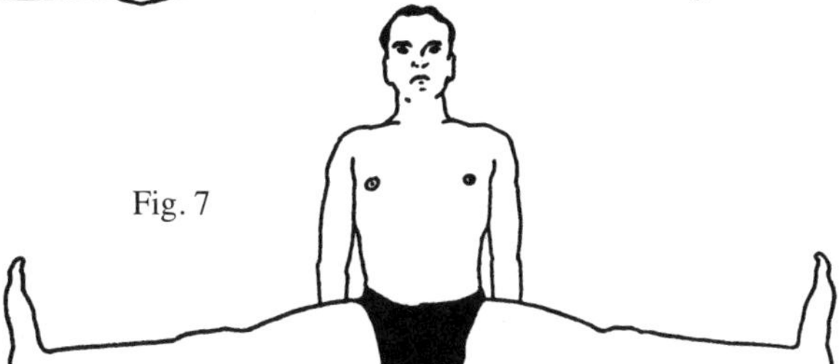

Fig. 7

Técnica

Siéntese en Daṇḍāsana (Fig. 1).

Doble las piernas por las rodillas y separe los muslos para que las plantas de los pies estén en contacto. Lleve los pies hacia el perineo. Utilice ambas manos para acercar los pies al tronco.

Lleve los bordes exteriores de los pies y las piernas al suelo.

Separe los muslos y toque el suelo con las rodillas.

Coloque las manos a los lados de las caderas y detrás de los muslos como en Daṇḍāsana.

Mantenga la columna vertebral erguida. Respire normalmente y mantenga la postura durante un minuto, aumentando gradualmente la duración hasta 5 minutos (Fig. 2). Mantenga la cabeza quieta y los ojos tranquilos.

Con una inspiración, levante suavemente los muslos y las rodillas. Endurezca las piernas, reduciendo gradualmente la tensión en las ingles, y vuelva a Daṇḍāsana.

Tenga en cuenta estos detalles:

La carne de la cara interna de los muslos y de las pantorrillas podría impedir la flexión de la rodilla. Para que esta acción sea más eficaz, agarre y gire la carne de la parte interna de los muslos y de las pantorrillas, donde se tocan, de adentro hacia afuera. En otras palabras, los bordes interiores del muslo y la pantorrilla se alejarán el uno del otro (Fig. 3). Esta acción ayuda a liberar los ligamentos de la articulación de la rodilla.

Mientras lleva las rodillas y los muslos al suelo, evite estrictamente sacudir los muslos o las rodillas. En su lugar, entrelace los dedos y sujete los pies con las palmas. A continuación, extienda con suavidad los muslos hacia fuera desde las ingles hasta las rodillas, y luego desde las rodillas a los arcos de los pies. Simultáneamente, lleve las rodillas hacia atrás para que se alineen con el exterior de las caderas (Fig. 5). Estire y libere la tensión en las ingles. La sensación de liberación en las ingles y las caderas que se produce con la práctica regular es una señal de que uno se está volviendo experto en la āsana. De hecho, los beneficios de Baddha Koṇāsana solo se sienten cuando las ingles empiezan a liberarse. Cuando lo hacen, aumenta gradualmente la duración de la práctica. Sentarse más tiempo en Baddha Koṇāsana ayuda a calmar los órganos más afectados por el deseo, lo que a su vez apacigua los trastornos emocionales. Esta āsana también proporciona un alivio inmediato del sangrado excesivo o el dolor durante la menstruación.

Separe y abra los arcos de los pies y presione la parte exterior de los tobillos hacia el suelo, como si enrollara los bordes exteriores de los pies hacia los arcos. Esto permite que las rodillas se muevan más hacia abajo. Si los bordes exteriores de los pies empujan verticalmente hacia abajo, las rodillas tienden a bloquearse hacia dentro y se niegan a moverse, como si se aplicaran los frenos de un vehículo en movimiento. En la āsana de pie aprendimos a presionar el borde exterior del pie hacia abajo y a levantar el arco del pie. Podemos emplear una acción similar aquí colocando los pies y los tobillos sobre una manta doblada. A continuación, gire las plantas de los pies hacia fuera tanto como sea posible y luego junte los pies (Fig. 6).

Presione las manos en el suelo para levantar las caderas del suelo por un momento y liberar las ingles. Suavemente y con plena consciencia baje las caderas hasta tocar el suelo, moviendo las ingles hacia los talones. Si las nalgas descienden descuidadamente y sin prestar atención consciente a la ingle, los órganos viscerales no recibirán el efecto deseado.

Si se observa que las ingles están demasiado rígidas para extenderse hacia fuera, coloque una manta doblada debajo de las nalgas. La altura elevada ayuda a aliviar la tensión en la ingle y la parte interna de los muslos y eleva la columna vertebral y los órganos internos. Si las rodillas están muy elevadas sobre el suelo debido a la rigidez de la cara interna de los muslos, coloque unas mantas enrolladas debajo de las rodillas para apoyar y relajar los ligamentos de la rodilla. En esta āsana, intente que la columna vertebral esté aún más cóncava que en Daṇḍāsana. Ensanche el pecho, esconda los omóplatos y mantenga el tronco perpendicular a las piernas.

Upaviṣṭha Koṇāsana

Upaviṣṭha Koṇāsana es abrir las piernas en la postura sentada, creando un ángulo obtuso entre las piernas.

Técnica

Siéntese en Daṇḍāsana (Fig. 1).

Separe las piernas lo más posible sin doblar las rodillas. Toda la longitud de la parte posterior de la pierna debe estar en contacto con el suelo.

Coloque las palmas de las manos junto a las caderas como en Daṇḍāsana (las puntas de los dedos hacia delante). Apriételas hacia abajo y levante la columna vertebral.

Mantenga el tronco perpendicular a las piernas. Mantenga las rodillas firmes y las piernas estiradas hacia los talones. Ensanche el pecho. Mantenga el cuello recto (Fig. 7).

Respire normalmente y permanezca en la āsana durante 1 minuto, aumentando gradualmente la duración hasta alcanzar los 5 minutos. Mantener los ojos y la cabeza en calma.

Con una inspiración, junte las piernas y vuelva a Daṇḍāsana.

Tenga en cuenta estos detalles:

Después de separar las piernas hacia los lados, mantenga la línea media del muslo trasero y el centro del talón en una línea recta.

Alargue los isquiotibiales y la parte posterior de la rodilla y presione toda la parte posterior de la pierna hacia el suelo. Aleje los talones del tronco y acerque los dedos y metatarsos hacia él.

Estire las plantas de los pies en sentido vertical, desde los talones hasta los dedos, y en sentido horizontal, desde el centro del arco hasta los lados de los pies. Separe los dedos de los pies todo lo posible. Esto da una sensación de libertad a las plantas de los pies y alivia la tensión que se produce al caminar largas distancias. Ruede las piernas ligeramente hacia dentro, de modo que todo el borde interno de la pierna, desde la ingle hasta el talón interno, esté en contacto con el suelo. Presionando los bordes internos, en lugar de los externos, de las piernas hacia abajo, en esta postura se agudiza la percepción consciente del cuerpo interior. Aspirar las rótulas y tirar del cuádriceps hacia la raíz del muslo. Preste la misma atención a ambas piernas. Defina el contorno de las piernas manteniendo los músculos firmes, compactos y presionados sobre el suelo.

Levante las caderas del suelo durante unos instantes para liberar los muslos y las ingles. Alargue los muslos aún más hacia los talones. Luego, manteniendo la percepción consciente en los huesos del muslo (fémur), baje suavemente las caderas y siéntese con los huesos del fémur exactamente en el centro. La mediana de los muslos delanteros debe mirar hacia el techo. Esto evitará un estiramiento desigual de los músculos isquiotibiales.

Atraiga la columna vertebral hacia el tronco y cree una concavidad en la región dorsal inferior alrededor de los riñones. Levante y aspire la región dorsal inferior para crear una concavidad en la región de la zona de los riñones de la columna vertebral, de modo que la atención no descanse en la cintura, sino en esta región. Para ello, eche los hombros hacia atrás y tire de los omóplatos hacia la columna vertebral. Mantenga las piernas y los pies en reposo mientras haga estos ajustes. Utilice la presión de las palmas de las manos en el suelo para mantener el tronco levantado. Al igual que en Baddha Koṇāsana, coloque una manta doblada bajo las nalgas para liberar las ingles; esto evita que la columna vertebral se caiga.

Si se practica Upaviṣṭha Koṇāsana después de Baddha Koṇāsana, esta āsana resultará más fácil. Del mismo modo, si se repite Baddha Koṇāsana de nuevo después de Upaviṣṭha Koṇāsana, los beneficios de Baddha Koṇāsana se multiplican.

Aunque la duración prescrita para estas āsanas es de 1 a 5 minutos, será capaz de mantenerlas incluso más tiempo una vez que las articulaciones se abran y permanecer en la āsana resulte más fácil. Cuanto más tiempo se practiquen, mayores y más profundos serán los efectos.

Ambas āsanas pueden practicarse sentándose contra la pared. También pueden practicarse como variaciones de las versiones clásicas de otras āsanas como Śīrṣāsana y Sarvāṇgāsana. Como variaciones de las posturas invertidas, son extremadamente eficaces en el tratamiento de dolencias renales, problemas de próstata, hernias y trastornos menstruales.

Estas dos āsanas son beneficiosas para los trastornos del sistema urinario, como la micción frecuente, las molestias después de orinar, la expulsión de sangre en la orina, el dolor o la hinchazón en el orificio uretral, el picor, las infecciones urinarias, la micción excesiva, la obstrucción en el tracto urinario o el dolor en el abdomen y la espalda debido a los cálculos renales.

Estas āsanas son una bendición para las mujeres que menstrúan. Ayudan a tratar la mayoría de los problemas menstruales, como el dolor en el bajo vientre, la pesadez en las ingles y los muslos, la menstruación irregular, la fatiga excesiva, la inquietud o la irritabilidad durante la menstruación. La práctica de estas āsanas después del período menstrual produce una sensación de profunda limpieza interna. Si se practican con cuidado durante el embarazo, estas āsanas preparan el cuerpo para un parto fácil y natural. También son eficaces en el momento de la menopausia. Ayudan a aliviar el dolor y las molestias del climaterio, como los temblores físicos, la pesadez en las extremidades, hemorragias intempestivas, inestabilidad mental, sofocos o episodios de sudoración excesiva. Muchas mujeres premenopáusicas, cuando se inician en estas āsanas, sienten que es muy esencial permanecer más tiempo en ellas y practicarlas con frecuencia.

Un hombre que sufra una obstrucción en los conductos deferentes, o una mujer con una obstrucción en las trompas de Falopio, se pueden beneficiar de estas āsanas.

Estas āsanas también ayudan a controlar el deseo sexual extremo, la fatiga excesiva después del coito o la agitación que surge del deseo injustificado.

Tanto los impulsos que deben ser controlados como los que deben ser evitados por completo, así como śauca, las reglas para la limpieza externa e interna, fueron discutidos anteriormente. Estos principios, sin embargo, no son fáciles de poner en práctica. No todo el mundo está preparado para manejar las emociones de antagonismo, ira o deseo. Tanto Baddha Koṇāsana como Upaviṣṭha Koṇāsana, practicadas con diligencia, ayudan a superar estas dificultades.

La práctica regular de estas āsanas ayuda a aliviar la mayoría de los problemas relacionados con el sistema reproductivo al inducir una limpieza profunda de los órganos implicados. En el proceso, estas āsanas también ayudan a apaciguar el impulso del deseo que se arraiga en estos órganos. Estas dos āsanas pueden llamarse con justicia el regalo de Dios a la humanidad, una bendición para mujeres y hombres, jóvenes y ancianos por igual.

Las escrituras dividen el cuerpo en tres partes: la cabeza, el pecho y la región por debajo del ombligo. El yogui considera el cerebro como rajoguṇi, el corazón como sattvaguṇi y la zona bajo el ombligo como tamoguṇi. En estas dos āsanas, el yogui intenta sinceramente infundir la región más dada a la indolencia y al extravío con sattva guṇa o la cualidad de la luz.

22. RESTABLECER LA FUERZA TRAS UNA ENFERMEDAD Y ALIVIAR LA FATIGA

La mayoría de las personas sufren de fatiga en algún momento de su vida. Dado que el esfuerzo físico, la tensión mental y el trabajo intelectual pueden contribuir a llevarnos a nuestros límites, a menudo es difícil identificar la causa exacta de la fatiga. Si el cuerpo, la mente y el intelecto no se utilizan correctamente, o están sometidos a un estrés y una tensión constantes, se produce el agotamiento. La fatiga es una señal de que hay que retraerse o bajar el ritmo, e ignorarla puede causar graves problemas.

El esfuerzo físico hace que el ácido láctico se acumule en los músculos. En esos momentos, los músculos necesitan un generoso suministro de oxígeno. En ausencia de oxígeno adecuado, el ácido láctico continúa acumulándose y uno se agota. Es común experimentar la fatiga en un clima húmedo, en un espacio abarrotado o una habitación mal ventilada. No solo se experimenta la fatiga física en un lugar de trabajo con ventilación inadecuada, sino que la mente también empieza a flaquear. En un ambiente así, los trabajadores se ralentizan, pierden el interés, cometen errores, o se vuelven descuidados en su trabajo… Lo que se necesita en esos momentos es descanso y paz, preferiblemente en un espacio ventilado. A menos que el cuerpo y la mente se relajen y rejuvenezcan de vez en cuando, la soga de la fatiga aprieta su nudo y drena nuestra vitalidad.

Una miríada de tensiones como el exceso de trabajo, el estrés mental, los trastornos emocionales y el esfuerzo intelectual hacen mella en el cuerpo humano y alteran su equilibrio químico, lo que se traduce en agotamiento. Si se puede determinar que la causa de la fatiga es puramente física, la solución es fácil. Sin embargo, algunas personas están crónicamente agotadas; se debilitan y se agotan. El más mínimo esfuerzo requiere recuperación. Nunca se sienten renovados, incluso después de una buena noche de sueño. Están crónicamente apagados y aletargados. Este tipo de fatiga suele ser consecuencia de la tensión mental o emocional, lo que provoca trastornos psicosomáticos como dolores de cabeza, indigestión, insomnio y amnesia. Con sus cuerpos y mentes en un estado perpetuo de inquietud, estas personas suelen ser presas de la ira y la irritabilidad.

La imagen de un empleado urbano contemporáneo es la de un individuo que se enfrenta habitualmente a las dificultades del trabajo, soporta un tremendo estrés mental, y que se desplaza al trabajo en condiciones de tráfico pesado y mal tiempo. Demasiado cansado para pensar en aprender yoga, este individuo probablemente rechazaría el consejo de practicar yoga para la salud. Sin embargo, las āsanas de este capítulo están pensadas para estas personas. Se trata de posturas sencillas, supinas y rejuvenecedoras, diseñadas para atraer al individuo más perezoso, más agotado o más reacio a la práctica del yoga.

Los capítulos anteriores han presentado Swastikāsana, Vīrāsana y Baddha Koṇāsana en postura sentada. Cuando se practica en la postura supina, el prefijo; supta se añade a su nombre, como en Supta Swastikāsana, Supta Baddha Koṇāsana y Supta Vīrāsana.

Supta Swastikāsana

Técnica

1) Extienda una manta a lo largo y siéntese sobre ella en Swastikāsana (Fig. 1).
2) Con una espiración, recuéstese lentamente colocando las palmas y codos en el suelo detrás de usted. A medida que el torso descienda hacia el suelo, disminuya el peso sobre las manos y luego sobre los codos. No afloje los muslos en el proceso. Mantenga la presión de los muslos en el suelo.
3) Cuando la cabeza toque el suelo, alargue el cuello y ponga la parte inferior del cráneo en contacto con el suelo. Esto permite que toda la espalda se apoye en el suelo.

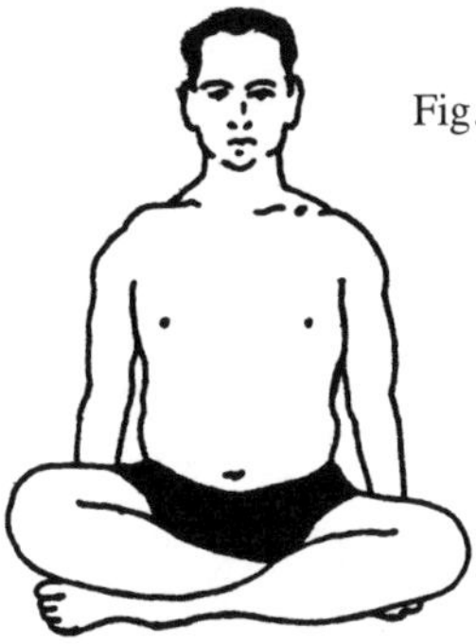
Fig. 1

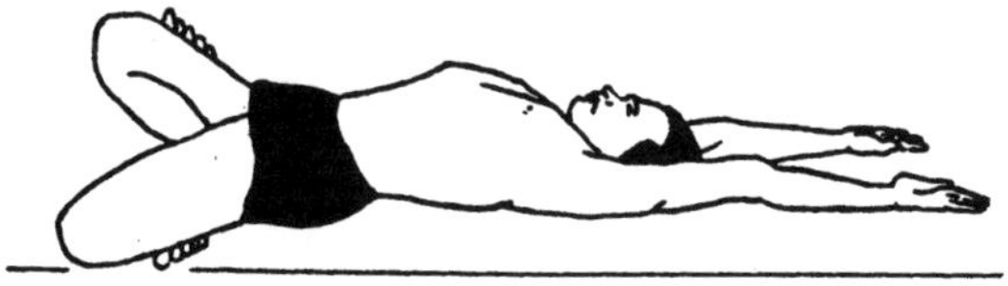
Fig. 2

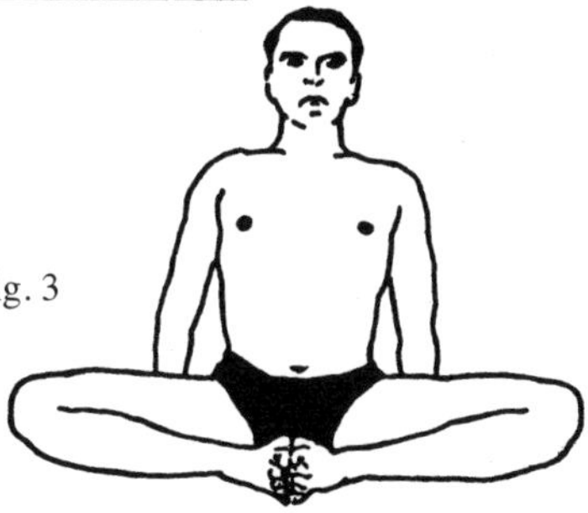
Fig. 3

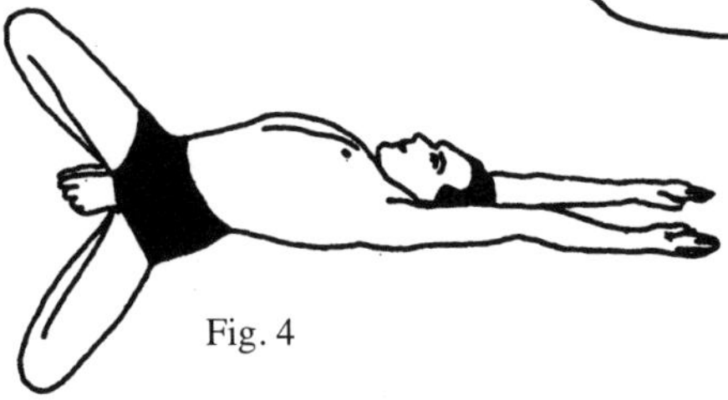
Fig. 4

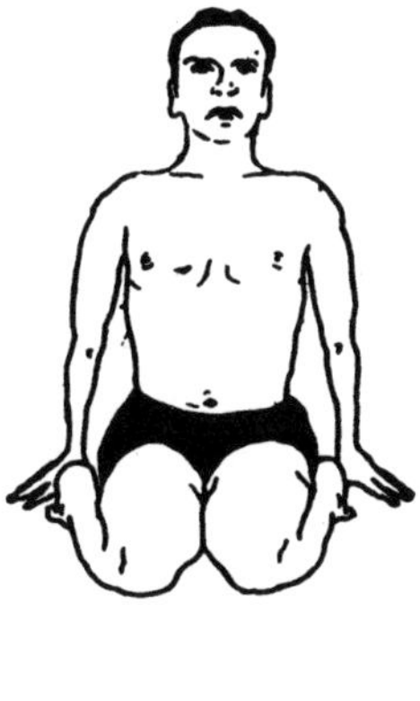
Fig. 5

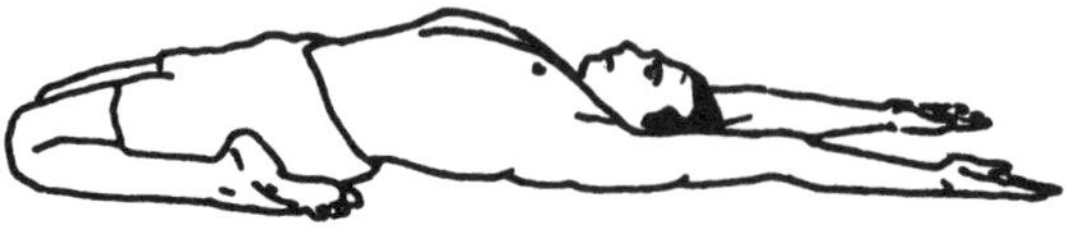

Fig. 6

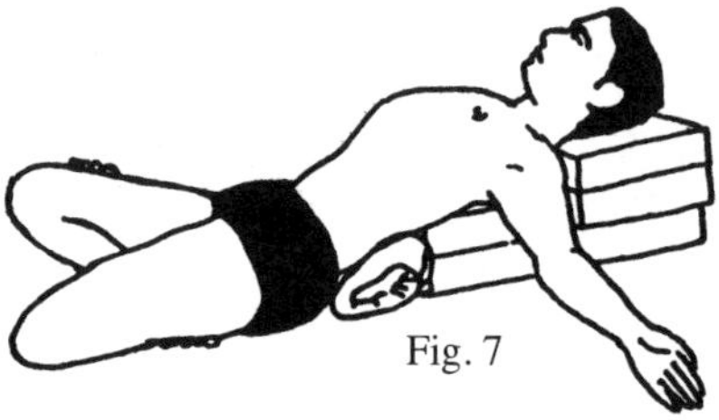

Fig. 7

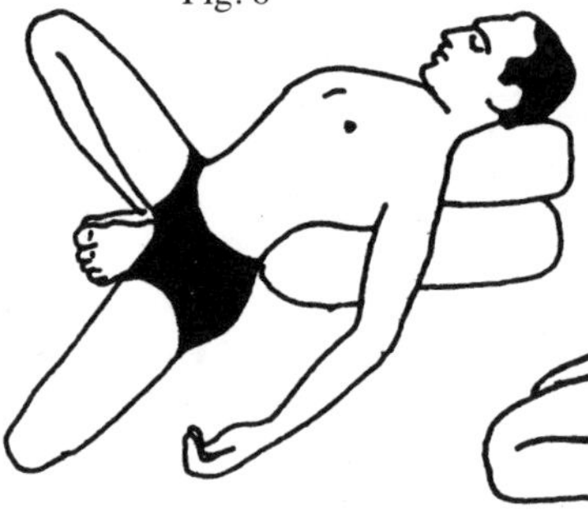

Fig. 8

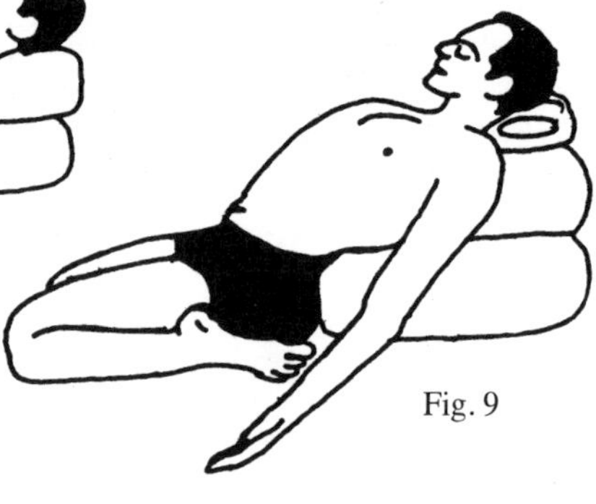

Fig. 9

4) Enderece y alargue la columna vertebral. Estire ambos brazos a lo largo de los costados del tronco.
5) Ensanche el pecho y apoye los omóplatos en el suelo. Mantenga la intersección de las piernas dobladas, el ombligo y el centro del pecho en línea. No contraiga el pecho.
6) A continuación, inspire, levante los brazos y estírelos bien derechos sobre la cabeza en el suelo. Mantenga las palmas de las manos mirando al techo (Fig. 2).
7) Presione las piernas dobladas y las rodillas hacia el suelo y alargue el tronco. Levante el pecho. Mantenga esta postura de 3 a 5 minutos, aumentando la duración gradualmente.
8) Con una inspiración, vuelva a bajar las manos para colocarlas al lado del tronco. Gire las palmas hacia abajo.

9) Con una espiración, presione los codos y las palmas hacia abajo y eleve el tronco. Vuelva a la postura de Swastikāsana sentado. Cambie el cruce de las piernas plegadas y repita toda la āsana. Como alternativa, puede enderezar las piernas desde Supta Swastikāsana estando aún en postura supina. Sin embargo, cambie siempre el cruce de piernas mientras esté sentado en postura vertical para asegurarse de que las piernas dobladas permanezcan firmes.

Supta Baddha Koṇāsana

Técnica

1) Siéntese sobre una manta en Baddha Koṇāsana (Fig. 3).
2) Con una espiración suave, túmbese gradualmente como se describe en Supta Swastikāsana.
3) En la versión supina de esta āsana, los pies tienden a deslizarse lejos del cuerpo. Si es así:

   a) deslice ambas manos bajo los muslos, agarre firmemente los tobillos y tire de ellos hacia el tronco, o
   b) si las manos no pueden alcanzar los tobillos, utilice la pared como apoyo de la siguiente manera: siéntese en Baddha Koṇāsana de cara a la pared con los dedos de los pies tocándola y luego recuéstese sobre la espalda asegurándose de que las caderas no se separan de la pared.

4) Extienda los brazos a los lados del cuerpo. Extienda las rodillas lejos una de la otra. Suelte las ingles. No tire de los bordes exteriores de los muslos, la parte que está en contacto con el suelo, hacia el tronco. Si es necesario, mueva la carne de la parte inferior de la espalda, las nalgas y la parte superior de los muslos hacia los talones con las manos. Permanezca en esta āsana durante un rato con respiración normal.
5) A continuación, con una inspiración, estire ambos brazos por encima de la cabeza como en Ūrdhva Hastāsana. Mantenga los omóplatos en el suelo.

6) No confunda la acción de ensanchar las ingles hacia las rodillas con la acción de extender desde los talones a las espinillas hasta las rodillas. La primera (de las ingles a las rodillas) es una acción de ensanchamiento, mientras que la segunda (de los talones a las rodillas) es una acción de alargamiento (Fig. 4).
7) Permanezca en esta postura de 3 a 5 minutos con una respiración normal.
8) Inspire y baje los brazos a los lados del tronco. Si los pies están contra la pared, presione las palmas de las manos hacia abajo y levante el tronco con una espiración. De lo contrario, enderezca primero las piernas, ruede hacia su lado derecho y luego siéntese en Daṇḍāsana.

Supta Vīrāsana

En comparación con las dos āsanas anteriores, esta āsana es más difícil.

Técnica

1) Siéntese en Vīrāsana (Fig. 5).
2) Coloque las palmas de las manos y los codos en el suelo por detrás de usted y, con una espiración, reclínese hacia atrás. Mientras baja hacia atrás, evalúe la tensión en los tobillos y la parte superior de los pies. Si resulta doloroso, los pies tienden a girar hacia fuera y las rodillas se separan. Esto debe evitarse a toda costa. Cuando los pies se giran hacia fuera, se ejerce una gran presión sobre los ligamentos de las rodillas; por tanto, mantenga los muslos y las rodillas unidas y los tobillos y el centro de los pies, en una línea recta.
3) Con una espiración, baje primero la coronilla y luego la espalda hacia el suelo. Extienda el cuello y coloque la parte posterior de la cabeza en el suelo. Mantenga las piernas, el tronco y la cabeza bien alineados.
4) Estire los brazos a los lados. Eleve el pecho. Mueva la carne de las caderas y los glúteos hacia las rodillas, para que la columna lumbar descienda hacia el suelo.

5) Inspire y estire los brazos por encima de la cabeza. Presione las espinillas contra el suelo. Ensanche las costillas flotantes hacia los lados. Levante la región dorsal hacia arriba. Alargue y libere los costados y las axilas. Alargue la cavidad abdominal. Mantener los omóplatos hacia abajo. Mantener un solo estiramiento desde las rodillas hasta las manos (Fig. 6).
6) Permanezca en esta postura inicialmente durante 1 minuto. Aumentar lentamente la duración hasta 3 o 5 minutos. La duración de la āsana depende de la capacidad de cada uno para soportar la tensión en los pies, los arcos y las espinillas.
7) Con una inspiración, bajar los brazos a los lados del tronco. Presionar las palmas y los codos y levantar el tronco. Vuelva a Vīrāsana. Levante los glúteos, póngase de rodillas y luego estire las piernas hacia delante en Daṇḍāsana.

Tenga en cuenta estos detalles:

Si la rigidez hace imposible tumbarse en el suelo en cualquiera de estas āsanas, eleve la espalda con un cojín, almohadas o mantas dobladas colocadas verticalmente detrás de las nalgas para apoyar toda la columna vertebral. Suelte los brazos a los lados. Si la concavidad en la región lumbar es demasiado fuerte, tape el hueco entre la espalda y el suelo con una manta enrollada a la altura de la cintura. Lleve una manta doblada debajo de la cabeza a modo de almohada. Cuando los puntales estén correctamente ajustados, el pecho estará más alto que el abdomen, y el abdomen más alto que las piernas. Esto reduce la tensión en las piernas y la columna vertebral (Figs. 7, 8 y 9).

Estas āsanas proporcionan cierto alivio a las personas con dolor abdominal, hiperacidez o hernia de hiato porque la región abdominal se aleja del pecho y desciende hacia la columna vertebral. Como el pecho está a un nivel más alto que el abdomen, los bordes del diafragma se liberan y la respiración se hace más fácil. Esto es especialmente beneficioso para quienes padecen asma, respiración superficial y fatiga. Como la cabeza está más alta que el pecho, estas āsanas ayudan a combatir problemas como la presión arterial alta, el dolor de cabeza, el dolor de ojos, la pesadez de cabeza y la tensión facial.

En una āsana como Śavāsana es fácil tumbarse pero es extremadamente difícil calmar la mente. Aunque la mayoría de los principiantes no son conscientes de la contracción de sus músculos u órganos internos, sí son vagamente conscientes de la tensión mental. Permitir que los miembros estén sueltos y flácidos como en Śavāsana no erradica la tensión interna, al menos al principio. Por el contrario, las tres āsanas planteadas anteriormente estiran el cuerpo vertical y horizontalmente y elevan la región del pecho. Esto estira los músculos tensos y también libera las cavidades internas del cuerpo, alineando y haciendo espacio para los órganos alojados en su interior.

Si el cuerpo está agotado, los músculos se contraen y la mente se vuelve apática. En estas āsanas, los músculos (especialmente los del pecho) se extienden como una flor en plena floración. El diafragma es una cortina de músculos que ayuda a la respiración; bajo una presión continua, tiende a encogerse y a volverse ineficaz. Esto no solo acorta la respiración, sino que también estanca la mente. Cuando el diafragma y los pulmones se expanden en estas āsanas, atraen más oxígeno y rejuvenecen la mente. La belleza de estas āsanas es que no se requiere ningún esfuerzo consciente para inducir respiraciones profundas. La postura del pecho asegura una respiración más profunda y sin esfuerzo, lo que ayuda a sentar las bases del prāṇāyāma.

Al igual que las capas de roca se van descubriendo durante una excavación, también las capas de músculo abdominal por debajo del diafragma se liberan unas de otras y se sueltan hacia la columna vertebral. Los movimientos de la respiración se vuelven plácidos y la espiración fluye como un manantial prístino. Quienes tratan habitualmente el estrés relacionado con el trabajo descubrirán que la mente se relaja sin esfuerzo, como si la refrescara una suave brisa.

Estas āsanas son beneficiosas para las mujeres que tienen la menstruación y que sufren dolores o calambres en el bajo vientre y las piernas, sangrado excesivo con coágulos, inquietud o agitación.

Quienes estudian hasta altas horas de la noche pueden practicar estas āsanas junto con Adho Mukha Śvānāsana, Prasārita Pādōttānāsana y Uttānāsana con el fin de calmar la mente y mejorar su rendimiento académico. Las āsanas supinas son un regalo del cielo para quienes se recuperan de una enfermedad crónica, están debilitados o tienen un metabolismo lento, sufren constantes dolores en las piernas o en el pecho, experimentan fatiga debido a la diabetes *mellitus*, la presión arterial alta o enfermedades del corazón, o sufren trastornos renales o hepáticos. Al igual que la piel y los músculos se nutren con un masaje y un baño de aceite, estas āsanas nutren el cuerpo masajeando y oxigenando los órganos internos y bañándolos en sangre pura.

Una característica distintiva de estas āsanas es que pueden practicarse en cualquier momento del día, incluso inmediatamente después de la comida. Si se despierta a menudo por la noche debido a la inquietud, a la alteración del sueño o a la micción frecuente, practique estas āsanas inmediatamente antes de acostarse para evitar la interrupción del sueño. Los insomnes crónicos también pueden beneficiarse de una práctica nocturna.

23. EL BENEFICIO DE LAS ĀSANAS SENTADAS

En los capítulos anteriores se han analizado dieciséis āsanas sentadas. Aunque estudiaremos más en los siguientes, estas dieciséis posturas sentadas constituyen la base de todas las āsanas sentadas.

Es más difícil mantener la longitud y la elevación de la columna vertebral en la postura sentada, en comparación con las āsanas de pie, porque el apoyo de las caderas y las piernas pesa sobre la columna vertebral, limitando la movilidad del sacro. Aunque la apertura del pecho puede ser relativamente fácil de lograr en una āsana sentada, este permanece desconectado de los reinos inferiores del tronco; sin embargo, en las āsanas de pie, la acción de elevación se origina en el sacro o en la parte más baja de la columna vertebral que, a su vez, proporciona un soporte para la parte superior de la espalda y la caja torácica, y ayuda a abrir el pecho. Esta conexión entre la parte superior del torso y la parte inferior de la columna vertebral se pierde en las āsanas sentadas.

En Uttānāsana, aprendimos a extender la columna vertebral desde el Mūlādhāra o la raíz. En las āsanas sentadas, es difícil acceder a la raíz de la columna vertebral. Por tanto, la práctica regular de las āsanas sentadas es de suma importancia si el sādhaka desea adquirir facilidad y libertad en los diversos movimientos de la columna vertebral.

Como hemos visto en diferentes āsanas, utilizamos las manos y las piernas de manera específica para liberar los músculos y trabajar la columna vertebral de forma óptima, ya sea levantando, flexionando hacia delante, flexionando lateralmente o girando hacia un lado. La mayoría de nosotros somos reacios a la palabra «estiramiento» porque implica un esfuerzo que preferimos evitar. Estamos programados para trabajar solo por recompensas tangibles. Es posible que evitemos la práctica de las āsanas porque los resultados no son visibles al instante cuando, en realidad, la acción de estirarse en las āsanas estimula y revitaliza los músculos y los nervios. Los vasos sanguíneos proliferan, la circulación mejora y los músculos y nervios reciben un generoso suministro de sangre oxigenada. La ventaja de este proceso es que relaja los músculos tensos y calma la mente.

Es necesario que las rodillas, los tobillos y los dedos de los pies tengan libertad en su rango de movimiento. El dolor en las articulaciones, especialmente en enfermedades como la gota, está causado por la acumulación de residuos tóxicos en el cuerpo. Los capilares microscópicos que hacen circular la sangre hasta los rincones más recónditos del cuerpo mantienen vivas todas las células. La viabilidad de la célula depende de su capacidad metabólica, es decir, de la asimilación de nutrientes y expulsión de residuos tóxicos. El oxígeno y los elementos nutritivos necesarios para este proceso se suministran a las células a través de la sangre. Los residuos que se concentran durante el ciclo metabólico son desechados del cuerpo a través de los riñones.

Si este proceso funciona mal, los residuos químicos y los gérmenes que los acompañan se acumulan en las articulaciones como en un desagüe obstruido. El nivel de ácido úrico en la sangre aumenta, lo que da lugar a articulaciones hinchadas y dolorosas. Incluso antes de que aparezca el dolor en las articulaciones, surgen otros síntomas, como indigestión, flatulencia, hinchazón, acidez, inquietud, malestar, fatiga, mal humor y comportamiento errático. Así, si la sangre es impura, la mente también lo es. Para evitarlo, para mejorar la circulación y para mantener los órganos viscerales en un estado óptimo, es esencial aprender bien las acciones de flexión hacia delante, flexión lateral y torsión.

En todas estas āsanas, uno se vuelve agudamente consciente de los movimientos de las articulaciones, así como de la flexión y expansión de los músculos. En los ciclos Swastikāsana y Vīrāsana, por ejemplo, no solo somos conscientes de las rodillas, los muslos y los tobillos, sino también de la contracción y relajación del cuerpo visceral mientras tiene lugar la flexión y la torsión.

En todas las āsanas sentadas, como Daṇḍāsana, Swastikāsana, Vīrāsana, Jānu Śīrṣāsana (la postura intermedia), Baddha Koṇāsana y Upaviṣṭha Koṇāsana, las piernas se colocan de tal manera que es imposible ignorar las rodillas, los pies, los dedos de los pies, los tobillos, los muslos, las ingles y el sacro. Ajustar estos músculos y articulaciones en las āsanas simétricas nos hace conscientes de los desequilibrios en los dos lados del cuerpo, mientras que las āsanas asimétricas, como Parivṛtta Swastikāsana, Pārśva Vīrāsana y Jānu Śīrṣāsana, nos obligan a alinear el cuerpo de forma idéntica a derecha e izquierda.

Los nāḍis (canales) iḍā y pingala del cuerpo están relacionados no solo con las fosas nasales izquierda y derecha, sino también con el laberinto de nervios entrecruzados que controlan las mitades derecha e izquierda del cuerpo, la parte delantera y la trasera y los órganos viscerales. El iḍā y el pingala también equilibran el simpático, así como el parasimpático, es decir, el sistema nervioso autónomo. Todo el mundo es consciente de la dualidad cuerpo y mente; pero pocos son conscientes de la disparidad entre las dos mitades del cuerpo: nuestras dos manos, pies, ojos, fosas nasales y oídos no funcionan igual. No somos conscientes de que este desequilibrio ejerce una presión excesiva sobre un lado del cuerpo y acaba afectando a la mente. Eliminando los desequilibrios, estas āsanas ayudan a igualar la estructura y el funcionamiento de ambas mitades del cuerpo. Este trabajo nos lleva a la experiencia de «dvandvāḥ anabhighātaḥ» (la erradicación de la dualidad) de la que habla el sabio Patañjali (Y.S., II.48).

Aprender a equilibrar ambos lados es de enorme ayuda cuando acabemos aprendiendo āsanas invertidas como Śīrṣāsana, Sarvāṇgāsana y Halāsana. La práctica de las inversiones ilumina los evidentes defectos causados por la desigualdad en las dos mitades del cuerpo. Por tanto, esforzarse por aportar simetría a ambos lados es un beneficioso hábito que debemos desarrollar en este contexto.

La hipertensión, el asesino silencioso, es un enemigo del cuerpo y de la mente. Es una enfermedad que ataca silenciosamente y con una mínima interrupción en el funcionamiento cotidiano del cuerpo o la mente. Los primeros síntomas, como el dolor de cabeza ocasional, los mareos, la pesadez de cabeza, las palpitaciones, la fatiga o la debilidad general, son lo suficientemente comunes como para ser ignorados; sin embargo, la afección puede llevar lentamente a la víctima a una muerte inminente. Un conjunto de āsanas que se extienden hacia delante y que comprenden Adho Mukha Swastikāsana, Adho Mukha Vīrāsana, Jānu Śīrṣāsana y Paśchimōttānāsana es lo más eficaz para controlar la presión arterial alta. Cuando órganos importantes como los riñones, el corazón y el cerebro se deterioran debido a la presión arterial alta, todo el cuerpo se debilita. Los vasos sanguíneos del cerebro se endurecen, se vuelven rígidos y se estrechan como en una tubería. El suministro de sangre al cerebro se reduce, afectando negativamente a la memoria y al intelecto; tanto el cuerpo como la mente indican que necesitan descansar. Ignorar estas señales de advertencia es invitar al desastre en forma de accidentes cerebrovasculares paralizantes, enfermedades cardíacas, problemas renales o dolencias del tracto urinario. Todo esto puede evitarse con la práctica regular de āsanas supinas como Supta Swastikāsana, Supta Vīrāsana.

Las enfermedades del tracto respiratorio, como el asma, la disnea y la tos seca, van en aumento debido a la creciente contaminación y al descuido de nuestra propia salud. Tendemos a hablar más rápido y más alto cuando estamos agitados, lo que inflama los músculos de la garganta. A menudo alternamos bebidas calientes y frías, lo que irrita las vías respiratorias. Comemos en exceso alimentos picantes, agrios y aceitosos, lo que contamina el esófago y hace que la tráquea se contraiga. Todos estos hábitos nos hacen vulnerables a enfermedades como el asma.

La hinchazón o inflamación de las vías respiratorias, la acumulación de flemas, la laxitud en el funcionamiento de los pulmones y la contracción de las vías respiratorias son problemas comunes que dificultan el proceso respiratorio y agitan la mente. Mientras que el prāṇāyāma se prescribe a menudo como una cura para los problemas respiratorios y la paz mental perturbada, su práctica es inconcebible para quien encuentra la respiración normal como una tarea ardua. El remedio es comenzar con āsanas supinas, asociadas a Jānu Śīrṣāsana y Adho Mukha Swastikāsana, para expandir los pulmones y el diafragma, así como aumentar la flexibilidad de los músculos intercostales. Estas āsanas también calman los nervios sobreexcitados y preparan el camino para el prāṇāyāma.

La secuencia de estas āsanas depende de la condición física del sādhaka y de la dolencia para la que se practica. Los que tienen las rodillas rígidas deben practicar Daṇḍāsana, Swastikāsana, Baddha Koṇāsana y Vīrāsana, en ese orden. Quienes no padecen dolencias importantes o limitaciones físicas graves deben practicar secuencialmente Daṇḍāsana, ciclo de Swastikāsana, Baddha Koṇāsana, ciclo de Vīrāsana, Upaviṣṭha Koṇāsana, Jānu Śīrṣāsana, Paśchimōttānāsana, Supta Swastikāsana, Supta Baddha Koṇāsana y Supta Vīrāsana, para ayudar a mantener la salud general. La secuencia de Pārśva Vīrāsana, Pārśva Swastikāsana y Parivṛtta Swastikāsana alivia los calambres o esguinces en la espalda. Aunque Baddha Hastangulyāsana y Parvatāsana también ayudan a aliviar esguinces, estos estiramientos verticales que trabajan contra la gravedad requieren más fuerza; por tanto, deben añadirse después de las āsanas de torsión, y después de que la espalda haya experimentado cierto alivio.

Para los dolores de cabeza, los resfriados, los senos nasales obstruidos y la presión arterial alta, practique la siguiente secuencia: Adho Mukha Swastikāsana, Adho Mukha Vīrāsana, Jānu Śīrṣāsana y Paśchimōttānāsana.

La duración es otro aspecto importante de la práctica de āsanas. Si tiene esguinces, no es aconsejable mantener la misma postura durante mucho tiempo. En su lugar, repita rápidamente la āsana alternando los lados derecho e izquierdo al menos 3 o 4 veces, lo que ayuda a liberar la espalda. Si, por el contrario, le duele la cabeza, mantenga las āsanas prescritas durante más tiempo, relajando conscientemente la respiración y dedicando tiempo a calmar el cuello, la cabeza, los ojos y la frente.

Todas estas āsanas son muy eficaces durante el período menstrual. Si el ciclo menstrual es normal, no es necesario alterar la secuencia prescrita. Sin embargo, cuando el sangrado es excesivo, Baddha Koṇāsana, Upaviṣṭha Koṇāsana, Jānu Śīrṣāsana con la espalda cóncava, así como las āsanas supinas, proporcionan un inmenso alivio. Baddha Koṇāsana, Upaviṣṭha Koṇāsana y las āsanas supinas, mantenidas durante más tiempo, relajan la parte inferior del abdomen.

Las āsanas sentadas proporcionan un respiro del calor y de las tensiones de una vida demasiado ajetreada.

Dado que es más fácil permanecer más tiempo en una āsana sentada que de pie, también es más fácil observar el cuerpo, sus movimientos y la colocación de los miembros de forma más objetiva en una postura sentada. Además, como el sistema nervioso no está excitado, es posible observar la mente de forma desapasionada y ver cómo la sensación de serenidad se va filtrando desde la capa más externa hasta los recovecos más íntimos de la consciencia. Las āsanas sentadas ayudan al sādhaka en el viaje interior hacia el núcleo de su ser.

24. PREPARACIÓN PARA LAS ĀSANAS INVERTIDAS

El camino del yoga es arduo. La vida mundana proporciona numerosas distracciones que incluso la mente más disciplinada encuentra difícil de resistir. Nuestros antiguos sabios comprendieron la inconstancia innata de la mente humana y ofrecieron āsanas para enseñar a concentrarse y controlarse.

Para el estudio del yoga, el sādhaka debe cultivar las cualidades de entusiasmo, valor y fortaleza. Un sādhaka debe limitar su vida social porque el excesivo contacto social conduce a las tentaciones mundanas y le desanima a seguir el camino yóguico. En el Haṭha-yoga-pradīpikā, el sabio Svātmārāma afirma que uno no puede dominar el yoga solo con la apariencia externa de un yogui. Dice que los sādhakas deben comprender los obstáculos en su camino y hacer uso de la disciplina yóguica para superarlos. En otras palabras, el único remedio para los impedimentos de la práctica yóguica es emprender el estudio del yoga con celo y perseguirlo con una concentración inquebrantable.

La vida humana está en un estado perpetuo de cambio. El cuerpo, la naturaleza y las circunstancias de cada uno están sujetos a un cambio constante. En el cuerpo físico, millones de células se producen y destruyen continuamente. Desde la infancia hasta la vejez se producen innumerables cambios. La mente voluble vuela como un pájaro, pero casi nunca alcanza sus objetivos. Los sueños elevados se desvanecen rápidamente en el olvido por falta de concentración y estabilidad. Por tanto, aprendamos a construir un puente sobre este río de la vida que siempre fluye, deteniendo la brecha entre la mente vacilante y el verdadero Ser inmutable. La āsana que trataremos en este capítulo es Setu Bandha Sarvāṇgāsana o la postura del puente. Setu significa puente. Bandha es construir o edificar y, en esta āsana, el cuerpo se coloca como un puente.

Setu Bandha Sarvāṇgāsana se alcanza inicialmente bajando las piernas desde Sarvāṇgāsana, lo que requiere ser adepto a Sarvāṇgāsana. Desde Sarvāṇgāsana, uno arquea la espalda, dobla las piernas, las aleja del tronco y deja caer con suavidad los pies al suelo. Las manos colocadas en la espalda son como dos fuertes pilares que sostienen el puente. Cuando las palmas se clavan en las costillas, la parte superior del pecho se ensancha, apuntalando el corazón. Esta āsana es una verdadera bendición para el corazón (Fig. 1).

Esta āsana también se llama Uttāna Mayūrāsana, en referencia a un pavo real. Un pavo real bailando con el pecho hinchado y abanicando exuberantes plumas es una imagen de alegría pura y sin adulterar. Esta āsana, que se asemeja a un pavo real en su forma exterior, también trae alegría a una mente abatida. Aporta vitalidad a un cuerpo cansado y disipa todos los sentimientos de ineptitud y duda. Aporta valor a los ansiosos y tranquiliza la mente irritada. Una característica importante de todas las āsanas invertidas, como Śīrṣāsana y Sarvāṇgāsana, es que ayudan al sādhaka a encontrar un equilibrio entre la mente mundana y la mente piadosa. Desgraciadamente, la gente tiende a detenerse más en los peligros que provoca la realización incorrecta de las posturas invertidas que en las virtudes de sus múltiples beneficios. Es cierto que para evitar el riesgo que supone la realización de estas āsanas es necesaria una cierta preparación. Hay que acostumbrarse a la postura invertida en la que la cabeza descansa más baja que el cuerpo. En capítulos anteriores se han presentado otras āsanas que sientan las bases para las inversiones. Sālamba Setu Bandha Sarvāṇgāsana es una āsana que prepara el terreno para las āsanas invertidas y de arqueamiento.

Los nuevos practicantes suelen mostrarse preocupados a la hora de intentar inversiones y āsanas de arco hacia atrás. Sin embargo, evitar estas āsanas en nuestra práctica solo nos priva de sus innumerables beneficios. Tenemos que liberar nuestra mente del miedo y reunir el valor para intentar las inversiones. Irónicamente, este es el género de āsanas que construye el coraje y la fortaleza. Por tanto, debemos encontrar la manera de incorporar estas posturas a nuestra práctica hasta que el miedo inicial se reduzca.

Al igual que el conocimiento no puede adquirirse sin un maestro, algunas āsanas no pueden intentarse sin ayuda o apoyo. Las personas

Fig. 1

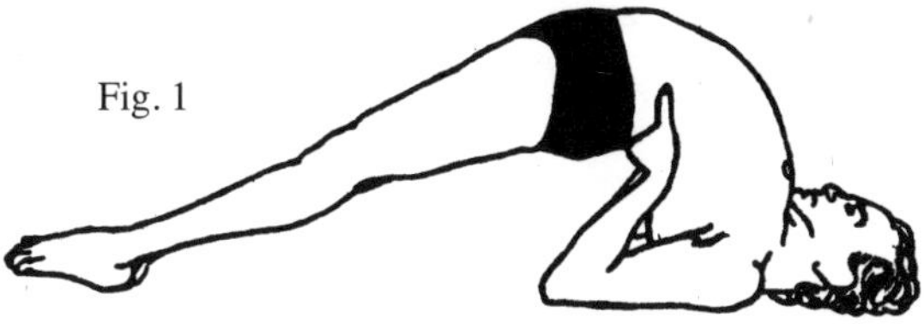

Fig. 2

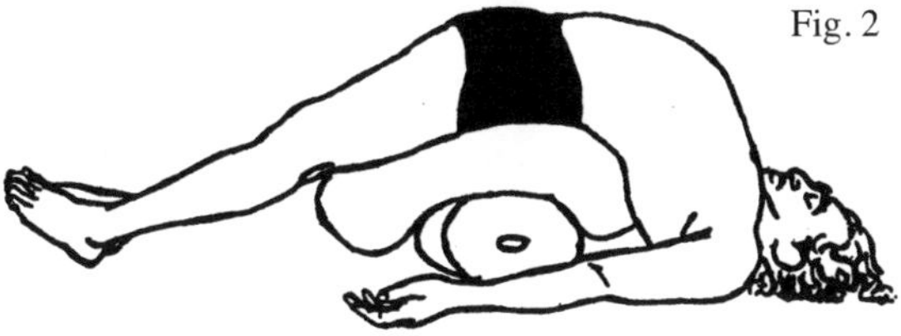

que practican yogāsanas o alguna forma de ejercicio tienen al menos un conocimiento básico de su cuerpo y sus movimientos. Otras, sin embargo, desconocen por completo su propio cuerpo. Es para estas personas para las que se enseñan las versiones Sālamba o con apoyo de las āsanas. Cuando las āsanas difíciles se hacen con apoyo, se vuelven accesibles para todos, independientemente de la edad o las limitaciones físicas.

Hacer todas las āsanas en su forma Nirālamba, o clásica, sin apoyo, requiere coraje, fuerza y extrema fuerza de voluntad. En las etapas iniciales de la práctica, el uso de accesorios o apoyo externo compensa la falta de estas cualidades y ayuda a construir la confianza.

Sālamba Setu Bandha Sarvāṇgāsana

Método 1

Preparación:

Consiga dos almohadillas o cojines firmes y gruesos. Coloque el primero horizontalmente en el suelo y el segundo verticalmente encima para formar una cruz. Coloque una manta doblada en el suelo en un extremo del cojín vertical para que el cuello esté apoyado y la cabeza no descanse en el suelo. Coloque los cojines o almohadas de manera que no se deslicen ni se caigan.

Técnica

Siéntese en el cojín vertical (superior) de espaldas a la manta doblada. Doble ambas piernas y coloque los pies en el suelo. Siéntese con las caderas ligeramente por debajo del punto más alto de la cruz, alejado de la manta.

Con una espiración, reclínese sobre la cruceta vertical de modo que el pecho (parte superior de la espalda) encaje exactamente sobre la parte superior redondeada del cojín y se ajuste a su forma. Si es necesario, presione las manos en el suelo para apoyarse mientras la espalda desciende sobre el cojín. A continuación, apoye los hombros, el cuello y la parte posterior de la cabeza en la manta. Si la cabeza y los hombros no llegan inicialmente a la manta en el suelo, deslícese más hacia abajo en el cojín.

La única diferencia entre esta acción y la de tumbarse en un colchón es que, aquí, la curvatura de la almohadilla superior arquea la columna vertebral sin esfuerzo, mientras que el borde del cojín sostiene la parte superior de la espalda.

Si necesita ajustar el tronco hacia los pies o hacia los hombros, hágalo con las piernas dobladas por las rodillas. El borde de la almohadilla vertical debe estar contra la columna vertebral. Esto eleva el pecho y apuntala el corazón, abriendo sus válvulas. Como los hombros y la cabeza están en contacto con el suelo, no hay miedo innecesario en la mente.

Una vez que el pecho, la columna vertebral y los hombros estén bien alineados estire y enderece las piernas una a una. Apoye solo los talones, no las plantas de los pies en el suelo. Mantenga los dedos de los pies mirando al techo (Fig. 2).

Al principio, uno puede sentirse desequilibrado si el cuerpo se inclina hacia un lado. Si esto ocurre, separe ligeramente las piernas. Una vez que el cuerpo encuentre su equilibrio en el centro del cojín, junte las piernas y los pies.

Haga rotar los hombros hacia atrás y ensanche el pecho con el apoyo del cojín.

Mantenga ambos brazos ligeramente alejados de los costados y estirados rectos, girados hacia fuera. Presionar el dorso de la mano en el suelo ayuda a abrir el pecho y a mantener el equilibrio.

Las razones para perder el equilibrio son:

a) Miedo.
b) Echarse hacia atrás con demasiada rapidez o de forma desordenada.
c) No dar tiempo a que el cuerpo y la mente asimilen las complejidades de cada acción.
d) Echarse con los ojos cerrados.
e) Intentar la āsana directamente sin practicar primero las āsanas preparatorias.
f) Diferencias proporcionales entre el tamaño del cuerpo y la longitud o los contornos de los cojines.
g) Perder el control de los músculos después de estirar las piernas.

Mantener la āsana durante 1 o 2 minutos, aumentando gradualmente la duración hasta 5 minutos o más.

Respire normalmente durante todo el tiempo.

Tenga en cuenta estos detalles:

No contraiga el cuello. Aleje los hombros de la base del cráneo para que el cuello se alargue. Levante la región del pecho cerca de las axilas de atrás hacia delante de forma circular. Mantenga las axilas libres. Mueva los omóplatos hacia el frontal del pecho. Ensanche la caja torácica, levante el esternón y abra el pecho desde el centro hacia los lados. Alargue las piernas desde las nalgas hasta los talones. Mantenga los pies juntos, las rodillas firmes y los tobillos estirados.

Al principio, observe cada movimiento de forma crítica. Observe los errores que comete y busque la manera de rectificarlos. Mantenga la respiración tranquila y contenida durante toda la duración de la āsana.

Permanecer demasiado tiempo en la āsana al principio puede causar dolor de espalda. Para el practicante novato, el dolor de espalda se intensifica al salir de la āsana. Para evitarlo, antes de salir del cojín cabezal, mantenga la cabeza y los hombros tranquilos sobre la manta y levante el pecho en una inspiración. A continuación, con una espiración, doble las rodillas y acerque los pies al cojín. Esto reduce considerablemente la carga en la parte inferior de la espalda.

Nunca intente sentarse en los cabezales o cojines cruzados desde Setu Bandha Sarvāṇgāsana. En su lugar, practique el deslizamiento hacia abajo desde la āsana de la siguiente manera: levante el pecho y doble las piernas por las rodillas como se ha mencionado anteriormente. No altere la cabeza ni los hombros. Ahora, doble los brazos por los codos y coloque las palmas cerca de los hombros. Presione las palmas y los pies hacia abajo y, con una espiración, empuje el torso desde las nalgas hacia los hombros y deslícese del cojín hasta que la espalda llegue al suelo. Como está saliendo de la āsana, no será un problema si los cabezales se alejan de usted durante esta maniobra. Para entrar en la āsana, hay que sentarse en los cabezales y recostarse; para salir de la āsana, hay que deslizarse desde la cintura hacia la cabeza. La acción de deslizarse de los cojines cruzados debe hacerse con suavidad y atención para conservar los efectos de la āsana.

25. UN PUENTE DESDE EL MUNDO MATERIAL AL MUNDO ESPIRITUAL

En el capítulo anterior, estudiamos una versión fácil de Sālamba Setu Bandha Sarvāṇgāsana. Vamos a analizar ahora otro método fácil para la misma āsana, que también actúa como precursor de Viparīta Karaṇi.

Sālamba Setu Bandha Sarvāṇgāsana

Método 2

Preparación:
En este método utilizamos cuatro cojines cilíndricos dispuestos como un largo banco de madera. La razón de utilizar los cojines en lugar de un banco es que la presión del borde del banco corta la espalda, lo que dificulta la permanencia en la āsana durante mucho tiempo. Los cojines cilíndricos, por el contrario, son suaves para la piel, pero lo suficientemente firmes para soportar el peso del cuerpo. Cuando se usan con regularidad, se aplanan como la parte superior de un banco, lo que facilita aún más su uso.

Cada cojín debe tener un grosor de unos 15 centímetros y una anchura de 30 centímetros. Coloque un cojín sobre el otro, para lograr una altura total de aproximadamente 25 centímetros. Si el de arriba resbala porque es nuevo y ligeramente redondeado, puede atar los dos juntos con un cinturón. Coloque los otros cojines de la misma manera. A continuación coloque los dos grupos de cojines para simular un banco largo, como se muestra en la figura 1. Si no dispone de cojines cilíndricos, utilice un colchón fino enrollado o almohadas firmes. Coloque una manta en el suelo en un extremo de esta pila de cojines para la cabeza y los hombros.

Técnica

Súbase al centro del par de cojines más cercano a la manta, de espaldas a ella. De este modo, dispondrá de un amplio espacio para estirar las piernas sobre el otro.

Con una espiración, baje la espalda sobre el cojín. Deslice gradualmente los hombros desde el borde hasta el suelo. Apoye los hombros y la cabeza en la manta. Mantenga los cojines inamovibles durante esta maniobra, sujetándolos con las manos si fuera necesario.

No permita que su cintura se deslice fuera del cojín, sino que debe anclarla firmemente contra el extremo del cojín cilíndrico. Esto asegura que el peso del cuerpo no caiga sobre los hombros y que los hombros no se deslicen fuera del cojín.

Una vez que los hombros y la cabeza estén bien ajustados, inspire, levante el pecho y ensánchelo hacia los lados. Ahora levante las piernas de una en una y estírelas rectas sobre los cojines.

Una las caras internas de las piernas. Mantenga los muslos, las rodillas, los tobillos, los talones y los dedos gordos de ambas piernas juntos.

Mantenga la parte posterior del cuerpo en contacto con los cojines. Permanezca en el centro de los cojines, alineando la línea media del cuerpo con la mediana del cojín-banco. Si el cuerpo se inclina hacia un lado, los cojines también se inclinarán y acabarán por derrumbarse.

Suelte los brazos a los lados con las palmas hacia el techo.

Respire con normalidad. La respiración suele acelerarse al entrar en la āsana; sin embargo, después de asentarse en la āsana, el diafragma se ensancha y la respiración se ralentiza sin ningún esfuerzo consciente. Es difícil permanecer mucho tiempo en la āsana si se es principiante o si el cuerpo se inclina hacia un lado. Por tanto, al principio hay que permanecer así solo un minuto y aumentar gradualmente la duración hasta 5 minutos. Los practicantes avanzados pueden permanecer hasta 10 minutos si la āsana les resulta cómoda.

En la fase final de la āsana, mantenga los músculos faciales en un estado totalmente relajado. Alargue los lados del cuello y mantenga

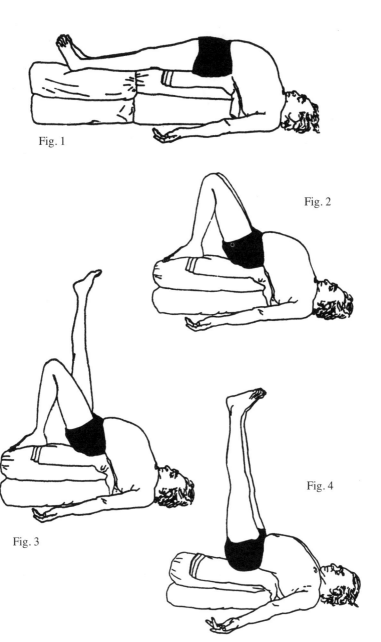

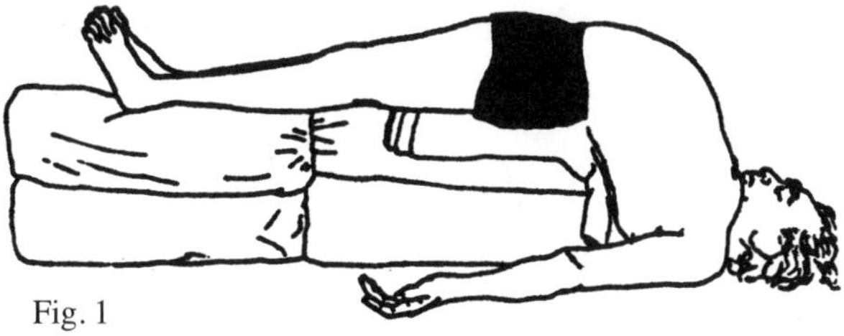

Fig. 1

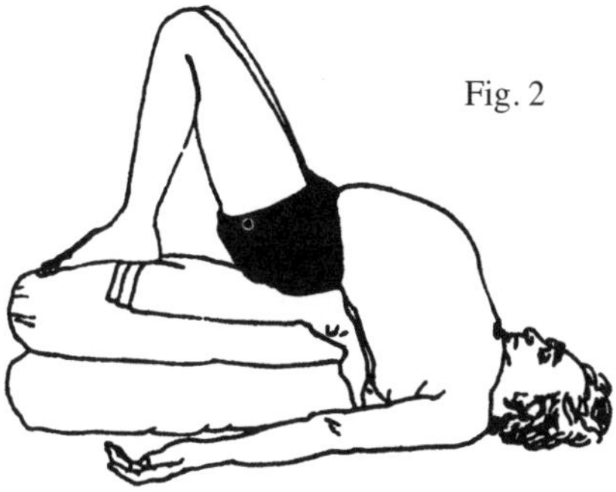

Fig. 2

Fig. 3

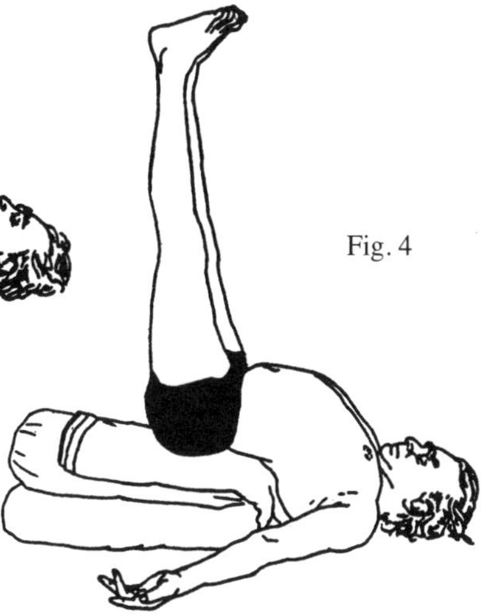

Fig. 4

la cabeza en el centro. Evite girar la cabeza hacia la izquierda o la derecha para mirar a su alrededor. Mantenga el pecho amplio y el esternón levantado. Lleve los hombros hacia los cojines, con la parte superior de los hombros apoyada en la manta.

Para salir de la āsana, doble las piernas de una en una y deslícese hacia la cabeza hasta que la espalda y las caderas toquen el suelo. Permanezca en esta postura durante un rato. A continuación, gire hacia la derecha y siéntese lentamente.

Se necesitan de 3 a 4 semanas de práctica para sentirse cómodo con estas dos versiones de Setu Bandha Sarvāṇgāsana. Una vez que sea experto en ellas, puede intentar la siguiente āsana: Sālamba Viparīta Karaṇi. Viparīta Karaṇi está considerada como uno de los 10 mudrās mencionados en los textos yóguicos. Este mudrā forma parte integral de las āsanas invertidas en las que la cabeza descansa por debajo del ombligo.

Viparīta Karaṇi (con apoyo)

Técnica

Siga las instrucciones 1 a 9 como se describe anteriormente.

Mantenga los hombros y el pecho sin molestias y la cintura, firmemente anclada en los soportes. Con una inspiración, doble las piernas una por una. Lleve los talones hacia los glúteos y apoye las plantas de los pies en el cojín cilíndrico (Fig. 2). Permanezca en esta postura durante unos segundos, respirando normalmente.

Tenga en cuenta que al doblar las piernas, los músculos de la cintura y las piernas pueden aflojarse, haciendo que la cintura se deslice por los cojines. Para evitarlo, mantenga conscientemente el agarre de la cintura, la firmeza de las piernas dobladas y la apertura del pecho en esta āsana a medias.

A continuación, mantenga la pierna y la cadera izquierdas, sin que le molesten, en el almohadón. Levante la pierna derecha, muévala ligeramente hacia el abdomen y luego levántela hacia el techo en línea con la cadera. Mantenga la pierna derecha y la rodilla firme (Fig. 3).

Con una pierna arriba y otra abajo, extienda bien la región lumbar.

No permita que las caderas se contraigan. Mantenga el pecho bien abierto. Sujete la cadera de la pierna levantada firmemente sobre la almohadilla. Si la cadera se levanta de la almohadilla, podría perder el equilibrio y caer del cojín o el peso del cuerpo se distribuiría de forma desigual, dificultando la permanencia en la āsana.

Permanezca en esta āsana de 10 a 15 segundos. No retenga la respiración. Espire, flexione la pierna derecha por la rodilla y bájela lentamente, colocando el pie derecho junto al izquierdo. Tómese unos segundos para estabilizarse.

A continuación, con una inspiración, flexione la pierna izquierda hacia el abdomen y estírela hacia el techo. No levante la cadera del cojín. Mantenga la postura durante 10 o 15 segundos respirando normalmente.

Espire. Doble la pierna izquierda, bájela y coloque el pie izquierdo junto al derecho.

De este modo, practique la elevación de una pierna cada vez. Los movimientos de la pierna no deben aflojar ni desestabilizar el resto del cuerpo. La cabeza, los hombros, el pecho, la espalda, la cintura, las caderas y la pierna doblada permanecen firmemente arraigados en sus respectivas posiciones para que el «puente» no comience a venirse abajo.

Una vez que el cuerpo se sienta estable, levante ambas piernas en el aire, una tras otra. Levante la pierna mientras inspire y espire una vez que la pierna se haya enderezado. Primero estabilice una pierna y luego siga con la otra. Tómese su tiempo para completar el proceso; no hay necesidad de apresurarse. Una vez que las dos piernas estén ajustadas en la postura vertical, respire normalmente (Fig. 4).

Junte los muslos, las rodillas, los tobillos y los dedos gordos de los pies. Alargue la parte posterior de las piernas hacia los talones. Gire la parte delantera de los muslos ligeramente hacia dentro y mantenga las piernas perpendiculares al suelo. Utilizando las caderas como punto de apoyo, estire las piernas y levante el pecho. No hinche el abdomen; deje que el estómago retroceda hacia la columna vertebral. Con las dos piernas levantadas, el pecho tiende a contraerse por el miedo o debido al esfuerzo por mantener el cuerpo en su sitio; por tanto, preste atención a mantener el pecho abierto hacia los lados.

Gire los hombros hacia atrás, en dirección a los cojines, y fíjelos hacia el suelo. La acción de rotar los hombros hacia atrás es importante. Mantenga ambas manos a los lados como en Śavāsana, con las palmas hacia el techo. Presione las manos en el suelo para apoyarse hasta que el cuerpo aprenda a equilibrarse.

No permita que los músculos dorsales se aflojen. Por el contrario, levántelos y muévalos hacia dentro para ayudar a la apertura del pecho (Fig. 4). Esta es la etapa final de Viparīta Karaṇi.

Respire normalmente.

Permanezca en la āsana inicialmente de 1 a 3 minutos. Aumente poco a poco la duración hasta 5 minutos. Mantenga los ojos abiertos y mire al pecho.

Espire, doble las piernas por las rodillas una a una (Fig. 3) y colóquelas sobre el cojín (Fig. 2). No se precipite en esta acción; tómese el tiempo necesario para estabilizar el cuerpo. Luego espire y deslícese hacia la cabeza, hasta que las caderas se apoyen en el suelo. Haga una pausa aquí durante un rato.

Ahora gire hacia la derecha y siéntese en Swastikāsana o permanezca un rato de espaldas en Śavāsana. Si le duele la parte baja de la espalda debido a la acción de arqueo hacia atrás, haga Adho Mukha Swastikāsana con la cabeza apoyada en un cojín.

En este capítulo y en el anterior, hemos hablado de dos métodos para hacer Setu Bandha Sarvāṇgāsana con apoyo, así como Viparīta Karaṇi. Estas āsanas nos preparan mental y físicamente para las inversiones clásicas. El arqueo de la espalda desde el cuello hasta la región lumbar entrena la columna vertebral para las āsanas de arqueo hacia atrás. Estas āsanas mejoran la circulación de la columna vertebral y fortalecen el sistema nervioso. Setu Bandha Sarvāṇgāsana establece una conexión saludable entre el cuerpo y la mente al fortalecer la médula espinal y las fibras nerviosas que contiene. Dado que el sistema nervioso es el enlace más importante entre el cuerpo y la consciencia, esta āsana, practicada regularmente, tiene el poder de elevar citta a grandes alturas.

El cerebro es la sede de la mente pensante y el corazón es la sede de la mente sentimental o instintiva. Mientras el cerebro registra percepción consciente, los sentimientos o instintos subconscientes están enterrados en lo más profundo del corazón. Descansando bajo el pecho en esta āsana, el cerebro permanece tranquilo mientras el pecho expandido despierta el corazón. Los pensamientos y creencias latentes de los que no éramos conscientes salen a la superficie y comienza el proceso de purificación. Los deseos se someten y el intelecto se despierta.

La acción de inclinarse hacia atrás aprieta los órganos de la parte posterior del cuerpo, especialmente los riñones y el páncreas, mejorando la circulación hacia estos órganos. Las costillas se expanden y los músculos del pecho se liberan. El diafragma se ensancha, dando lugar a inspiraciones más profundas. Como la parte posterior de la cabeza está bien descansada, es fácil relajar los músculos faciales. El estrés desaparece y surge una sensación de ligereza. Como el corazón está apoyado y elevado, sus músculos se fortalecen. Esta āsana es, por tanto, muy valiosa para los pacientes cardíacos; sin embargo, es mejor practicarla bajo la dirección de un maestro capacitado para evitar errores.

Es más fácil realizar la āsana después de practicarla, ya que se puede cerrar los ojos durante la āsana. En esta āsana se consigue un Jālandhara bandha natural con la barbilla presionando la garganta, lo que ayuda a regular la presión sanguínea. Al recibir un abundante suministro de sangre, las glándulas de la garganta funcionan mejor, lo que da lugar a un equilibrio hormonal.

Todos estos efectos se magnifican en Viparīta Karaṇi porque las piernas están elevadas y el suministro de sangre se dirige hacia el vientre. Igual que una presa conserva el agua, la energía se conserva cuando la región del ombligo retrocede hacia la columna vertebral en Viparīta Karaṇi. El diafragma se ensancha hacia los lados y la sangre acumulada en el vientre fluye sobre él y hacia el corazón como una suave cascada.

Aunque los textos sobre yoga pueden ofrecer un análisis detallado de cada āsana junto con su teoría, aplicación y efectos, solo a través del esfuerzo activo en la práctica el sādhaka puede cosechar los beneficios de las āsanas. Si los esfuerzos se quedan cortos, ya sea cualitativa o cuantitativamente, también lo serán los resultados. Por tanto, el estudiante que analiza críticamente el tema debe también aprender a evaluar su propia práctica y hacer cambios cuando sea necesario.

Los tres humores del cuerpo (vāta, pitta y kapha) trabajan constantemente para mantener el metabolismo. Cada uno de estos tres humores se divide en cinco tipos, dependiendo de su localización y función.

Vāta [vāyus] se divide en prāṇa, apāna, udāna, vyāna y samāna. Los cinco tipos de pitta son alochaka, sādhaka, ranjaka, pachaka y bhrajaka. Tarpaka, bodhaka, avalambaka, kledaka y sansheshaka son las cinco categorías de kapha.

Los cinco tipos de pitta, alochaka pitta, sādhaka pitta, ranjaka pitta, pachaka pitta y bhrajaka pitta, tienen una ubicación fija en el cuerpo. Alochaka pitta existe en los ojos, ayudándonos a ver el reflejo de la imagen. Sādhaka pitta existe en la región que va desde el corazón hasta el cerebro y su trabajo es estimular el intelecto, desarrollar el conocimiento intuitivo y fortalecer la conciencia del yo (ego), que juega un papel importante en todas las acciones y en el sādhanā. Ranjaka pitta se encuentra en la sangre. Ranjaka mantiene la adecuada coloración de la sangre, además de enriquecerla con sus componentes. Pachaka pitta existe en el estómago y los intestinos y ayuda a la digestión. Bhrajaka pitta se encuentra en la piel y contribuye al brillo de esta.

Junto con los cinco pittas, también tenemos cinco tipos de vāyus. Estos son prāṇa, apāna, vyāna, udāna y samāna. Prāṇa existe en la cabeza y se mueve por las zonas de la garganta y el pecho. Nutre el cuerpo con quilo, sostiene y alimenta el corazón, energetiza los sentidos de la percepción, la mente y la inteligencia. Apāna existe en la zona inferior del cuerpo, por debajo del ombligo. Su área está en la pelvis, el sistema excretor y reproductor y los muslos. Tiene un papel importante en la excreción. Principalmente expulsa los desechos como la orina, las heces, el flujo menstrual en las mujeres y el semen en los hombres, pero los retiene cuando es necesario, por ejemplo, para retener el embarazo, dar a luz en el momento adecuado y controlar el movimiento del semen durante el coito, así como para mantener el celibato. Por tanto, regula esas funciones corporales. Vyāna existe en el corazón, pero tiene libertad para moverse por todo el cuerpo. Está conectado con el sistema circulatorio. El bombeo del corazón y la circulación de la sangre son controlados por vyāna. Los movimientos de los brazos y las piernas, la contracción y expansión de los músculos, el parpadeo de los ojos y el control sobre los nervios motores es realizado por vyāna. Udāna vāyu está en el pecho y tiene su movimiento en la nariz, la garganta y, hasta cierto punto, en el ombligo también. Udāna responde al incentivo dado por los sentidos de la percepción. Activa el órgano del habla y proporciona la fuerza para activar el órgano del habla, la laringe, y construye la fuerza de voluntad y el celo para los esfuerzos, incluso para el sādhanā. Aporta alegría y sostiene la memoria. Samāna existe en la zona abdominal superior, activa los intestinos y el estómago. Ayuda a la digestión, la absorción y la separación de la materia de desecho.

Alochaka pitta es activado por udāna vāyu, sādhaka por prāṇa vāyu, ranjaka por vyāna vāyu, pachaka por samāna vāyu y bhrajaka por apāna vāyu.

Del mismo modo, cinco son los tipos de kaphas: tarpaka, bodhaka, avalambaka, kledaka y samsleshaka. Tarpaka se encuentra en la cabeza y los ojos y sacia, nutre y alimenta los sentidos de la percepción. Bodhaka existe en la lengua dando y enriqueciendo el gusto. Valambaka kapha existe en el pecho, el corazón, el cuello y los hombros. Nutre, apoya y fortalece estas áreas. Kledaka existe en el estómago y el duodeno. Su función es batir y mezclar los alimentos que se ingieren. Samsleshaka kapha existe en las articulaciones causando la lubricación y la fijación de las articulaciones.

Estos pancavāyus, pancapittas y pancakaphas juegan un importante papel en la práctica del Aṣṭāṅga Yoga. Si estos humores del cuerpo son fuertes y están bien equilibrados, entonces el yoga sādhanā se hace más fácil.

Aunque los humores y su división no son el tema de este capítulo, cabe destacar que Udāna vāyu y Sādhaka pitta, situados en la garganta y el pecho, respectivamente, son importantes para el estudio de las āsanas. Estos dos humores fomentan la determinación, la fuerza de voluntad y la perseverancia, al tiempo que nutren el intelecto y la memoria. Estas son las mismas cualidades que se requieren para la práctica seria del yoga. Tanto Setu Bandha Sarvāṇgāsana como Viparīta Karaṇi potencian Udāna vāyu y Sādhaka pitta, preparando así las bases para una práctica regular y productiva.

Estas āsanas son, pues, un puente entre el cuerpo y la consciencia. Ayudan a guiar la mente mundana hacia el reino espiritual y restauran el equilibrio hormonal regulando el sistema endocrino. Estas āsanas optimizan el funcionamiento de los órganos vitales y ponen al sādhaka serio en el camino correcto para el viaje yóguico.

26. HALĀSANA: EL ARADO QUE LABRA LA TIERRA

Las glándulas endocrinas desempeñan un papel fundamental en el mantenimiento del equilibrio del cuerpo y la mente. El funcionamiento de nuestros diversos órganos está controlado por el cerebro y el sistema nervioso, que a su vez se rige por la acción química de las glándulas endocrinas. Estas glándulas producen, mantienen y almacenan las hormonas, que son esenciales para la salud física, mental y emocional. Cuando los nutrientes de los alimentos se asimilan en el torrente sanguíneo, las glándulas endocrinas absorben lo que necesitan para fabricar hormonas. Como estas glándulas no tienen conductos, las hormonas resultantes se liberan directamente en el torrente sanguíneo. A través de la sangre, las hormonas circulan por todo el cuerpo.

Además de nutrir el cuerpo, las glándulas endocrinas estimulan, nutren y regulan nuestras emociones. Incluso podemos postular que ayudan a la búsqueda espiritual encendiendo la sed de autorrealización y suministrando la energía necesaria para ello. De las principales glándulas endocrinas, el hipotálamo y la hipófisis están situados en la cabeza, la tiroides y la paratiroides en la garganta, las suprarrenales sobre los riñones y los islotes de Langerhans en el páncreas. Las glándulas reproductoras son los testículos, en los hombres, y los ovarios, en las mujeres. La glándula pituitaria controla todas las demás glándulas y está gobernada por el cerebro.

Aunque la función de cada glándula es distinta, todo el sistema endocrino funciona también como un todo interdependiente. Controla las distintas reacciones químicas y funciones metabólicas del organismo. Ayuda a ajustar las cantidades respectivas de nutrientes en el cuerpo, como el azúcar, los electrolitos, el hierro, el yodo, el zinc, el fósforo, el arsénico, el calcio, el sodio, el potasio, etcétera.

Nuestras glándulas controlan de manera significativa el surgimiento de emociones como el miedo, la pena, el dolor, la ira, la agitación, los celos, el amor, la bondad y la felicidad, y dictan su expresión manifiesta. Nuestros valores morales, el carácter, la firmeza del intelecto, la consistencia del pensamiento, la creatividad, el poder de discriminación, la consciencia y la satisfacción dependen considerablemente de nuestro equilibrio hormonal. Así pues, los tres principios del desarrollo espiritual, a saber, la pureza de pensamiento, acción y carácter, dependen en gran medida del funcionamiento de nuestro sistema endocrino.

La guerra entre el deseo y el desapego ha tenido lugar en el corazón humano desde tiempos inmemoriales. Por un lado, la gente anhela los placeres mundanos, pero, por otro lado, también alberga un profundo anhelo de iluminación espiritual. La mente, atrapada entre estos dos extremos, busca perpetuamente dirección e inspiración.

Las āsanas invertidas, como Śīrṣāsana, Sarvāṇgāsana, Halāsana y Setu Bandha Sarvāṇgāsana, sirven para dirigir con precisión la mente hacia el alma. Estas āsanas nacen de la infinita sabiduría y autoexperiencia de los antiguos yoguis. Desencadenan la sed de iluminación, proporcionan el impulso y la energía necesarios para esta e impulsan al sādhaka hacia el camino adecuado. Consideremos ahora Halāsana, una de las importantes āsanas invertidas.

Cuando pensamos en āsanas invertidas, la primera que nos viene a la mente, y quizás la más temida, es Śīrṣāsana Es irónico que a los seres humanos, que nacen al revés, les llene de aprensión el estado invertido. Al igual que un bebé debe aprender inicialmente varias acciones pequeñas antes de caminar, un sādhaka aprende a acercarse a Śīrṣāsana con un paso de bebé a la vez. Las āsanas de pie, como Adho Mukha Śvānāsana, Prasārita Pādōttānāsana, Pārśvōttānāsana y Uttānāsana, funcionan como inversiones parciales, en las que adquirimos confianza con la postura de cabeza abajo. Setu Bandha Sarvāṇgāsana nos enseña, además, a elevar las piernas mientras la cabeza y los hombros están en el suelo. La siguiente āsana en este proceso de aprender a invertir es Halāsana.

Halāsana se enseña antes que Śīrṣāsana o Sarvāṇgāsana por múltiples razones. Cuando se hace sin apoyo, es un reto para mantener el equilibrio en las āsanas invertidas. Con respecto al equilibrio,

Halāsana es la más fácil de aprender porque el cuello y los hombros, junto con la parte superior de los brazos y los dedos de los pies, forman un trípode estable sobre el que el cuerpo puede equilibrarse. El cuerpo de un principiante no puede asumir fácilmente la postura invertida debido a su peso e inercia. En Halāsana se aprende a levantar el cuerpo contra la gravedad. Los músculos del cuello soportan una parte del peso del cuerpo, y se fortalecen y allanan el camino hacia inversiones más dinámicas. Sin embargo, la carga es compartida por los hombros, los brazos y los dedos de los pies, de modo que el cuello no se vea sometido a un esfuerzo excesivo. El cuerpo permanece más o menos paralelo al suelo con los dedos de los pies arraigados, lo que elimina el miedo a caerse de la postura invertida.

Además, Halāsana, por sí misma, es una āsana extremadamente terapéutica. Practicada con regularidad, ayuda a desviar los efectos nocivos y las dolencias derivadas de la vida moderna. Halāsana es inestimable para tratar el estrés, la presión arterial alta, la hipertensión, los dolores de cabeza, las migrañas, la hiperacidez, la sinusitis, los trastornos bronquiales, los problemas oculares y la disminución de la inmunidad.

Una vez que el alumno es experto en Halāsana, puede proceder a aprender Sarvāṇgāsana y, finalmente, Śīrṣāsana. Para minimizar el miedo y eliminar los errores, Śīrṣāsana debe ser la última de estas inversiones que se intente. Sin embargo, una vez aprendidas las tres āsanas, la secuencia de práctica debe ser siempre Śīrṣāsana primero, seguida de Sarvāṇgāsana y Halāsana, estas dos últimas en cualquier orden.

Halāsana

Hala significa «arado». Esta āsana se asemeja a la hoja de un arado al labrar la tierra. El cuerpo se asemeja a un campo, que debe ser cultivado para sembrar las semillas de la paz y la tranquilidad. La acción de arar en esta postura llega hasta la glándula tiroides, en la garganta, y las glándulas suprarrenales, en los riñones.

Hay tres posiciones de las manos en esta āsana. Las palmas pueden colocarse a la espalda; los brazos pueden estar extendidos detrás

Fig. 1

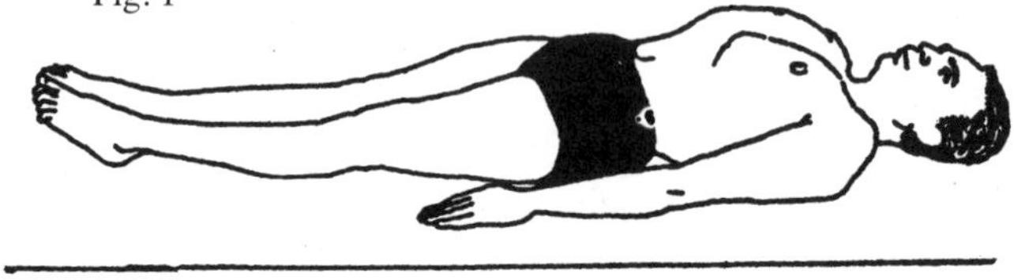

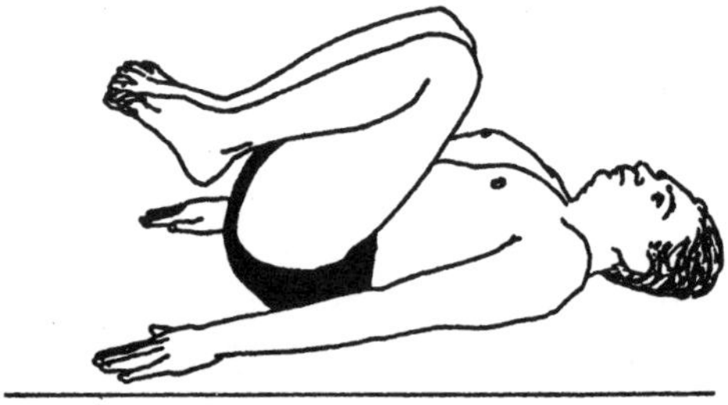

Fig. 2

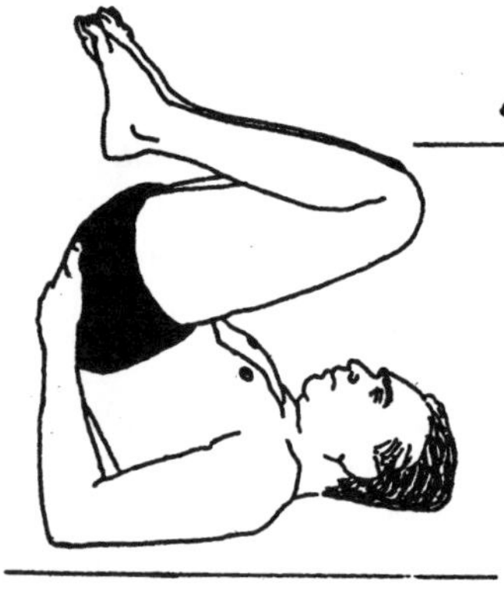

Fig. 3

Fig. 4

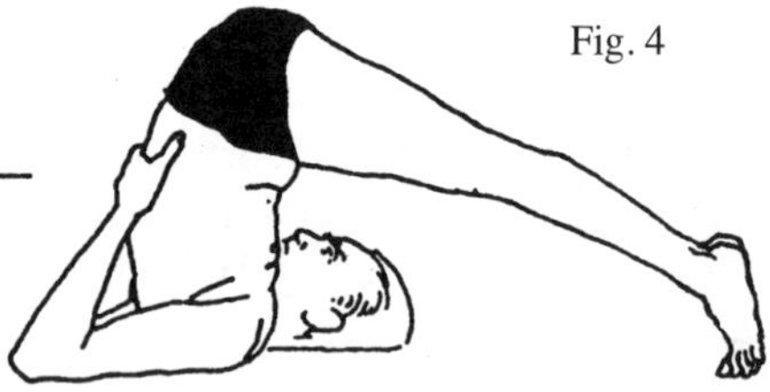

Fig. 5

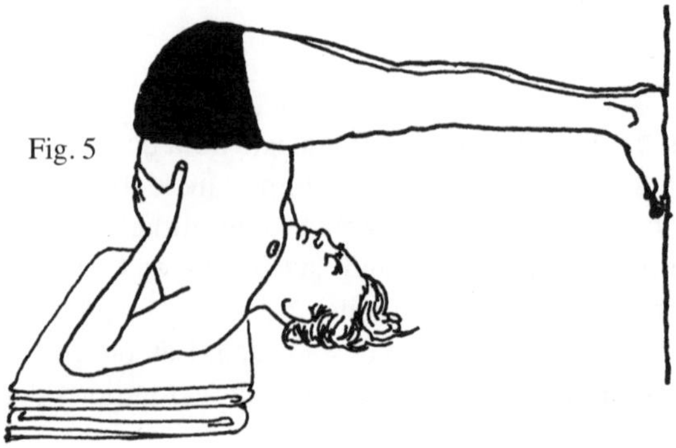

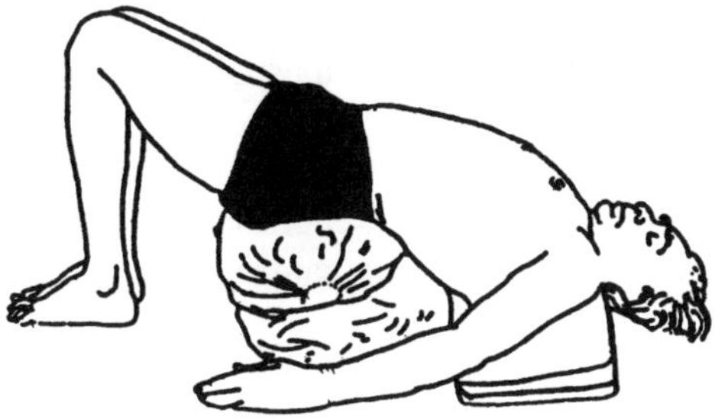

Fig. 6

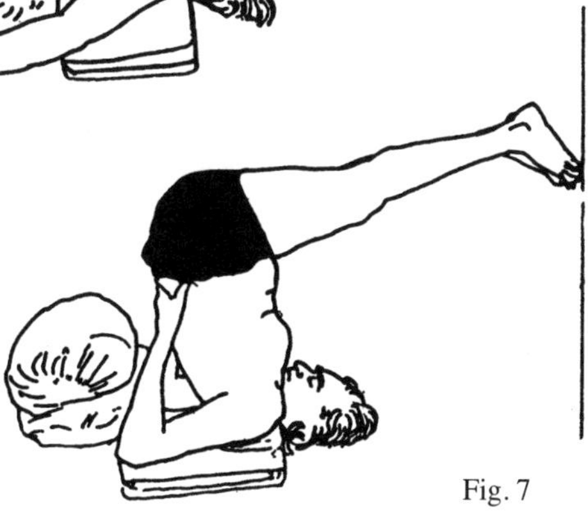

Fig. 7

de la espalda con los dedos entrelazados; o los brazos pueden mantenerse junto a la cabeza. Los principiantes deben colocar las manos a la espalda para apoyar el tronco y levantar los costados.

Técnica

Extienda una manta gruesa en el suelo para proteger el cuello y los hombros del suelo duro. Túmbese de espaldas con los omóplatos, el cuello y la base del cráneo sobre la manta. La cabeza se inclinará ligeramente hacia el suelo. Mantenga las piernas derechas y los pies juntos. Coloque los brazos a los lados con las palmas hacia abajo. Alinee el cuerpo de forma que la coronilla, el centro del pecho, el ombligo y el punto de unión de las piernas formen una línea recta. Si la mediana del cuerpo está distorsionada al principio, es probable que se desvíe hacia un lado en la āsana final.

Espire, flexione las piernas y acerque las rodillas al pecho (Fig. 2).

A continuación, con una espiración un poco más fuerte, levante rápidamente las caderas del suelo y sostenga la espalda con las palmas de las manos (Fig. 3).

Para los principiantes, esta debe ser una acción rápida junto con una espiración fuerte para aportar ligereza al cuerpo. Los que tienen los músculos de la espalda entrenados y una cantidad razonable de práctica pueden levantar el cuerpo suavemente.

En esta postura, presione la parte superior de los brazos y los codos con fuerza contra el suelo. Acerque las rodillas dobladas al abdomen con el coxis hacia el techo. Deje que el cuerpo encuentre su equilibrio en esta postura.

Espire y estire las piernas por encima de la cabeza. Presione los dedos de los pies firmemente hacia abajo, como si se clavaran en el suelo (Fig. 4). Procure que esta acción de las piernas se haga muy lentamente y con cuidado, para que todo el cuerpo no se tambalee.

No permita que el pecho se hunda mientras las piernas caen sobre la cabeza. En su lugar, presione los hombros y los dedos de los pies con fuerza hacia abajo, y hunda las palmas en la espalda para levantar el tronco.

Respire normalmente. Mantenga esta postura inicialmente durante un minuto. Aumente poco a poco la duración hasta 5 minutos.

A continuación espire, flexione las piernas por las rodillas y comience a inclinar suavemente las caderas hacia el suelo por detrás de usted. Reduzca gradualmente la presión de las palmas sobre la espalda y baje el tronco hasta el suelo.

Para evitar que la espalda se estrelle contra el suelo, no suelte bruscamente las manos de la espalda.

Una vez abajo, enderezca las piernas y túmbese en el suelo. Si hay dolor en la parte baja de la espalda, mantenga las piernas flexionadas por las rodillas con los pies cerca de las caderas. Permanezca en esta postura durante unos minutos hasta que los músculos de la espalda se hayan liberado por completo.

Tenga en cuenta estos detalles:

Levante la columna vertebral hacia arriba, desde la base del cuello hacia el coxis y mantenga el torso perpendicular al suelo.

- Mantenga las rodillas firmes. Apriete los cuádriceps para que agarren firmemente los huesos del fémur. Mueva los huesos del fémur hacia el techo para que los muslos no se hundan hacia la cara.
- Eleve los costados. Mantenga la mediana del tronco perpendicular al suelo para que el cuerpo no se incline hacia un lado.
- Mantenga las plantas de los pies separadas y activas como se describe en Daṇḍāsana.
- Aleje los hombros de la base del cráneo para mantener la longitud del cuello. Ajuste los hombros de manera uniforme sobre la manta, de modo que el hombro derecho y el izquierdo estén alineados entre sí.
- No tuerza ni contraiga el cuello. A menudo, el peso del cuerpo recae sobre el cuello y los hombros, y la barbilla presiona la cavidad de la garganta. Para evitar ambos problemas, mueva los omóplatos hacia dentro y levante la columna dorsal verticalmente hacia el techo. Esto asegura que las piernas soporten una parte del peso del cuerpo y que la garganta permanezca ligera, a pesar del bloqueo de la barbilla.
- Mantenga los ojos calmados y tranquilos, mirando al pecho y no a la frente. No apriete los dientes ni apriete la lengua.
- A los principiantes, a los que tienen los músculos de la espalda rígidos o las caderas pesadas, a los que tienen problemas respiratorios y a los que tienen sobrepeso les resulta difícil levantar la cintura en esta āsana. Estas personas pueden intentar cualquiera de estas dos versiones más fáciles de las āsanas, las llamadas Ardha (media) Halāsana porque están a medio camino de la āsana completa.

Ardha Halāsana

Preparación:

Apile mantas dobladas de aproximadamente 6 cm de altura en el suelo. Apílelas ordenadamente de extremo a extremo, con los bordes doblados en el mismo lado.

Coloque esta pila a una distancia de entre 75 centímetros y 1 metro de la pared, con el borde doblado hacia esta. Para determinar la distancia precisa de la pared, siéntese en Daṇḍāsana con las nalgas en el borde de la pila de las mantas, de cara a la pared con las plantas de los pies presionando contra la pared. Reajustar la postura de las mantas según la longitud de las piernas. La Ardha Halāsana es como una Daṇḍāsana invertida. El espacio para las piernas necesario en ambas es el mismo. Por tanto, la colocación de las mantas según Daṇḍāsana funciona también para Ardha Halāsana.

Método 1

Acuéstese con los hombros y la parte superior de la espalda sobre la pila de mantas dobladas, con la cabeza hacia la pared. Los hombros deben estar cerca del borde doblado de las mantas mientras la cabeza descansa en el suelo. Respire un poco más profundamente, pero no mueva la cabeza y los hombros de su postura.

Espire. Flexione las piernas por las rodillas y acérquelas al abdomen como en la figura 2.

Con una espiración, levante las caderas. Apoyando primero las caderas y luego la espalda con las palmas de las manos, levante el tronco y lleve las piernas por encima de la cabeza. Toque la pared con los pies a la altura de la cintura o un poco más arriba (Figs. 5 y 7). Dirija la mirada hacia el pecho o el ombligo. Si los ojos se desvían para mirar las piernas o los pies, la cintura se sentirá pesada y el tronco se hundirá.

Mantenga las plantas de los pies presionadas contra la pared. Empuje hacia la pared sin alejarla para que el tronco no ruede hacia el suelo. Utilice las palmas de las manos para elevar los costados.

El torso está ahora perpendicular al suelo y las piernas paralelas (o ligeramente más altas). Permanezca en esta postura de 3 a 5 minutos con una respiración normal. Aumente gradualmente la duración. A medida que el cuerpo entre en la āsana, intente bajar los pies por la pared hasta que los dedos de los pies toquen el suelo.

Espire y levante lentamente los pies de la pared. Doble las piernas por las rodillas y baje suavemente el cuerpo hasta las mantas. Gire hacia la derecha y siéntese.

En el segundo método, disponga las mantas dobladas como se ha descrito anteriormente y coloque un cojín en el suelo en el borde de las mantas que esté más alejado de la pared. Cuando se acueste sobre las mantas con la cabeza hacia la pared, el cojín debe estar debajo de las caderas (Fig. 6).

Método 2 (con el cojín)

Siéntese en el cojín y túmbese de forma que los hombros queden ajustados sobre la pila de mantas como en el primer método de Ardha Halāsana con las caderas apoyadas en el cojín (Fig. 6).

Siga las instrucciones 2 a 6 tal y como se indica más arriba. La única diferencia entre estos dos métodos de Ardha Halāsana es que la elevación en la āsana, así como el descenso, son más fáciles porque las caderas ya están elevadas (Fig. 7).

A muchas personas les resulta difícil levantar las caderas. No solo a las personas con sobrepeso, sino a las que tienen una parte inferior del cuerpo débil y sin tonificar, a las que tienen la espalda y las piernas rígidas; y las mujeres en el climaterio que experimentan pesadez en el bajo vientre y la zona lumbar encuentran que la elevación de las piernas desde la postura supina es una ardua tarea. El segundo método de Ardha Halāsana, con las caderas colocadas a una altura considerable, hace que la āsana sea mucho más fácil para estas personas.

27. DEL DESALIENTO A LA DICHA INTERIOR

Después de aprender tres variaciones de Halāsana en los capítulos anteriores, aprendamos ahora una cuarta versión en la que pasamos de Sālamba (apoyada) Sarvāṇgāsana a Ardha Halāsana con la ayuda de dos sillas. Hablaremos de la versión clásica de Sarvāṇgāsana en capítulos posteriores, pero esta versión con el apoyo de una silla es importante porque hace que la āsana sea accesible para todos, independientemente de las limitaciones físicas.

Los antiguos yoguis o ascetas llevaban una vida austera. Para los que vivían en āśramas o bosques, los lujos se consideraban innecesarios. Sus enseres se limitaban a darbhāsana (esteras de paja) y mrgajina (pieles de ciervo), con postes de madera como soporte en el que se sentaban, y otras necesidades básicas. Los árboles y las enredaderas eran sus verdaderos amigos. Junto a sus espartanas pertenencias, los troncos y las ramas de los árboles, las vides, las raíces colgantes de los banianos, los acantilados, las piedras y las rocas estaban a su disposición y hacían el papel de atrezo actual. Los artesanos que daban forma a sus báculos también esculpían la madera ampliamente disponible en las formas necesarias para el apoyo en āsanas y prāṇāyāma. Este fue el origen de los accesorios de yoga contemporáneos.

Los partidarios más puritanos del yoga suelen denunciar los accesorios como pobres sustitutos del esfuerzo y la experiencia. Esto, sin embargo, es falso. Los apoyos son soportes que permiten incluso a los practicantes enfermos, físicamente débiles, discapacitados y de edad avanzada asumir y mantener una āsana y cosechar sus beneficios. Los apoyos también protegen contra las lesiones al intentar las posturas más difíciles. Al igual que las marionetas de madera (kurunti en sánscrito) se mueven tirando de los hilos, el cuerpo físico de un sādhaka asume diferentes posturas con la ayuda de estos dispositivos. El método de práctica con el uso de puntales se conoce como yoga-kurunta.

Preparación para Sarvāṇgāsana apoyada en una silla:

El equipo necesario para esta āsana se halla fácilmente disponible en la mayoría de los hogares. Necesitará dos sillas plegables fuertes y metálicas, o una silla y un taburete de la misma altura. Si no están disponibles, una silla de comedor, junto con cualquier mueble de altura similar (una cama o un diván, por ejemplo) funcionan igual de bien.

Disponga el equipo como se describe a continuación:

Abra la silla plegable. Coloque una manta de cuatro pliegues en el asiento de la silla, cubriendo ligeramente su borde frontal. Esto evitará que el borde del asiento se le clave en la espalda.

Coloque un cojín horizontal en el suelo delante de la silla. Coloque una manta doblada más allá del cojín para que la cabeza no descanse directamente en el suelo.

Sitúe la segunda silla, taburete o accesorio similar frente a la primera silla, a un metro de distancia del cojín (Figs. 9 y 10). Si se utiliza una cama o un sofá o un mueble pesado de este tipo, coloque la silla y el cojín a un metro de distancia, de cara a este sostén inamovible.

Sālamba Sarvāṇgāsana o Sarvāṇgāsana con silla

Técnica

Siéntese de lado en el asiento de la silla, con las dos piernas hacia la derecha. El brazo derecho y el lado derecho del torso deben estar tocando el respaldo de la silla (Fig. 1).

Agarre el respaldo de la silla con ambas manos y gire el pecho para que quede de cara al respaldo. Gire la pierna derecha hacia arriba y engánchela sobre el respaldo de la silla. Deje que el pie izquierdo esté en el suelo durante unos segundos para estabilizar el cuerpo (Fig. 2).

Ahora levante la pierna izquierda y engánchela también sobre el respaldo de la silla. Mire al frente (Fig. 3).

En esta postura, usted estará encaramado en el centro del asiento, de cara al respaldo, y con ambas piernas dobladas, enganchadas so-

Fig. 1

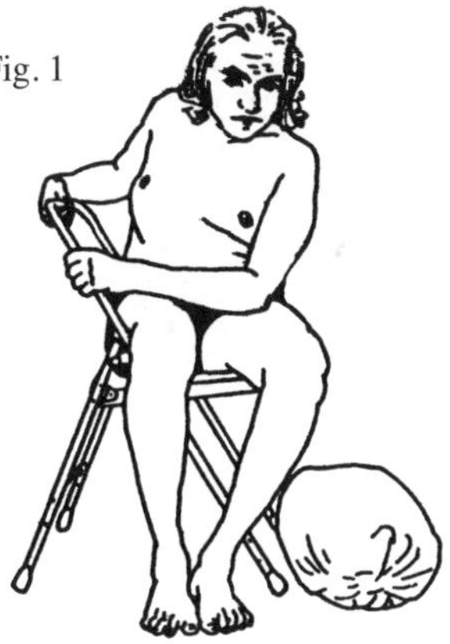

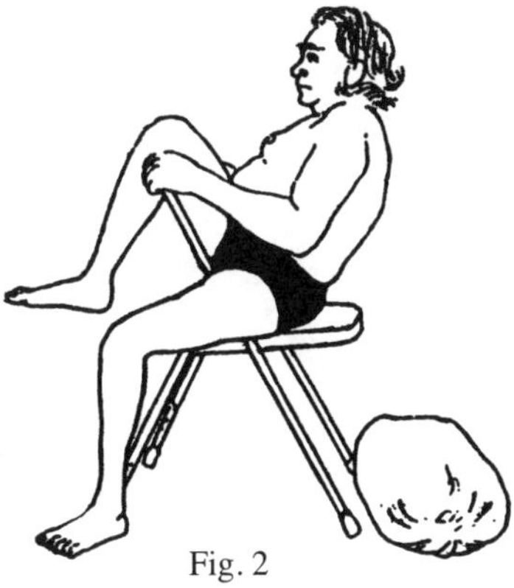

Fig. 2

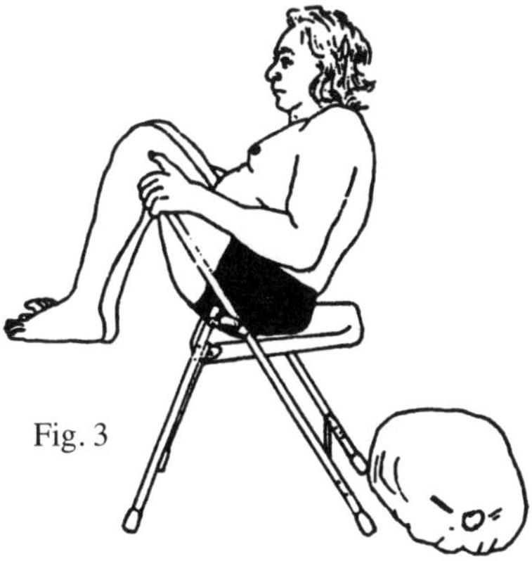

Fig. 3

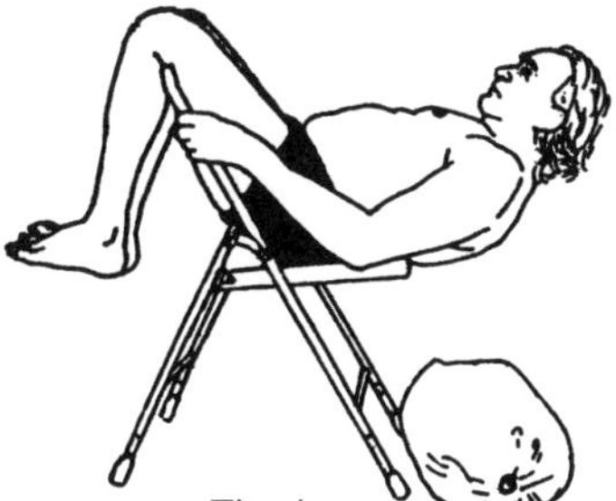

Fig. 4

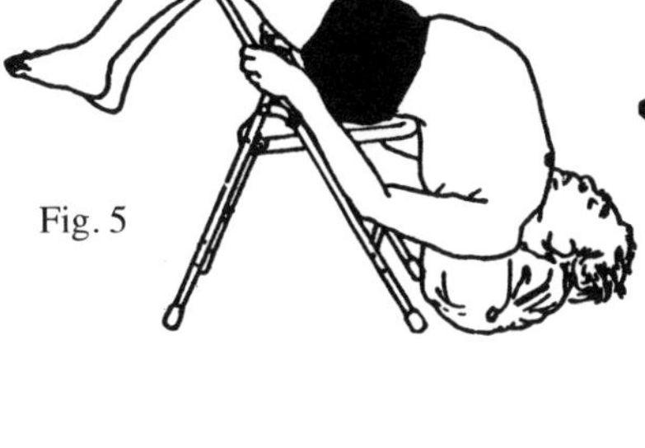

Fig. 5

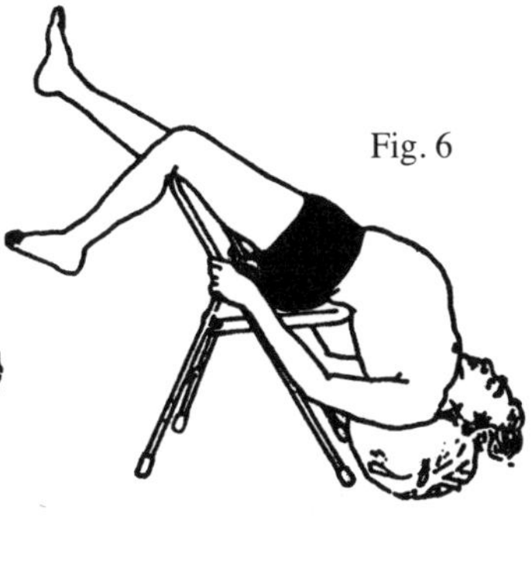

Fig. 6

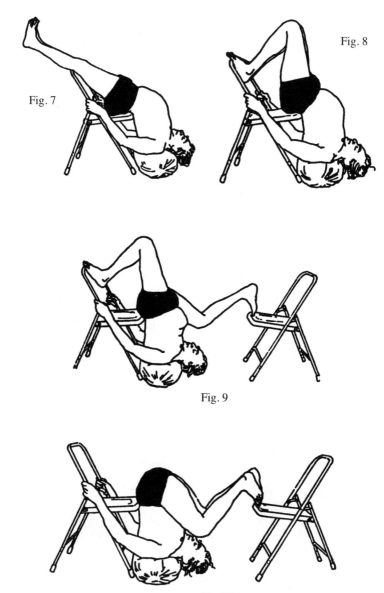

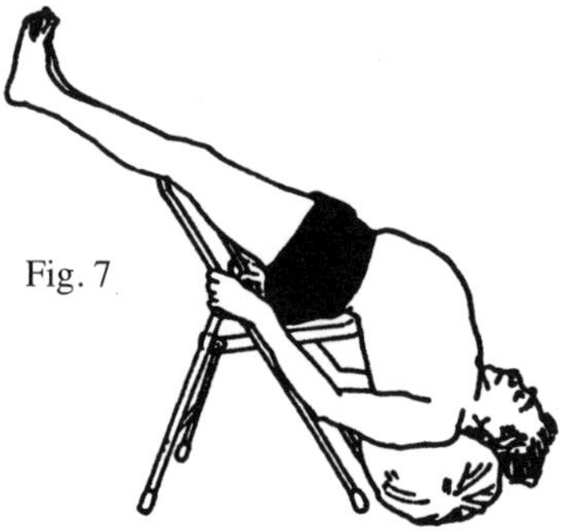

Fig. 7

Fig. 8

Fig. 9

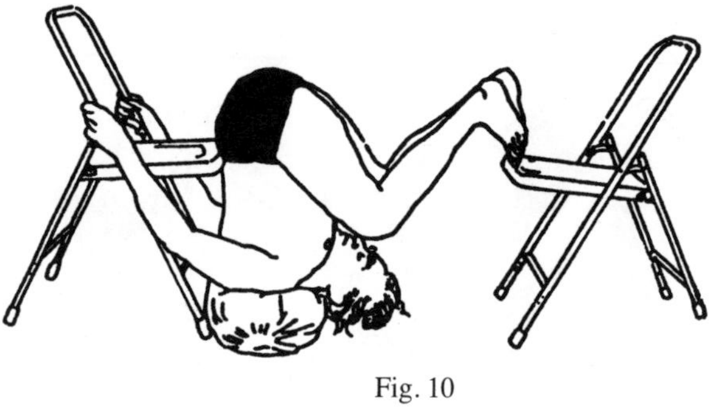

Fig. 10

Fig. 11

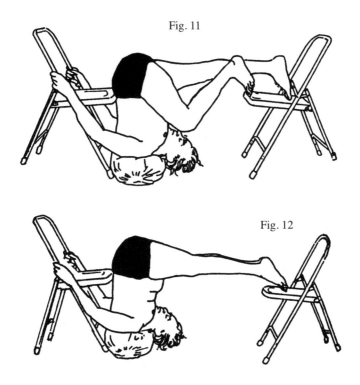

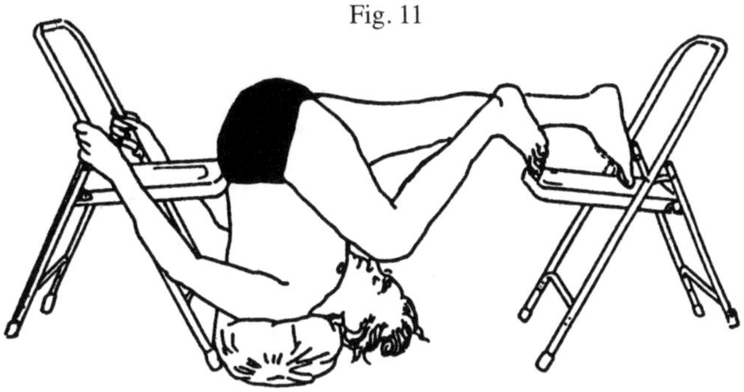

Fig. 12

bre el respaldo. Agarre firmemente los lados del respaldo con ambas manos. No permita que la manta se separe del asiento.

Espire y comience a inclinarse hacia atrás, hacia el asiento de la silla, deslizando simultáneamente las manos por los lados del respaldo (Fig. 4).

En este momento, comenzamos el proceso de invertir el cuerpo y bajar los hombros hacia el respaldo. Tenga en cuenta que no se trata de una acción rápida. Si desciende demasiado rápido, la silla podría volcarse, haciendo que usted se estrelle contra el suelo. Al mismo tiempo, el proceso debe ser fluido, y cada paso debe seguir al anterior en una sucesión rítmica.

Deslice las manos hacia abajo a lo largo de los bordes de la silla, bajando al mismo tiempo el tronco sobre el asiento de la silla. Afloje el agarre de las piernas en el respaldo. Evalúe visualmente la distancia entre el asiento de la silla y el cojín. Espire, invierta el tronco y deje caer rápida pero suavemente los hombros hacia el cojín (Fig. 5).

No tarde demasiado en pasar de la figura 4 a la figura 5. Quedarse a mitad de camino rompe la fluidez del proceso. Mantenga la cintura enganchada al borde frontal del asiento, y las piernas colgando sobre el respaldo de la silla mientras el tronco alcanza el cojín.

Procure sentarse en el centro de la silla. Evite sentarse demasiado atrás o demasiado hacia el borde frontal del asiento. Si se sienta muy atrás en la silla, la cintura puede quedar atrapada en el asiento, dificultando el movimiento del tronco durante el deslizamiento. Si se sienta demasiado cerca de la parte delantera, el equilibrio del cuerpo se desplaza hacia los hombros y la cintura se desliza fuera de la silla, o la silla se vuelve inestable.

A continuación, con una espiración, estire la pierna derecha sin levantarla de la barra superior del respaldo (Fig. 6).

Con una pierna estirada y otra doblada, impida que el cuerpo se deslice hacia abajo o se desplome.

Espirando de nuevo, estire la pierna izquierda. Junte las piernas (Fig. 7). Deslice las manos por los costados de la silla hasta llegar a un lugar cómodo cerca del asiento. Ensanche los hombros y déjelos descansar cómodamente sobre el cojín. Respire con normalidad. Permanezca en esta postura durante 2 o 3 minutos al principio. Aumente gradualmente hasta los 5 minutos.

Pautas importantes que hay que seguir:

Empuje los hombros hacia atrás mientras se apoyan en el cojín cilíndrico y expanda el pecho. El borde superior de los hombros debe hundirse en el cojín.

Rote los omóplatos hacia dentro y levante el esternón para que el pecho se mantenga elevado.

Levante los costados utilizando el agarre de las manos.

Imagine que la silla es una extensión del cuerpo y tire de ella hacia el tronco. Simultáneamente, utilice los bordes del asiento y del respaldo para apuntalar la espalda y evitar que se hunda. El cuerpo sostiene la silla al mismo tiempo que se apoya en ella.

Vista de lado, la disposición de la silla y el cojín se asemeja a una escalera de mano. El cojín es el primer peldaño, el asiento es el segundo y la parte superior del respaldo es el tercero. Para subir la escalera, es necesario tener un paso firme y una marcha ascendente. Si el cuerpo se desliza por alguno de los peldaños, la postura se derrumbará.

Mantenga las rodillas firmes y los isquiotibiales bien extendidos. Lleve los dedos de los pies hacia el tronco para alargar los músculos de la pantorrilla. Mantenga los cuádriceps agarrados y los muslos girados ligeramente hacia dentro.

La siguiente postura, Ardha Halāsana, se intenta desde esta fase final de Sarvāṇgāsana con silla.

Ardha Halāsana

Técnica

Mantenga el pecho amplio y los costados del tronco firmes. Con una inspiración, doble la pierna derecha por la rodilla y coloque la planta del pie sobre el respaldo. Haga una pausa de unos segundos y luego coloque el pie izquierdo en el respaldo junto al derecho. No separe las caderas del asiento de la silla (Fig. 8).

Sin alterar la situación del pie izquierdo, espire y mueva la pierna derecha hacia delante para colocar los dedos del pie en el asiento de la silla o en un accesorio similar que se haya colocado detrás de la cabeza (Fig. 9).

A continuación continúe con la pierna izquierda, colocando los dedos del pie izquierdo junto al derecho en la silla, por detrás de la cabeza (Fig. 10). Al llevar las piernas hacia arriba, no las levante demasiado hacia el techo. Esto tiende a hacer que el cuerpo sea inestable. En su lugar, mantenga la rodilla doblada cerca del abdomen mientras lleva la pierna por encima de la cabeza hasta la silla opuesta.

Evite mirar hacia las piernas en movimiento o la silla que está detrás de usted porque puede hacer que los ojos se esfuercen, o que la cabeza se desplace. La distancia siempre parece exagerada desde una perspectiva sesgada, creando un miedo innecesario. Dado que la silla se ha colocado a una distancia adecuada antes de comenzar la āsana, debemos proceder con fe en que los pies encontrarán su sitio.

El miedo que surge en cualquier āsana suele deberse a una desconexión entre la mente y el cuerpo. En lugar de permanecer absorto en el cuerpo y sus acciones presentes, la mente se desvía y se preocupa a causa de una miríada de distracciones intrascendentes. Esta dualidad de mente y cuerpo es la verdadera causa de la ansiedad o el pánico. En esta particular āsana, podemos evitar el miedo manteniendo la mente atrincherada dentro del cuerpo y el cuerpo firmemente en contacto con la silla.

A veces los pies son incapaces de alcanzar el asiento de la silla opuesta debido al miedo, la falta de equilibrio o la rigidez. En ese caso, gire la silla de manera que el asiento esté de espaldas a usted y el respaldo de la silla le quede más cerca. Coloque los pies en la parte superior del respaldo en Ardha Halāsana, en lugar de en el asiento. La altura añadida hace que la postura resulte algo más fácil.

En esta fase, los dedos de los pies se apoyan en el asiento o en el respaldo, con las rodillas dobladas (Fig. 10). Si los brazos están excesivamente tensos, bájelos de las barras laterales de la silla trasera y sujételos a los lados del asiento. Mantenga la silla en contacto con el respaldo en todo momento.

A continuación estire las piernas una tras otra. Aleje el pie derecho de la cabeza en el asiento, presione los dedos del pie con firmeza y enderezca la rodilla (Fig. 11). Si se siente tambaleante, haga una pausa de unos segundos para estabilizar el cuerpo, y luego repita el procedimiento con la pierna izquierda.

Clave los dedos de los pies en el asiento de la silla, agarre ambas rótulas y mantenga los muslos firmes. Ahora se encuentra en Ardha Halāsana (Fig. 12). Usando el agarre de las manos en la silla trasera, mueva las costillas traseras hacia dentro y levante el tronco. No permita que los hombros se deslicen fuera del cojín. Evite girar la cabeza para mirar alrededor. Y lo que es más importante, resista la tentación de mirar a la silla de enfrente bajo cualquier circunstancia.

La práctica regular facilita la realización de la āsana y el uso de accesorios. En esta etapa, no solo disminuye el miedo, sino que la concentración aguda que se requería en cada paso se vuelve prescindible. Ahora es posible permanecer tranquilamente en la āsana más tiempo con mucho menos esfuerzo. Entrar en una āsana y mantenerla implica tanto el movimiento físico como la concentración mental. La calidad del movimiento en la etapa de aprendizaje, sin embargo, es contundente y dinámica, mientras que en una etapa posterior, cuando la āsana se ha dominado, el movimiento es más fluido. En la fase de aprendizaje, la mente está a propósito alerta y concentrada; mientras que, más tarde, se vuelve atenta y a la vez serena. A medida que nos sentimos cómodos con la āsana, el enfoque dinámico que define las etapas iniciales de la práctica da paso a una consciencia relajada y más penetrante.

Permanezca en la āsana de 3 a 5 minutos con una respiración normal, aumentando gradualmente la duración con la práctica.

Para salir de la āsana, sujete con firmeza el respaldo de la silla con las manos. Doble las piernas una tras otra, espirando cada vez, y acerque los dedos de los pies a la cabeza hasta el borde del asiento de la silla (Fig. 11,10).

A continuación empuje las caderas hacia la silla trasera. Espire, levante la pierna izquierda y hágala girar hacia atrás para que el pie se apoye en el respaldo de la silla trasera (Fig. 9). Espire de nuevo y siga con la pierna derecha (Fig. 8).

Ahora proceda con precaución. No permita que el cuerpo se estrelle erráticamente contra el suelo.

Para dejar la postura:

Mantenga las caderas en contacto con la silla. Afloje el agarre de las manos en la silla y permita que los hombros se deslicen gradualmente de la silla hasta llegar al suelo.

O bien:

Empuje la silla y deje que las caderas desciendan suavemente hasta el suelo, de modo que se apoyen en los pies de la silla y la cabeza descanse en el cojín.

Gire sobre su lado derecho. Utilice el cojín como almohada para el lado derecho de la cabeza. Descanse durante unos segundos y luego siéntese.

Estos métodos de Sarvāṇgāsana y Halāsana apoyados en la silla se han ideado con mucha reflexión, teniendo en cuenta las dificultades que encuentran los principiantes sin experiencia y los estudiantes con sobrepeso. Estas personas tienden a evitar las inversiones, ya que son posturas difíciles de alcanzar o mantener. Sin embargo, la silla y el soporte del cojín permiten que el cuerpo descanse con comodidad, al tiempo que eliminan el miedo y aumentan la confianza. Esto finalmente prepara el cuerpo y la mente para intentar las āsanas en su forma clásica.

Aunque se trate de formas modificadas de las āsanas clásicas, tienen muchas ventajas. El soporte asegura que el estudiante no se canse en exceso ni pierda el equilibrio. La postura del soporte quita la carga del cuello para que las personas con problemas de cuello puedan permanecer en la postura con facilidad. Sarvāṇgāsana con silla cura la fatiga crónica y ayuda a la recuperación después de una larga enfermedad. Es extremadamente beneficiosa para tratar los trastornos respiratorios, las enfermedades del corazón, el estrés, la fatiga mental y las dolencias oculares. También ayuda a los pacientes a acelerar la recuperación tras una operación abdominal.

Halāsana apoyada tiene beneficios similares. Pasar de Sarvāṇgāsana con silla a Ardha Halāsana es mucho más fácil que levantarse en la āsana desde el suelo, ya que las caderas y las piernas ya están elevadas. La silla en la espalda, sostenida con las manos, ayuda a mantener el equilibrio mientras las piernas se balancean por encima de la cabeza en Halāsana.

Con la ayuda del cojín y de las dos sillas, es mucho más fácil mantener la espalda levantada y las piernas firmes, en comparación con la postura clásica. Los músculos del cuello y los hombros se liberan, la columna vertebral se estira, los isquiotibiales se estiran y los músculos abdominales se benefician de una mejor circulación. Los apoyos permiten permanecer en la āsana durante más tiempo.

Ambas āsanas son eficaces para aliviar los dolores de cabeza, el dolor de garganta y la amigdalitis. Quienes trabajan con la voz, como los cantantes, los profesores y los actores, cuyos pulmones y cuerdas vocales están constantemente sometidos a tensión, encuentran un gran alivio con la práctica regular de estas āsanas.

En ambas āsanas, la mirada debe dirigirse hacia el pecho. La garganta debe mantenerse suave y pasiva y la mente debe centrarse en la respiración. Esto separa los órganos de los sentidos del mundo externo y atrae la mente hacia el interior. En Sarvāṇgāsana, la mente se vuelve generosa. En Halāsana, la mente se disuelve en un estado de dicha. Estos estados son fácilmente alcanzables cuando permanecemos en las āsanas durante un período prolongado con la ayuda de accesorios. El cerebro se relaja por completo y experimenta un placentero estado de alerta pasiva. Nuestro carácter experimenta una completa transformación, alcanzando una cualidad vibrante y, a la vez, serena que es esencial para el sādhanā yóguico. Nos corresponde a nosotros darnos cuenta de la grandeza de estas āsanas y cosechar sus inmensos beneficios en cuerpo, mente y espíritu.

28. LA MADRE DE TODAS LAS ĀSANAS: SARVĀṆGĀSANA

Si hay una āsana que regule todo el mecanismo corporal, calme la turbulencia mental, estimule el intelecto y enseñe humildad, esa es Sarvāṇgāsana. Como una madre, nutre amorosamente el cuerpo, la mente y el espíritu en todos los sentidos. Sarvāṇgāsana mejora la fortaleza mental y la fuerza emocional: dos cualidades comúnmente asociadas a las mujeres.

De la misma manera que una madre mantiene unida la familia, atiende a cada individuo y fomenta la comunicación sana entre sus miembros, Sarvāṇgāsana mantiene el cuerpo en sintonía nutriendo cada órgano, coordinando las funciones de los distintos sistemas y promoviendo la salud y la felicidad en el proceso.

La leyenda del Trailokya Chintamani es que el mágico talismán protege y pone los placeres de los tres mundos a los pies de su propietario. Sarvāṇgāsana es como este talismán de leyenda. El que la domina está protegido de todas las dolencias y experimenta eternamente las alegrías de un cuerpo sano, una mente estable y una conciencia iluminada.

Hay dos métodos para realizar Sarvāṇgāsana: con apoyo (Sālamba) y sin apoyo (Nirālamba). Alamba es un apéndice o soporte. Sālamba Sarvāṇgāsana se hace con las manos sosteniendo la espalda. En Nirālamba Sarvāṇgāsana, la espalda no se apoya en las manos y el cuerpo se equilibra completamente sobre los hombros. Aprendamos primero la primera versión, la más fácil.

Sālamba sarvāṇgāsana

Técnica

Extienda una manta gruesa en el suelo para proteger los hombros, los codos y la cabeza del duro suelo. Túmbese de espaldas sobre la manta. Mantenga la cabeza, el centro del pecho, el ombligo y las piernas en una línea recta. Junte los pies. Mantenga las rodillas firmes y las piernas estiradas (Fig. 1). Gire las palmas de las manos hacia abajo. Gire los hombros hacia atrás como en Daṇḍāsana y mantenga los bordes exteriores de los omóplatos en contacto con el suelo. Alargue el cuello estirando la cabeza lejos del tronco. Mantenga la barbilla ligeramente inclinada hacia abajo, para que la cabeza no caiga hacia atrás. Respire con normalidad. Aunque el cuerpo esté en postura supina, mantenga la mente alerta.

Las personas con tortícolis o dolencias cervicales deben utilizar una pila de mantas dobladas para el cuello y los hombros, como se describe en Ardha Halāsana, en el capítulo 26. Ajuste los hombros en el borde de la pila con la cabeza ligeramente inclinada hacia atrás, como se indica para Ardha Halāsana (Fig. 5, capítulo 26). A continuación, sin permitir que los hombros se deslicen fuera del borde de las mantas, continúe con la āsana.

Espire. Flexione las rodillas hacia el pecho (Fig. 2). Haga de 2 a 3 respiraciones normales.

Con una espiración ligeramente enérgica, presionando las palmas de las manos en el suelo, levante las caderas, la cintura y la espalda. Sostenga las caderas con las manos (Fig. 3).

Antes de que el torso se caiga, utilice otra espiración para levantar el tronco más y sujetar la espalda con las palmas (Fig. 4). En esta fase, la acción de levantar el cuerpo del suelo se produce desde la espalda. Sin embargo, después de la elevación inicial, tenemos que utilizar las piernas para ascender más. Deje que la parte interna de los muslos escale hacia arriba desde la ingle hasta las rodillas, de modo que los glúteos se muevan hacia dentro y las rodillas apunten hacia el techo.

La elevación en Sarvāṇgāsana no es una acción brusca de arrastrar el cuerpo hacia la postura; más bien, es un movimiento sutil y refinado, en el que el cuerpo asciende por una línea media imaginaria

Fig. 1

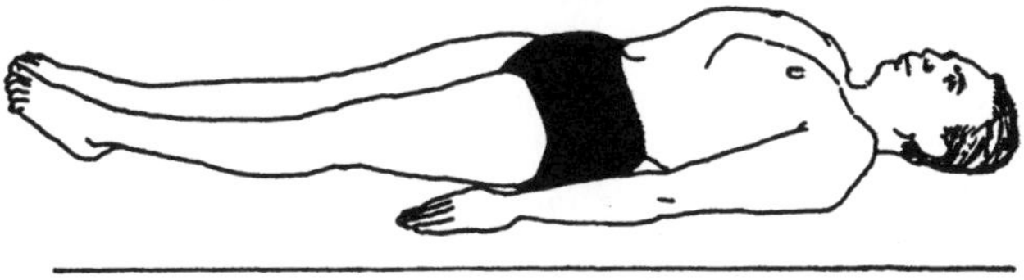

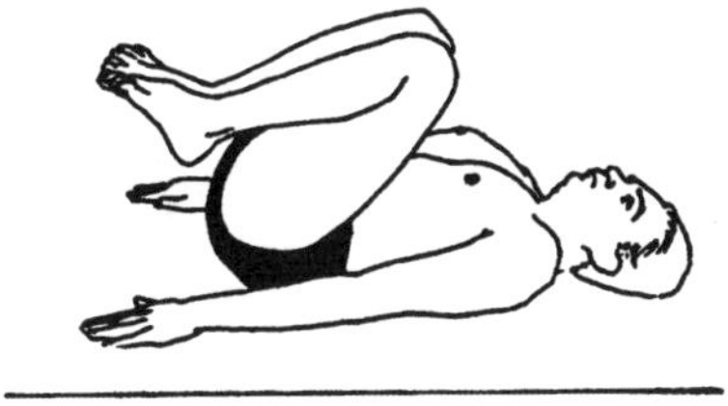

Fig. 2

Fig. 3

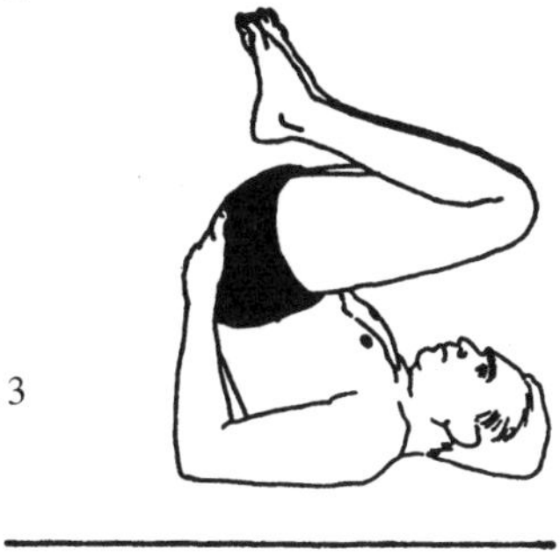

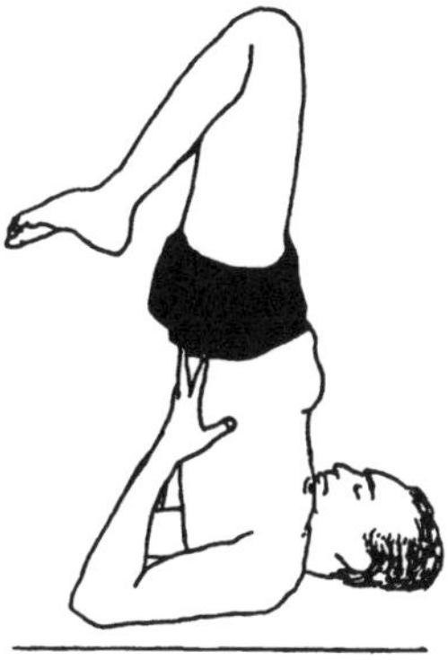

Fig. 4

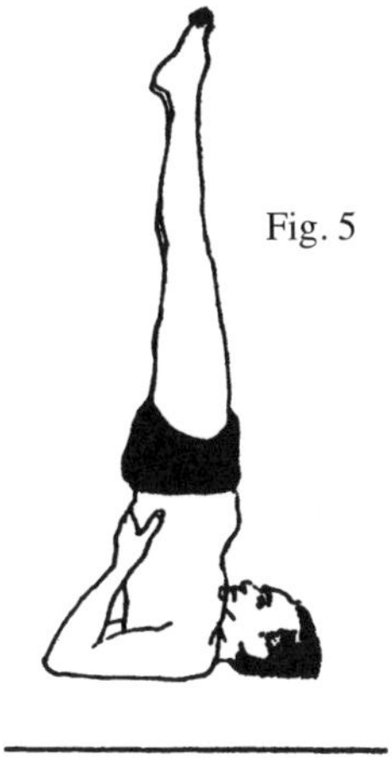

Fig. 5

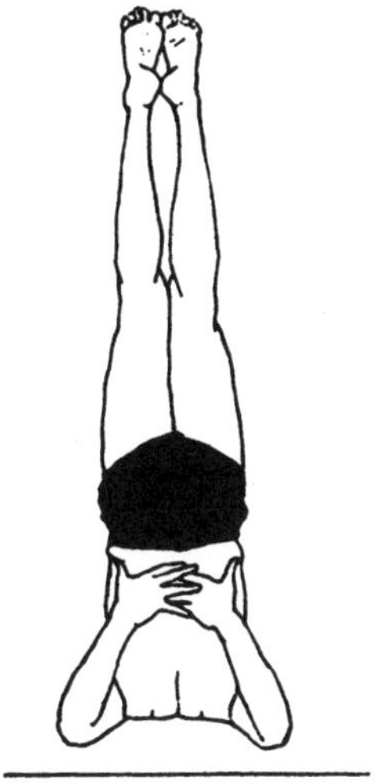

Fig. 6

de la misma manera que una enredadera asciende a un árbol o a un poste. Es importante involucrar a la mente en el proceso de aportar ligereza al cuerpo físico; de lo contrario, el cuerpo se derrumba como un peso muerto sobre los hombros. En esta fase, todo el cuerpo, desde los hombros hasta las rodillas, estará perpendicular al suelo (Fig. 4).

Mantenga las rodillas apuntando hacia el techo, las plantas de los pies hacia las nalgas, el pecho empujando hacia la barbilla, las nalgas metidas, los hombros abiertos y las palmas de las manos clavadas en los músculos de la espalda.

Inspire. Retenga la respiración durante un breve momento y, manteniendo el pecho hacia delante y el coxis metido hacia dentro, enderece las piernas desde las rodillas. A continuación, espire. Esta es la āsana final (Fig. 5). Si se enderezan las piernas sin percepción consciente en la región del pecho y la cadera, las piernas se inclinarán hacia delante y las caderas se moverán hacia atrás. Del mismo modo, si el esternón se aleja de la barbilla en lugar de impulsarse hacia ella, el pecho se hundirá y la espalda se encorvará. La elevación de la columna vertebral es una acción hacia dentro y hacia arriba, como una serpiente que levanta su capucha.

En esta fase final de la āsana, el cuerpo, desde los hombros hasta los pies, está perpendicular al suelo. Permanezca en esta postura durante 3 o 4 minutos con una respiración normal.

Para salir de la āsana, espire, doble las rodillas (Fig. 4) y llévelas al abdomen (Fig. 3). Baje suavemente las caderas hasta el suelo (Fig. 2). Extienda las piernas y recuéstese sobre la espalda (Fig. 1). Puede sentir una sensación de dolor en el cuello debido al peso que ha soportado en la āsana; sin embargo, resista la tentación de girar el cuello para aliviar los músculos. El dolor desaparecerá a su debido tiempo. A continuación, gire hacia su lado derecho y siéntese.

Tenga en cuenta estos detalles:

La estabilidad en Sarvāṇgāsana no se produce de forma rápida o inmediata, así que dese un tiempo para estabilizarse. No debe mantenerse rígidamente derecho para estar estable. Ese tipo de estabilidad, conseguida mediante un intenso esfuerzo muscular, deja el cuerpo fatigado y agotado. En su lugar, mantenga los músculos pectorales e intercostales sueltos y flexibles, y elévelos con suavidad. Eleve las costillas frontales ligeramente más que la región de la espalda. Atraiga los músculos de la columna vertebral hacia dentro y hacia arriba para ayudar a la acción de elevación. Al principio, hay que reajustar constantemente las palmas de las manos hacia abajo en la espalda, y reintentar el movimiento de elevación de la espalda con las manos cada vez que las palmas se desprendan del suelo hacia las caderas (Fig. 6).

Ensanchar los hombros y las clavículas hacia los lados; sin embargo, mantenga los codos en línea con los hombros y no más anchos. Si la distancia entre los codos supera la anchura de los hombros, el pecho comienza a hundirse y el tronco se cae. Las piernas comenzarán entonces a inclinarse hacia delante. Si esto ocurre, tire de los músculos de los glúteos hacia dentro y meta el coxis antes de volver a alinear las piernas con el tronco. Estas acciones pueden parecer inconexas para el ojo inexperto, pero están interconectadas y deben ejecutarse al mismo tiempo.

Quienes habitualmente inclinan el cuello hacia un lado lo harán en Sarvāṇgāsana también. Haga un esfuerzo consciente para mantener el cuello derecho y la cabeza en el centro mientras se está en la āsana. Mantenga el centro de la barbilla, el cuello y el centro del esternón en el mismo plano. Separe ambos hombros por igual hacia los lados. En otras palabras, los extremos de los hombros deben ser equidistantes del centro del esternón.

Si los hombros se estiran de forma desigual, el cuello se inclina y, como resultado, los tímpanos también pierden su alineación. Esto ejerce presión sobre los tímpanos. La consecuencia de este desequilibrio puede ser de mareos o acúfenos para quienes ya sufren de dolencias del oído. Por tanto, el cuello debe estar alineado en el centro, los hombros uniformemente estirados, y ambas orejas mantenidas en una línea horizontal.

Es importante observar la postura de las manos. La rotación de los brazos debe rodar de dentro hacia fuera. Esta importante acción reduce en gran medida el exceso de peso que soporta el cuello. Para lograr esta acción, gire el bíceps de dentro hacia fuera de manera que su borde interno mire hacia el techo. El tríceps, en la parte posterior del brazo, gira en consecuencia de fuera hacia dentro, de modo que su borde exterior toque el suelo.

El movimiento de rotación de la parte superior del brazo hace que la columna dorsal se mueva más hacia dentro y la cintura se levante más hacia arriba. Las palmas están ahora en una mejor postura para empujar la espalda y elevar el tronco, minimizando así la carga sobre el cuello. Las manos, utilizadas de esta manera, se convierten en el ālaṁba o soporte de la āsana en el verdadero sentido del término.

Si la respiración se vuelve pesada o molesta, o los oídos se sienten bloqueados, es porque los brazos se han aflojado y las palmas han perdido su agarre en la espalda. Vuelva a ajustar los brazos para aliviar el peso sobre el pecho y las orejas. Es natural que los ojos miren a los pies. Sin embargo, si dirige conscientemente su mirada al punto entre el pecho y el ombligo, la cabeza no se volverá pesada. El centro del pecho permanece entonces centrado y será más fácil mantener la simetría de la āsana.

29. SARVĀṆGĀSANA CON APOYO EN LA PARED

Como se ha comentado en el capítulo anterior, Sālamba Sarvāṇgāsana es una āsana difícil para los principiantes. Levantar tanto las caderas como el torso en la āsana, así como mantener la postura invertida, puede ser una tarea ardua para personas robustas o con el trasero pesado. Cuando están en la āsana, también pueden encontrar que la presión sobre el cuello es insoportable. Para aliviar la tensión, las personas con problemas de cuello pueden elevar los hombros sobre una pila de mantas como se menciona en relación con Ardha Halāsana en el capítulo anterior.

Sarvāṇgāsana, tanto con la pila de mantas como con el apoyo de la pared, hace que la āsana sea posible para todos. Las mantas liberan la tensión en el cuello y la garganta y el apoyo de la pared erradica el miedo a caerse.

Preparación:

Utilice de 3 a 5 mantas de cuatro pliegues para esta āsana. El número de mantas depende de su grosor individual. Apílelas en un montón ordenado como se describe en las instrucciones para Ardha Halāsana, con los bordes doblados a un lado (consulte la Fig. en Ardha Halāsana, cap. 26). La pila debe tener unos 5 centímetros de altura, un metro y medio de anchura y un metro o más de longitud (lo suficientemente larga como para acomodar la anchura de los hombros). Coloque la pila con el borde desplegado tocando la pared a lo largo.

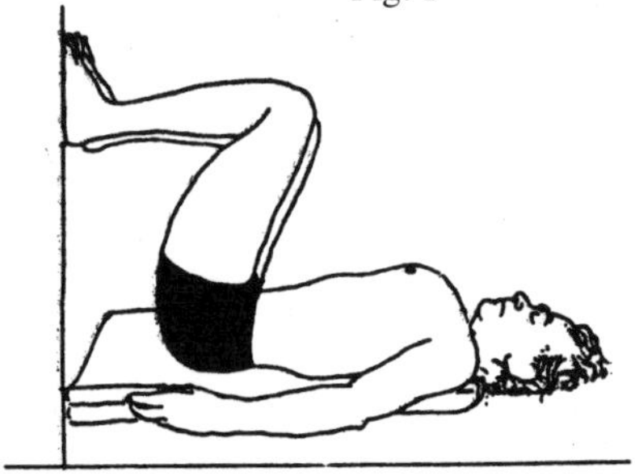
Fig. 1

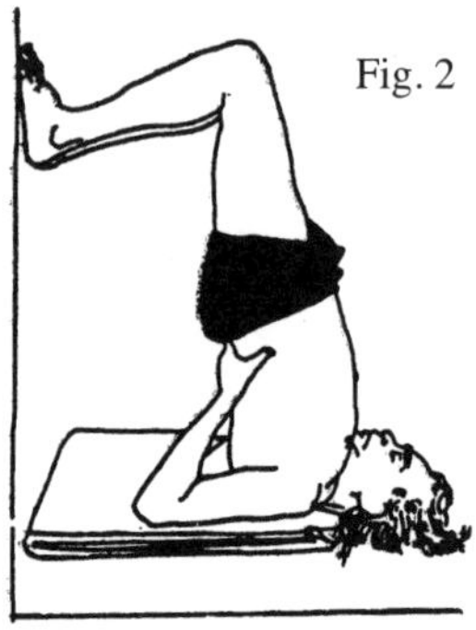
Fig. 2

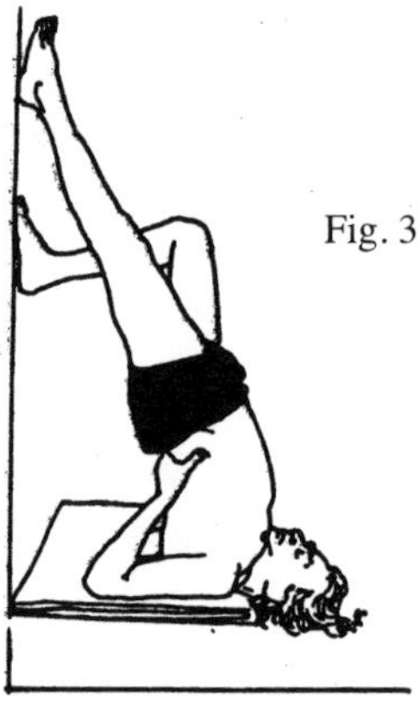
Fig. 3

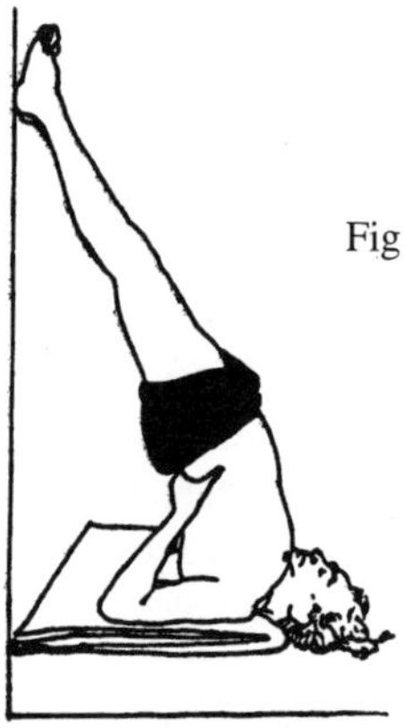
Fig. 4

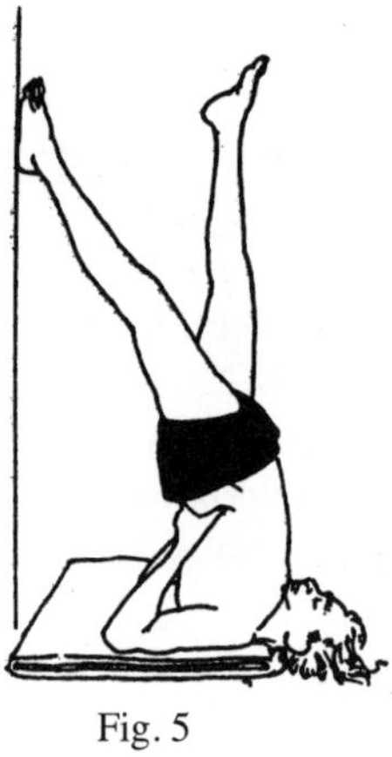
Fig. 5

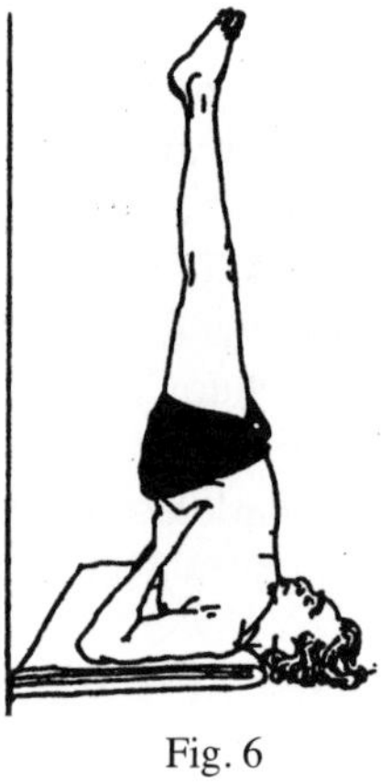
Fig. 6

Técnica

Acuéstese sobre la pila de mantas, colocando los hombros en el borde doblado, que está alejado de la pared. Deje que la cabeza se incline ligeramente hacia atrás para tocar el suelo. Doble las piernas por las rodillas y coloque las plantas de los pies en la pared. Mantenga las caderas ligeramente alejadas de la pared (Fig. 1). Si es usted alto y no cabe entre el borde de las mantas y la pared, aleje ligeramente las mantas de la pared.

Inspire.

A continuación espire. Apoyando los hombros en las mantas, presione las plantas de los pies contra la pared y levante las caderas, la cintura y la espalda. Doble los brazos por los codos, coloque las palmas de las manos en la espalda y levante todo el cuerpo desde los omóplatos hasta las rodillas. Levante el esternón y acerque el pecho a la barbilla (Fig. 2). Esta es una etapa importante en el aprendizaje de la āsana.

Con los pies apoyados en la pared, las piernas se levantan fácilmente, aliviando parte de la carga de la espalda. Del mismo modo, los hombros y brazos están firmemente apoyados en las mantas, sin una presión indebida sobre el cuello. Esta colocación de los hombros, brazos y pies asegura que la base se mantenga firme mientras se trabaja en la elevación de las caderas, la cintura y la espalda. Como los pies comparten el esfuerzo de levantar la espalda, es más fácil aprender las acciones del brazo y las manos, tan elementales para Sarvāṇgāsana.

Permanezca un rato en esta postura. Ensanche el pecho. Estire la parte superior de los brazos desde los hombros hacia los codos.

Sin molestar a la planta del pie derecho, deslice lentamente el talón izquierdo hacia la pared para enderezar la pierna izquierda (Fig. 3). Estabilice la pierna izquierda contra la pared y repita la acción con la pierna derecha.

Cuando ambas piernas estén rectas, júntelas y mantenga los dedos gordos, los tobillos, los talones y las rodillas en contacto firme (Fig. 4). No permita que la acción de las piernas desplace los hombros de la pila de mantas. Mantenga las caderas firmes y la elevación de la región lumbar. Realice 2 o 3 respiraciones normales.

Presione el talón izquierdo sobre la pared y levante suavemente el talón derecho de la pared. Estire la pierna derecha y póngala en línea con el tronco (Fig. 5). Mantenga la rodilla derecha firme para ayudar a mantener el equilibrio cuando levante la pierna de la pared.

A continuación, manteniendo el torso firme con las palmas de las manos y manteniendo la pierna derecha bien equilibrada en el aire, levante con cuidado el talón izquierdo de la pared y póngalo en línea con el derecho. Junte ambas piernas y estírelas como si fueran una sola, hacia el techo.

Este es el último paso de la āsana, en el que ahora se mantiene la āsana sin apoyo en la pared. Sin embargo, en las etapas iniciales de aprendizaje, si el cuerpo se siente tambaleante o desequilibrado, puede devolver las piernas a la pared para apoyarse e intentar de nuevo la āsana tras un breve descanso.

En la āsana final, el cuerpo debe permanecer perpendicular al suelo desde los hombros hasta los pies. La tendencia es que las caderas se aflojen y se balanceen hacia atrás mientras las piernas se balancean hacia delante. Para corregirlo, hay que meter las nalgas hacia el ano mientras se vuelve a balancear las piernas hacia atrás en línea con el tronco.

Aunque los hombros, los brazos y los codos actúan como un trípode para el cuerpo, este no debe hundirse como si fuera un peso muerto, sobre su base. Por el contrario, debe haber una ligereza y una elevación vertical desde los omóplatos hasta los pies. Con este fin, utilice los brazos como se describe en el último capítulo para crear una elevación en la postura.

Como los hombros están elevados sobre las mantas, no existe tensión indebida en el cuello, lo que facilita el aumento de la duración de la estancia en la āsana.

Permanezca en la āsana de 3 a 5 minutos, aumentando gradualmente la duración. Para salir, doble las piernas por las rodillas y coloque los pies en la pared, uno tras otro. Vuelva a la postura ilustrada en la figura 4. A continuación, baje los pies poco a poco por la pared, suelte las manos de la espalda y baje lentamente las caderas hasta la manta. Apoye la espalda en las mantas. Manteniendo las rodillas dobladas, gire hacia la derecha y siéntese.

Tenga en cuenta estos detalles:

Apoyar los hombros en las mantas garantiza la seguridad de las vértebras cervicales (cuello). La elevación de los hombros mantiene la curvatura natural del cuello y lo protege de tensiones indebidas, a pesar de la postura invertida.

Sarvāṇgāsana beneficia a casi todas las partes del cuerpo, y es inestimable para tratar pequeñas dolencias crónicas. Debido a la postura invertida, la sangre fluye libremente hacia el corazón. El abundante suministro de sangre oxigenada a la región del pecho ayuda a remediar condiciones como la falta de aire, el asma, las dolencias de garganta, las palpitaciones, la anemia y la debilidad.

En Sarvāṇgāsana hay un bloqueo natural de la barbilla, conocido como Jālandhara bandha. Cuando levantamos el pecho y lo movemos hacia la barbilla, la garganta se adentra más, intensificando el bandha. Esto mejora el suministro de sangre a las glándulas tiroides y paratiroides. En Jālandhara bandha, la cabeza permanece firme y arraigada en su sitio, lo que calma el cerebro y el sistema nervioso. Los dolores de cabeza, los resfriados, la congestión nasal y los problemas de sinusitis se resuelven con su práctica. Esta āsana es también una verdadera bendición para el sistema circulatorio.

La práctica regular de Sarvāṇgāsana ayuda a combatir el agotamiento, la fatiga crónica, las crisis emocionales, el estrés mental, la irritabilidad y el insomnio. La postura invertida ayuda a tonificar los órganos abdominales. Esto mejora el metabolismo y la acción peristáltica, eliminando toxinas y limpiando el organismo. Con el paso del tiempo, los trastornos del estómago y del sistema digestivo, como estreñimiento, almorranas, úlceras, diarrea y colon irritable, se minimizan.

Esta āsana puede tratar eficazmente los trastornos del tracto urinario, el prolapso del útero, los trastornos menstruales, especialmente el flujo blanco, y el sangrado excesivo y la hernia. Aunque Sarvāṇgāsana y Halāsana son extremadamente eficaces en el tratamiento de los problemas menstruales, estas āsanas deben evitarse durante la menstruación. Pueden ser reanudadas al final del período menstrual. De hecho, es esencial que las personas con trastornos menstruales practiquen estas āsanas invertidas a diario, salvo los pocos días de la menstruación.

Practicar Sarvāṇgāsana dos veces al día después de una larga enfermedad ayuda al cuerpo a recuperarse y restablece la fuerza perdida durante la enfermedad.

Tanto Sarvāṇgāsana como Halāsana son eficaces para regular la sangre. Quienes tienen la presión arterial alta deben hacer primero Halāsana, seguida de Sarvāṇgāsana.

La práctica regular de Sarvāṇgāsana alivia la fatiga crónica. Infunde al cuerpo fuerza, energía, satisfacción y confianza. Sarvāṇgāsana calma los trastornos mentales y otorga la fuerza para afrontar las dificultades. Prepara el cuerpo y la mente para prāṇāyāma.

El aire puro es aún más esencial para la supervivencia que la comida sana. El hombre puede sobrevivir sin comida durante unos días, pero no puede durar ni siquiera unos minutos sin aire. La contaminación ambiental agota el oxígeno del aire y afecta negativamente al sistema respiratorio. Cubrirse la nariz con un trozo de tela o utilizar una mascarilla no son soluciones a largo plazo.

La solución pasa por fortalecer los órganos respiratorios y los músculos que intervienen en el proceso de la respiración. Si el sistema respiratorio es intrínsecamente débil, sucumbe con rapidez a los efectos nocivos de la contaminación. Si, por el contrario, funciona de forma óptima, el cuerpo es capaz de combatir la contaminación y prevenir los trastornos respiratorios.

Sarvāṇgāsana tiene un valor incalculable a la hora de fortalecer los sistemas respiratorio y circulatorio, para aumentar la inmunidad y la resistencia a la contaminación externa.

30. BATIR LA MÉDULA ESPINAL BHARADVĀJĀSANA

Un bebé se retuerce y gira en su camino a través del canal de nacimiento hacia el mundo. Retorcerse y girar es una parte normal del juego de un niño a lo largo de sus primeros años; sin embargo, en algún momento de la vida, el cuerpo se olvida de este movimiento. Aunque no es una acción esencial en el curso normal de la vida, girar puede convertirse en un reto mayor que doblarse hacia delante o hacia los lados.

La flexibilidad de la columna vertebral suele deteriorarse con el avance de la edad y la limitación de los movimientos físicos. Los músculos de la columna vertebral se vuelven rígidos y tiesos como una prenda almidonada. El espacio entre las vértebras se encoge, lo que reduce la libertad de movimiento. La columna vertebral y los músculos de la espalda se vuelven más vulnerables a las lesiones. Las dolencias, como la rigidez extrema, los esguinces en la espalda, el dolor de espalda y el dolor de cuello, se convierten en algo habitual. Estas dolencias se intensifican a medida que aumenta el vāta (elemento viento) en el cuerpo.

Las dolencias relacionadas con vāta son, de hecho, la perdición de nuestro estilo de vida moderno. Los alimentos carentes de nutrientes y el ejercicio insuficiente hacen que el sistema digestivo se hunda. Los alimentos de mala calidad, junto con la adulteración desenfrenada, debilitan los órganos físicos e impiden su funcionamiento normal. Esto repercute negativamente en los siete dhātus (componentes) del cuerpo físico: plasma, células sanguíneas, músculos, grasa, huesos, médula y células sexuales (esperma/óvulos). Cuando los órganos digestivos se vuelven perezosos, aparecen síntomas como dolor abdominal, hinchazón, estreñimiento, flatulencia, calambres en los costados, dolor lumbar, dolor en el coxis y reducción de la movilidad en la cintura. Si el vāta aumenta excesivamente, los trastornos se agravan. Ejemplos de trastornos del vāta son la artritis, la inflamación de las articulaciones, el dolor corporal intenso, o las deformaciones de la columna vertebral como la cifosis, la escoliosis o la espondilitis anquilosante.

Con nuestro ritmo de vida acelerado, es fácil recurrir a la comodidad de la comida rápida. Tendemos a pasar por alto o a consentir sus efectos perjudiciales mientras el cuerpo se mantenga razonablemente en forma. Sin embargo, en algún momento, los trastornos digestivos como la indigestión, los eructos, las náuseas, los vómitos, el estreñimiento y el intestino irritable se vuelven crónicos y debilitantes.

Aunque la acción de torsión se origina en la columna vertebral en las āsanas parivṛtta (de torsión), el movimiento implica también a los órganos abdominales. Cuanto más intensa es la torsión, más se aprietan y comprimen los órganos abdominales, lo que aporta un mejor tono y un mayor suministro de sangre a estos órganos. Hay acciones de torsión de la columna vertebral en varias categorías de āsanas, como la postura de pie, sentada, invertida y de equilibrio. Los efectos son variados y su intensidad depende de la intensidad con la que se ejecute dicha torsión. Ahora bien, lo más conveniente es aprender parivṛtta kriya en las āsanas de pie y sentadas, ya que el cuerpo está estable y es más fácil centrarse en el movimiento de la columna vertebral.

Aunque Parivṛtta Swastikāsana y Pārśva Vīrāsana se han presentado en capítulos anteriores, hay otras muchas āsanas de torsión, como Bharadvājāsana, Marīchyāsana, Ardha Matsyendrāsana, Pāśāsana y Paripūrṇa Matsyendrāsana, cada una de ellas más avanzada que la anterior en términos de dificultad e intensidad de la acción de torsión. Cuanto más compleja e intensa sea la torsión, mayor será su eficacia para apretar, masajear y tonificar los órganos abdominales. Cuando se practican con regularidad, estas āsanas estimulan el apetito, liberan los jugos gástricos y despiertan el prāṇa o fuerza vital que yace dormida en la base de la columna vertebral.

Empecemos con Bharadvājāsana, una de las āsanas más fáciles de este género.

Bharadvājāsana

Esta āsana lleva el nombre de Bharadvāja, el padre de Droṇāchārya, que fue el guru de los kauravas y pāṇḍavas. Hay dos versiones de esta āsana, la primera de las cuales repasaremos aquí.

La āsana clásica se hace sentados en el suelo, con las piernas dobladas hacia un lado y una mano agarrando el otro brazo por detrás de la espalda (Fig. 1). Para permitir que la palma de la mano alcance el brazo opuesto, la columna vertebral y la cabeza se giran completamente hacia un lado. Esta es una acción intensa para un principiante. Es más importante para un principiante aprender a girar el tronco y a mantener la alineación de la columna vertebral en la acción de torsión que agarrar el brazo; por tanto, aprenderemos una versión simplificada de la postura clásica.

Técnica

Extienda una manta gruesa en el suelo y siéntese sobre ella en Daṇḍāsana (Fig. 2).

Doble las rodillas y coloque ambos pies junto a la cadera derecha con el pie derecho sobre el izquierdo. Los dedos del pie izquierdo apuntan hacia el lado derecho y el pie derecho apunta hacia atrás, como en Vīrāsana. El tobillo derecho cruza sobre el arco izquierdo en ángulo recto. Mantenga las rodillas juntas y orientadas hacia delante. No permita que la cadera derecha se levante cuando las piernas se doblen hacia la derecha.

Con una espiración, gire el tronco 45 grados hacia la izquierda. Coloque la palma de la mano derecha en el suelo más allá del muslo izquierdo. Si es posible, gire la palma hacia fuera y deslice los dedos por debajo del muslo izquierdo. Si la mano no llega al suelo, sujete la parte exterior del muslo izquierdo con la palma de la mano derecha.

A continuación ahueque la palma izquierda y coloque la punta de los dedos en el suelo por detrás de la cadera izquierda (Fig. 3). Usando la presión de la palma derecha en el suelo o contra el muslo izquierdo, gire el tronco todo lo posible hacia la izquierda.

Con el apoyo de ambas manos, gire la parte frontal del tronco desde el costado derecho hacia el izquierdo, y la parte posterior del

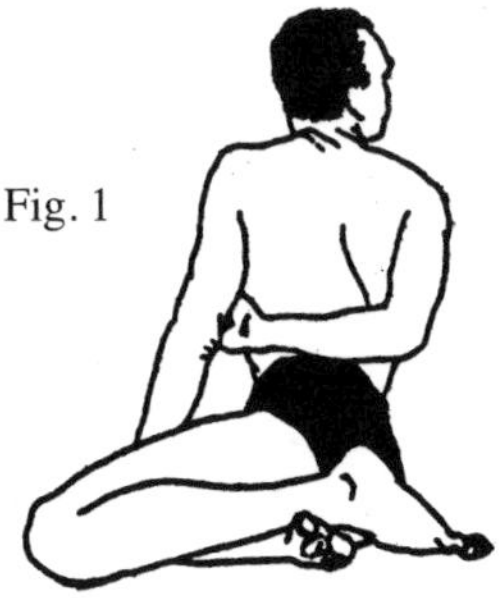

Fig. 1

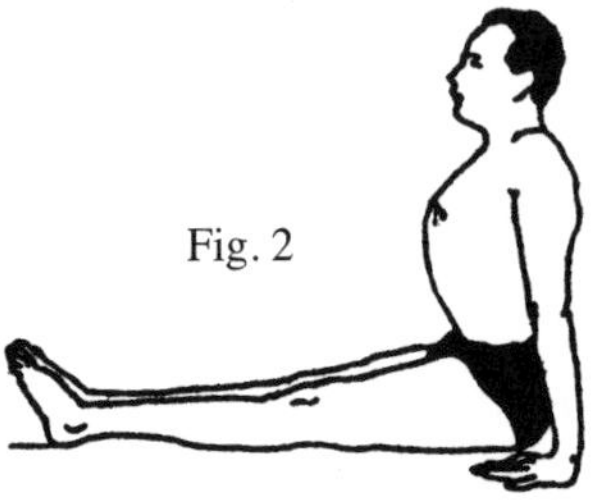

Fig. 2

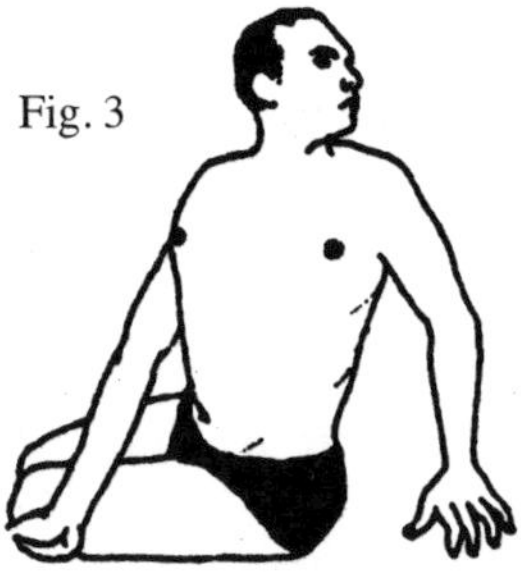

Fig. 3

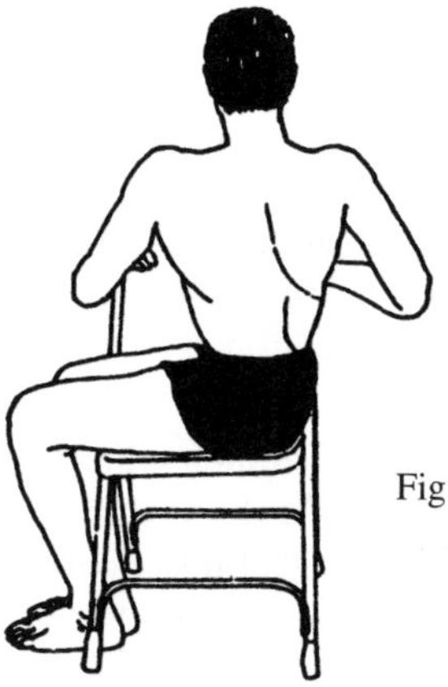

Fig. 4

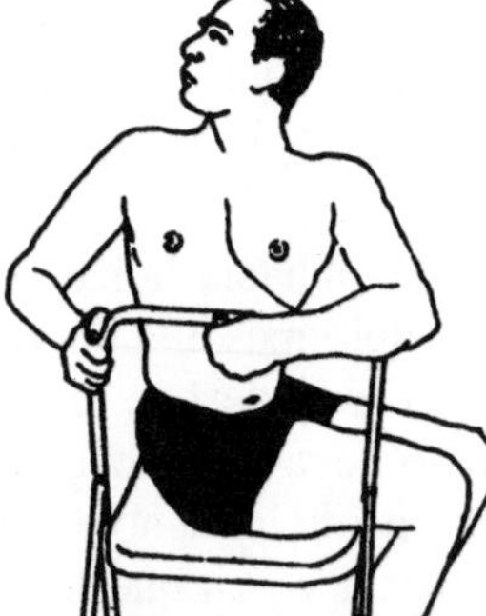

Fig. 5

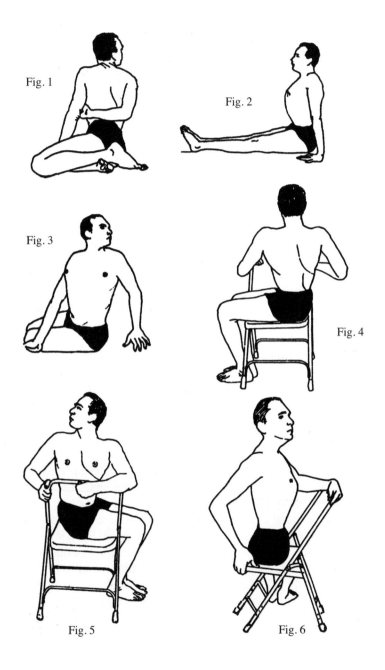

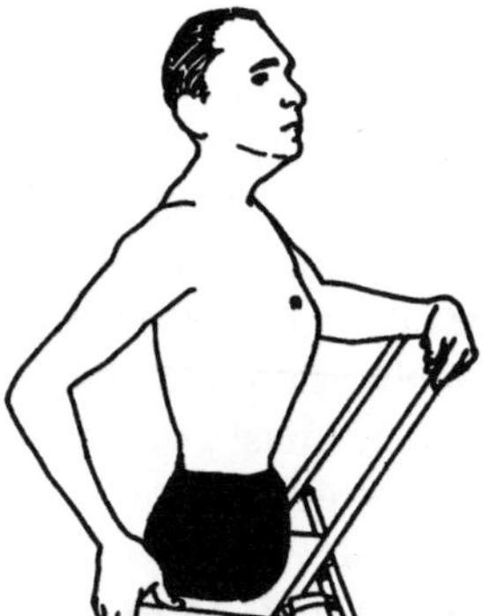

Fig. 6

tronco de izquierda hacia la derecha. Es como si el torso girara alrededor de su propio eje. Mantenga la columna vertebral bien derecha durante toda esta acción.

En este momento, el pecho estará completamente girado hacia el lado izquierdo. Inspire, levante el pecho y amplíelo. Espire y gire la cabeza hacia el hombro izquierdo (Fig. 3).

Permanezca en esta postura de 20 a 30 segundos. Durante este tiempo, intente girar más la columna vertebral con espiraciones ligeramente enérgicas. Repita esta acción de 2 a 3 veces, cada vez tratando de superar el intento anterior. Esto nos da una idea de hasta qué punto la columna puede girar realmente.

Espire. Sin dejar que la columna se hunda, lleve el torso hacia el centro y levante suavemente las manos. Enderece ambas piernas y vuelva a Daṇḍāsana.

Repita el procedimiento en el lado opuesto.

Tenga en cuenta estos detalles:

Mientras gira hacia la izquierda, mantenga la línea de la parte exterior del muslo izquierdo mirando al frente.

Al girar hacia la izquierda, no deje que la rodilla izquierda se extienda hacia la izquierda. Del mismo modo, vigile la rodilla derecha al girar hacia la derecha.

Al girar hacia la izquierda, la cadera derecha tiende a levantarse del suelo, y viceversa. Esto hace que el tronco se incline lejos de los pies. Para evitarlo, coloque una manta doblada debajo de la nalga izquierda mientras se gira hacia la izquierda, y bajo el glúteo derecho mientras gira hacia la derecha. Esto asegurará que las caderas permanezcan uniformes, en una línea.

No permita que el tronco se incline hacia el lado hacia el que está girando. Mantenga el eje central del cuerpo, alrededor del cual gira el torso perpendicular al suelo.

Al girar hacia la izquierda, el costado izquierdo gira con facilidad, pero el derecho se contrae. Cuando giramos hacia la derecha con los pies a la izquierda, el patrón se invierte. En otras palabras, el lado libre gira con facilidad, mientras que el lado opuesto se aprieta y requiere más esfuerzo para moverse.

Para aportar más movilidad al lado contraído, presione la palma de la mano en el suelo y empuje con fuerza el muslo que está más cerca de los pies hacia abajo. Esto crea una resistencia que ayuda a que el costado rote más.

Ensanche las clavículas mientras gira. Mantenga el esternón levantado. Mantenga los omóplatos al mismo nivel. El hombro del lado de los pies tiende a levantarse; manténgalo conscientemente bajado y en línea con el otro.

Mantenga las piernas y las caderas pegadas al suelo mientras el tronco se eleva y gira.

Quienes no puedan sentarse en el suelo debido a una rigidez extrema o a problemas de la columna vertebral pueden practicar una versión aún más simplificada de esta āsana utilizando una silla.

Bharadvājāsana con silla

Técnica

Siéntese de lado en una silla con las piernas en el lado derecho, de modo que el costado derecho quede adyacente al respaldo de la silla. Gire el tronco hacia la derecha y sujete los lados del respaldo con ambas manos (Fig. 5).

Mantenga los muslos juntos y las plantas de los pies totalmente apoyadas en el suelo con los pies alineados.

Con una espiración, gire el tronco hacia la derecha. Esto hace que la parte delantera del pecho mire hacia el respaldo. Gire el cuello para mirar por encima el hombro derecho (Fig. 6).

Para intensificar la acción de giro, suelte la mano derecha del respaldo y sujete el borde frontal del asiento de la silla. Mueva la mano izquierda hacia el borde derecho del respaldo. Utilizando ambas manos, levante la columna vertebral y gire aún más con una espiración brusca.

Con el tronco a un nivel más alto que las piernas en la silla, hay más libertad de movimiento para la columna vertebral, lo que hace que girar resulte más fácil que sentarse en el suelo.

Los escritores, oficinistas y otras personas que necesitan sentarse en una silla durante largas horas, sufren de una aguda rigidez en la espalda y la cintura. Pueden evitar el dolor de espalda haciendo de vez en cuando esta āsana en la misma silla en la que trabajan.

Bharadvājāsana con silla no implica ninguna carga en el abdomen; por tanto, puede realizarse incluso durante el embarazo. Las mujeres embarazadas deben sentarse en la silla con las rodillas y los pies separados unos 15 centímetros para evitar la compresión del abdomen y permitir que la columna gire más fácilmente.

Con las posturas de torsión, se produce un cambio notable en los procesos de digestión, asimilación, eliminación y oxigenación de la sangre. Como resultado, los órganos viscerales como el hígado, el bazo, la vesícula biliar, el páncreas, los intestinos y los riñones se llenan de prāṇa. Montar en bicicleta, viajar durante largas horas, experimentar fuertes vientos y el consumo excesivo de carbohidratos crean dolencias en el cuello, como rigidez, dolor de cuello o espondilosis. Bharadvājāsana es extremadamente eficaz para disminuir todas estas dolencias.

A veces, el cuello se siente tenso después de la práctica de Sarvāṇgāsana y Halāsana. En lugar de intentar aliviar este dolor con la acción contraria, es decir, arqueando el cuello hacia atrás, es mejor hacer la postura intermedia de Jānu Śīrṣāsana o Paśchimōttānāsana, seguida de Bharadvājāsana.

En la mayoría de los deportes, la cintura debe ser extremadamente ágil. Doblar o girar en la cintura es una acción clave en el atletismo. Bharadvājāsana es una āsana que un atleta puede realizar con facilidad en el campo como ejercicio de calentamiento.

Incluso en individuos razonablemente en forma, donde hay un adecuado suministro de sangre a la columna vertebral, el conjunto de canales nerviosos que se entrecruzan (Iḍā y Pingala) puede no recibir la energía adecuada debido al espacio limitado dentro de la médula espinal. La acción de torsión en todas las parivṛtta āsanas crea espacio en el lado derecho de la columna vertebral mientras se gira de derecha a izquierda, y en el lado izquierdo mientras se gira de izquierda a derecha, mejorando así el flujo de energía a través de la médula espinal.

Parivṛtta Kriyā es, en esencia, una movilización de la médula espinal para desenterrar una fuente de energía vital.

31. COMPRIMIR LOS ÓRGANOS ABDOMINALES

Según la antigua mitología índica, el sabio Marīchi era el hijo del creador, Brahma, y el abuelo del Dios del Sol. Marīchyāsana lleva el nombre de este célebre sabio. Esta āsana cae en la categoría parivṛtta o de torsión de las āsanas y tiene cuatro versiones. De esas cuatro, estudiaremos la tercera. En esta āsana, los brazos forman un bucle alrededor de la pierna doblada junto con una acción de torsión de la columna vertebral. Aquí aprenderemos una etapa intermedia más sencilla de la āsana.

Antes de intentar la etapa final de cualquier āsana, es esencial estudiar las complejidades del movimiento en las etapas de transición. La āsana final es la culminación de una cadena de movimientos que, si se realizan correctamente, estimulan el prāṇa (fuerza vital) y evitan el agotamiento de la energía. Las etapas intermedias proporcionan una base firme para la āsana final y, por tanto, deben aprenderse con precisión.

El cuerpo es como una prenda de vestir en la que la maraña de músculos, nervios y vasos sanguíneos forman la urdimbre y la trama. El intelecto es el ojo de la aguja y citta (consciencia), la punta de la aguja. El hilo se aferra al ojo de la aguja y sigue la punta, dando forma con ello a la prenda. Del mismo modo, en āsana sādhanā, el intelecto debe sostener la miríada de hilos del cuerpo y guiarlos por el camino trazado por la consciencia para tejer la prenda divina del Ser.

Marīchyāsana

Técnica

Siéntese en Daṇḍāsana sobre una manta extendida en el suelo. Presione la parte posterior de las rodillas contra el suelo, gire los muslos ligeramente hacia dentro y siéntese sobre los bordes interiores de las nalgas (Fig. 1).

Mantenga la pierna derecha intacta, doble la pierna izquierda y acerque el talón a la nalga izquierda. Acercando la espinilla con las manos, coloque la planta del pie en el suelo. Extienda la piel de la planta del pie para que la planta esté totalmente en contacto con el suelo. La espinilla debe estar perpendicular al suelo. Mantenga la pierna derecha recta, la rodilla agarrada y el pie derecho apuntando recto hacia el techo. Presionando las palmas de las manos hacia abajo por los lados como en Daṇḍāsana, levante la columna sacra hacia arriba. Permanezca en esta postura durante unos segundos.

Con una inspiración, levante el brazo derecho y alargue el costado derecho desde la cintura hasta la punta de los dedos. Apóyese ligeramente en la mano izquierda. Gire el tronco lo máximo posible de derecha a izquierda para que el costado derecho y el brazo se alineen con la parte externa del muslo izquierdo. Baje el brazo derecho para llevarlo bruscamente contra el borde exterior del muslo izquierdo. Aguantando el brazo contra el muslo, espire y gire el abdomen de derecha a izquierda.

Inicialmente, la acción de torsión está limitada por 1) la rigidez en la espalda y el brazo y 2) en las primeras etapas, el abdomen se aprieta contra el muslo, sin dejar espacio para la torsión.

A medida que el cuerpo se vuelve más libre, intente intensificar la acción de torsión. Con una espiración enérgica, lleve el costado derecho hacia la parte exterior de la pierna izquierda y calce la axila externa derecha y el tríceps con fuerza contra el muslo izquierdo. Mientras que una espiración normalmente relaja el cuerpo, aquí utilizamos la espiración para ayudar a la flexión y giro brusco de los músculos abdominales, aumentando así la rotación de la columna.

Mantenga el brazo derecho doblado con el antebrazo vertical y la palma de la mano hacia delante (Fig. 2).

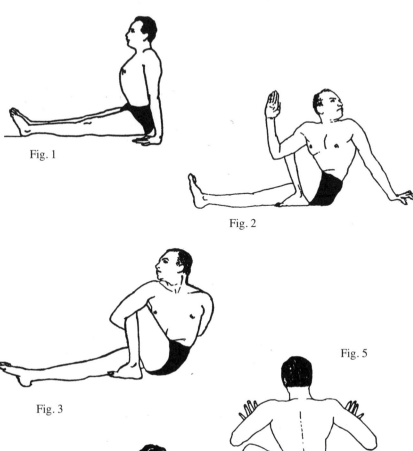

Fig. 1

Fig. 2

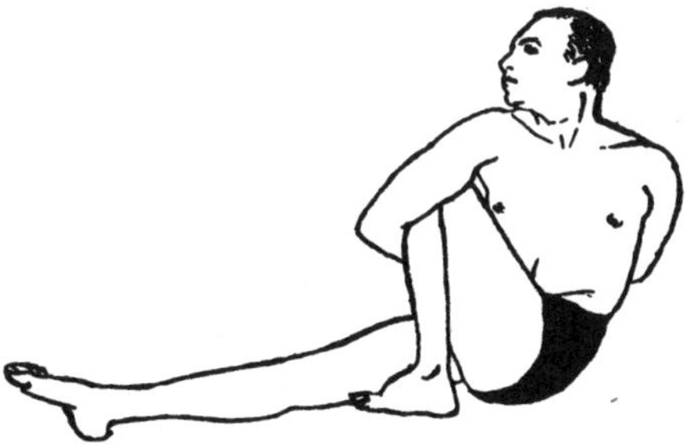
Fig. 3

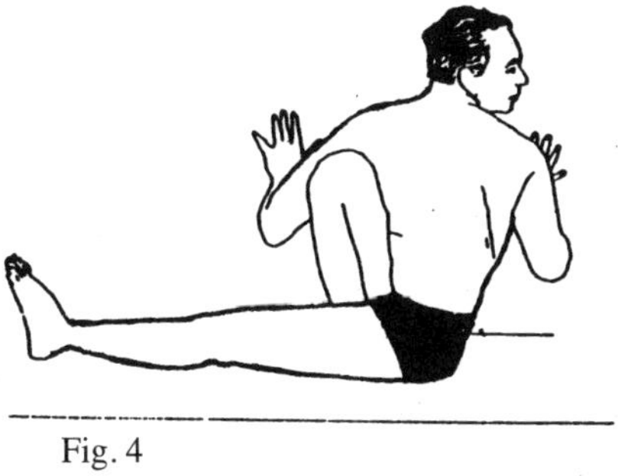
Fig. 4

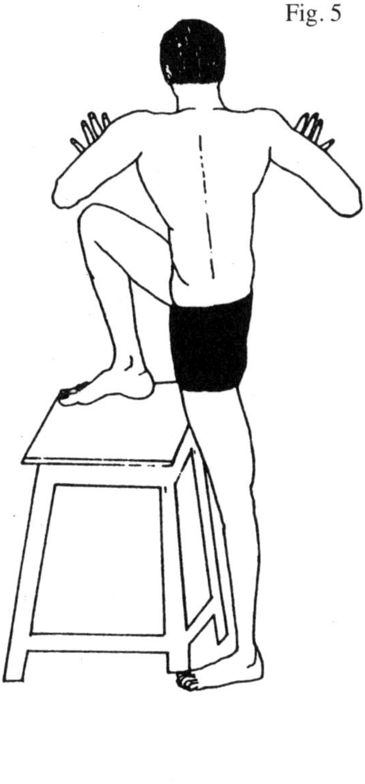
Fig. 5

Evite apoyar la palma de la mano izquierda en el suelo, ya que esto hace que el tronco se incline hacia atrás. En su lugar, presione la punta de los dedos de la mano izquierda sobre el suelo con la palma ahuecada. Utilice la presión de las puntas de los dedos de la mano izquierda para levantar el tronco y mantenerlo perpendicular al suelo. Amplíe el pecho y gire la cabeza hacia el hombro izquierdo.

En una āsana de torsión, el cuello tiende a girar antes que el torso. Evite esto conscientemente. Gire siempre primero el pecho y luego la cabeza.

Permanezca en esta postura de 20 a 30 segundos, respirando normalmente. Aumente poco a poco la duración hasta llegar a un minuto.

Dado que ni el cuerpo ni la respiración son estables en esta fase inicial, puede que no sea posible mantener la āsana durante mucho tiempo.

La acción de torsión no se aprende con prisas, ni se completa con un solo movimiento rápido. Para maximizar la torsión, la columna vertebral y el torso tienen que girar por etapas, utilizando cada vez la respiración como una bomba para aumentar la rotación.

Cada acción, es decir, el giro frontal del pecho de derecha a izquierda, los omóplatos hacia la columna vertebral, el giro del cuello hacia la izquierda, y así sucesivamente, se produce con una espiración. El volumen, la fuerza y el enfoque de la espiración varían según la acción en cuestión. Por ejemplo, la espiración para girar los músculos abdominales inferiores, que quedan atrapados en la raíz del muslo, tiene que ser contundente y posterior a una inspiración larga; sin embargo, la espiración que acompaña al giro del cuello puede ser bastante suave.

La inspiración, por el contrario, se utiliza para crear longitud y espacio en el cuerpo. Con la inspiración, levantamos el pecho y lo ensanchamos hacia el lado libre. También alargamos los costados y levantamos el torso para situarlo perpendicular al suelo mientras se inspira.

La inspiración y la espiración tienen que trabajar en conjunto, alternando las acciones de elevación y torsión hasta que el cuerpo y la respiración estén sincronizados y la āsana se sienta estable.

Es importante tener en cuenta que la respiración, por muy fuerte que sea, nunca debe agitar la cabeza ni perturbar el cerebro. La cavidad craneal debe permanecer necesariamente pasiva a lo largo de la respiración y el proceso de giro.

En la India, el ritual Prāṇapratishtha se realiza siempre que se instala una nueva imagen en un templo. Se cree que este ritual infunde a la imagen de piedra con energía divina, haciéndola apta para ser adorada como una deidad. Del mismo modo, cada āsana debe realizarse con la intención de insuflar prāṇa en el cuerpo inerte, convirtiéndolo en una morada apta para el espíritu divino. La mente debe ser un espectador sereno, sin importar lo ardua que sea la āsana. Uno llega a ese estado de consciencia tras años de práctica. Un principiante en bruto que lucha con los rigores de los movimientos y los entresijos de la técnica no entenderá esto al principio; pero a medida que se recorre el camino del yoga, es importante buscar ese estado mental sereno. Es el estado de dicha, de desprendimiento consciente del ser físico, que diferencia āsanasādhanā de la mera contorsión física.

A continuación, con una inspiración, suelte el brazo derecho y llévelo a la postura de Daṇḍāsana. Con una espiración, enderece la pierna izquierda y vuelva a la postura de Daṇḍāsana.

Luego doble la pierna derecha por la rodilla y repita la āsana en el lado derecho.

Tenga en cuenta los siguientes puntos:

Si el torso no puede permanecer erguido, si hay exceso de grasa alrededor de la cintura, o si la columna vertebral está muy rígida o sufre alguna dolencia, intente la āsana sentado sobre una manta gruesa doblada. La altura añadida eleva el sacro y facilita la rotación.

Otro método es sentarse cerca de una pared en Daṇḍāsana con las piernas paralelas a la pared. Si la pierna derecha está adyacente a la pared, doble la pierna derecha por la rodilla, gire el torso hacia la derecha, lleve la mano izquierda más allá del muslo derecho y coloque ambas palmas en la pared. Presione las palmas contra la pared y utilice el apoyo para girar el tronco completamente de izquierda a derecha (Fig. 4).

Las torsiones en las āsanas sentadas son un reto para la columna vertebral. Como el sacro está anclado en la postura sentada, la columna sacra no puede moverse con facilidad. Por el contrario, la postura de pie libera la parte inferior de la espalda, facilitando la rotación de la columna vertebral desde su raíz. Esto representa una ventaja para las personas con dolencias de la columna vertebral, como discos prolapsados y espondilitis, o para las personas mayores.

La variante de esta āsana de pie se llama Utthita Marīchyāsana (Fig. 5).

Utthita Marīchy Āsana

Técnica

Busque un taburete que le llegue a la altura del muslo. Colóquelo cerca de una pared. Colóquese junto a la pared en Tāḍāsana con la pierna derecha exterior tocando la pared.

Levante la pierna derecha y coloque el pie sobre el taburete con la pierna doblada por la rodilla. Esta postura intermedia, con la pierna izquierda recta y la derecha doblada sobre el taburete, es beneficiosa para los que tienen artritis en la rodilla.

Con una espiración, gire el torso hacia la derecha para mirar a la pared, y coloque ambas palmas en la pared (Fig. 5).

Presionando las palmas contra la pared, gire la columna vertebral completamente de izquierda a derecha, levantando al mismo tiempo el sacro.

En Parivṛtta Kriyā, la acción de atraer los músculos de la columna y crear longitud en la columna desde el sacro hacia arriba mientras se gira es de suma importancia.

Para repetir en el otro lado, suelte la pierna derecha y camine hacia el lado opuesto del taburete de manera que la pierna izquierda esté ahora adyacente a la pared. Levante el pie izquierdo sobre el taburete y repita la torsión en el lado izquierdo.

Los doṣas (humores) del cuerpo suelen sufrir desequilibrios estacionales. En invierno o cuando hace frío, el kapha (flema) aumenta. En esos momentos, la práctica de āsanas de torsiones potencia los jugos digestivos, aumentando el apetito y saciando el kapha en el proceso. En la estación de los monzones, aumenta el vāta, que debilita el apetito y provoca indigestión y flatulencia. En verano, el calor hace que se acumule el pitta, dando lugar a menudo a la hiperacidez. Las parivṛtta āsanas ayudan a equilibrar los tres humores y a mantener el sistema digestivo en condiciones óptimas durante todo el año.

En nuestras actividades normales, utilizamos un lado del cuerpo más que el otro. Por ejemplo, solemos levantar objetos con la mano dominante, mientras que los deportistas siempre se inclinan hacia un lado en su deporte. Como resultado, un lado del cuerpo se utiliza en exceso y tienden a producirse lesiones en la espalda o la columna vertebral en ese lado del cuerpo. En las āsanas de torsión como Bharadvājāsana y Marīchyāsana, los músculos internos y externos de la columna vertebral se mantienen en el mismo plano y se utilizan por igual en los lados derecho e izquierdo. Esto fortalece la columna vertebral y disminuye la probabilidad de lesiones debido a la asimetría. La acción del abdomen libera los movimientos del diafragma y, en última instancia, mejora la respiración.

Las ingles rígidas afectan negativamente a la movilidad de la columna lumbar. La colocación de las piernas en estas āsanas ayuda a liberar las ingles y beneficia a la parte baja de la espalda.

En esta āsana, la cavidad abdominal se comprime contra los muslos y gira dentro de un pequeño espacio. La acción ejerce presión sobre los órganos, que se llenan de sangre a medida que se sale de la āsana. La acción de torsión del abdomen, de hecho, aclara los órganos viscerales como el páncreas, los riñones y las glándulas suprarrenales. Esto mejora la digestión, reduce los eructos y las flatulencias y frena la acidez.

Esta āsana debe ser evitada por quienes padecen cualquier tipo de hernia: de hiato, inguinal o umbilical. También está contraindicada para las mujeres embarazadas, con la menstruación o con el útero desplazado, ya que ejerce una inmensa presión sobre los intestinos y los órganos reproductores; sin embargo, es ideal para estimular los ovarios.

Esta āsana no puede dominarse en el primer intento. El cuerpo y la respiración tardan en calentarse. En lugar de contorsionar el cuerpo a la fuerza, es aconsejable repetir la āsana 2 o 3 veces alternativamente a la derecha y a la izquierda, en cada sesión de práctica. En cada intento posterior, el cuerpo responde mejor. La repetición da al cuerpo el tiempo y el espacio necesarios para florecer y sincronizarse con la respiración.

Al mismo tiempo, esta āsana permite a la mente penetrar hacia el interior con cada respiración más profunda. Cuando el cuerpo, la respiración y la mente caminan en tándem, pelando las capas externas y explorando las profundidades de la consciencia, se descubre la verdadera esencia de la práctica de āsanas.

32. ŪRDHVA PRASĀRITA PĀDĀSANA PARA CONTROLAR EL PESO

La vida comienza a ralentizarse alrededor de los treinta y cinco años. Es el momento de la vida en que uno se asienta profesional y económicamente. Cuando el período de lucha ha pasado, uno puede permitirse el lujo de relajarse un poco; sin embargo, junto con la tranquilidad viene el letargo. La tranquilidad y el bienestar material a menudo conducen a un estilo de vida sedentario. La actividad física se reduce y los hábitos alimenticios cambian, generalmente a peor. La irregularidad en la rutina diaria, la ingesta de alimentos y las horas de sueño se convierten en la norma.

En este momento puede comenzar el aumento de peso. Al principio ignorado como un signo de prosperidad, puede convertirse lentamente en un problema. La grasa empieza a acumularse alrededor del abdomen, la cintura, los muslos y las caderas. Esto se nota especialmente en las mujeres después del parto y de la menopausia. Si este aumento de peso no se controla a lo largo del tiempo, invita a padecer dolencias como dolor de rodillas, hipertensión arterial y diabetes.

La aparición de este tipo de enfermedades llama la atención. Si bien es beneficioso prestar atención a estas señales de advertencia y adoptar un estilo de vida más saludable, la gente se siente atraída por métodos radicales de pérdida de peso, que son insostenibles, o pueden ser perjudiciales para la salud. Cuando se abandonan los métodos de pérdida de peso rápida y la masa muscular ha disminuido, la grasa tiende a volver a acumularse incluso más rápido en las mismas zonas. Por tanto, hay que tener cuidado y elegir un régimen de ejercicios que mejore la vitalidad y el metabolismo, además de ayudar a la pérdida de peso a un ritmo moderado.

La pérdida de peso y la forma física no son el objetivo principal de las yogāsanas. El camino del yoga es una búsqueda espiritual. La forma física, sin embargo, es el efecto secundario más valioso de āsanasādhanā. Con la práctica regular de āsanas, la flexibilidad y el tono muscular se acumulan automáticamente. La mente se vuelve sin querer disciplinada y menos vulnerable a las tentaciones, mientras que los patrones de alimentación y sueño se regularizan. Estos beneficios de la práctica de āsanas conducen de manera natural a la aptitud física.

La práctica de Ūrdhva Prasārita Pādāsana reduce el exceso de grasa sobre todo alrededor de las caderas y el abdomen; sin embargo, es un error hacer la āsana en exceso o de forma aislada con el propósito de perder centímetros de más. Debe hacerse como parte de una secuencia y solo intentarla después de las āsanas precedentes. Las āsanas no son bienes de consumo y, como tal, ninguna āsana debe practicarse simplemente por sus beneficios físicos.

Ūrdhva Prasārita Pādāsana

Ūrdhva Prasārita significa extender hacia arriba. En esta āsana, ambas piernas se extienden hacia el techo, perpendiculares al torso. La postura es parecida a la de Daṇḍāsana volcada hacia arriba. En Daṇḍāsana, las piernas están planas en el suelo, mientras que el torso está en postura vertical. Aquí, la espalda se apoya en el suelo, y las piernas se extienden en ángulo recto desde el suelo.

Técnica

Extienda una manta en el suelo y túmbese. Mantenga las piernas rectas y unidas. Mantenga las rodillas firmes y los dedos de los pies alejados del tronco (Fig. 1). Coloque las manos a los lados, con las palmas hacia abajo y los dedos extendidos. Alargue la columna lumbar hacia las caderas. Si la zona lumbar está constreñida, provoca una tensión indebida en la parte inferior de la espalda que acaba provocando dolor de espalda.

Doble las rodillas y acerque los pies a las caderas. Con los pies en el suelo, vuelva a alargar la zona lumbar hacia las caderas (Fig. 2).

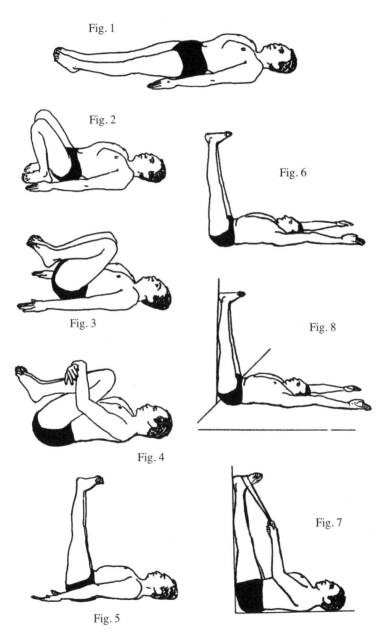

Fig. 1

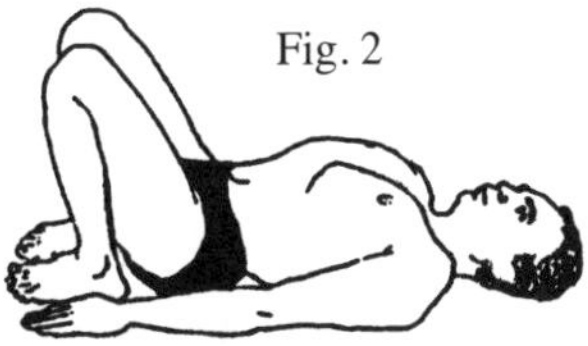

Fig. 2

Fig. 3

Fig. 4

Fig. 5

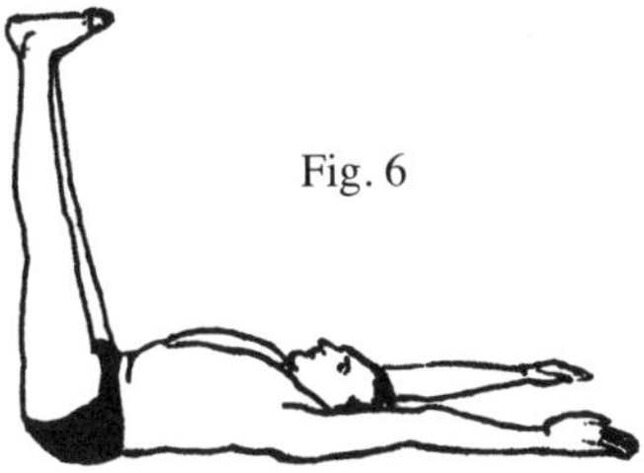

Fig. 6

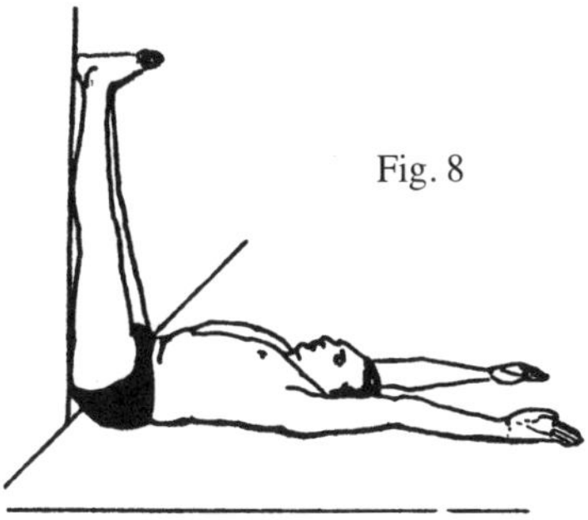

Fig. 8

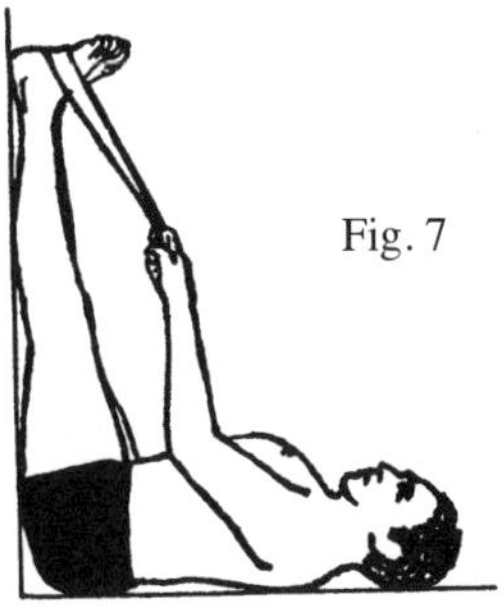

Fig. 7

Espire. Levante las piernas dobladas y lleve los muslos hacia el abdomen (Fig. 3). Haga un par de respiraciones.

Con una espiración, entrelace los brazos alrededor de las piernas dobladas. Esta fase se llama Uttāna Pavana Muktāsana. En esta postura, la columna lumbar y el sacro pueden alargarse hacia el coxis al máximo. Debido a la presión de los muslos sobre el abdomen, la parte inferior del abdomen asciende hacia las costillas flotantes.

Esta postura proporciona un alivio instantáneo del dolor lumbar y ayuda a liberar los gases.

Una vez más, coloque las manos a los lados del tronco (Fig. 3). Con una espiración, enderece las piernas hacia el techo y manténgalas perpendiculares al tronco (Fig. 5).

Mantenga esta postura inicialmente durante unos 5 a 10 segundos con una respiración normal.

Con una respiración normal, extienda ambos brazos por encima de la cabeza en línea con los hombros. Estire los brazos con las palmas hacia el techo (Fig. 6).

Permanezca en esta postura inicialmente de 5 a 10 segundos con una respiración normal. Más adelante, con la práctica, aumente la duración a 30 segundos.

Con una espiración baje los brazos a los lados (Fig. 5) doble las rodillas y llévelas hacia el abdomen (Fig. 3). Inspire. Con una espiración, lleve los pies al suelo (Fig. 2). Estire las piernas de una en una (Fig. 1).

Tenga en cuenta estos detalles:

Mientras levanta las piernas hacia el techo, los músculos de la parte inferior de la espalda no deben contraerse, ni las caderas deben levantarse del suelo. Los órganos abdominales retroceden hacia la columna vertebral, y el sacro se alarga hacia el coxis. La piel de la región lumbar y del sacro debe extenderse y no tensarse.

La cintura tiende a levantarse junto con las piernas. Baje conscientemente la cintura y mantenga la región lumbar en contacto con el suelo mientras las piernas se enderezan. La elevación de las piernas en la inspiración ejerce presión sobre el pecho y el diafragma y hace que la cabeza se vuelva pesada; en cambio, levante las piernas con una espiración.

Enrolle los músculos de los muslos hacia dentro y mantenga los bordes interiores de ambos muslos en contacto entre sí.

Apriete las rótulas. Agarre los cuádriceps y llévelos hacia los huesos del muslo. Separe las plantas de los pies para que se alarguen desde los talones hasta los dedos y se ensanchen horizontalmente desde los arcos interiores hacia los bordes exteriores. Estire los dedos de los pies.

Gire los bordes exteriores de las espinillas y los muslos hacia dentro. Aunque las piernas se estiren hacia el techo, mantenga los huesos del fémur firmemente apoyados en las cuencas de las caderas.

No contraiga el pecho ni el cuello. Mantenga los hombros abiertos. No permita que el diafragma se contraiga. Mantenga los brazos ligeramente alejados de las axilas, para que estas queden libres. Si hay alguna presión en la garganta mientras se inspira, no extienda los brazos por encima de la cabeza como en la figura 6. De hecho, es mejor proceder a la figura 6 solo después de dominar la postura de la figura 5.

Cuando los brazos se extiendan por encima de la cabeza, mantenga algo de espacio entre los bordes interiores de los brazos y la cabeza para evitar la tensión innecesaria en el cuello y las sienes. Alargue los brazos extendidos desde las costillas flotantes hasta las axilas y desde las axilas hasta los dedos. Asegúrese de que, en el proceso, la cabeza permanezca relajada y la garganta y la lengua, blandas.

Mantenga las piernas extendidas en ángulo recto con el tronco, es decir, en línea. Si las piernas sobrepasan la línea de las caderas y se acercan a la cabeza, habrá una presión indebida sobre los órganos viscerales, como la vejiga, los ovarios, el útero y los testículos, empujándolos hacia las caderas. Los órganos de la cavidad abdominal deben retroceder hacia la columna vertebral sin ser empujados hacia el coxis, lo que puede provocar un prolapso. Para evitar este fenómeno, se repite la instrucción de estirar la columna lumbar y el sacro hacia las caderas.

Esta āsana es muy útil para reducir la grasa alrededor del abdomen, para revitalizar los órganos abdominales y para fortalecer los músculos de la espalda; también alivia las flatulencias.

Además, se pueden obtener otros beneficios haciendo la āsana contra una pared.

Ūrdhva Prasārita Pādāsana (contra la pared)

Siéntese con su costado cerca de una pared en Daṇḍāsana.

Reclínese hacia atrás y levante las piernas, contra la pared.

Acérquese a la pared con las caderas para que los glúteos y toda la parte posterior de las piernas entren en contacto con la pared.

Levante los brazos por encima de la cabeza (Fig. 8). El cuerpo se asemeja ahora a la letra «L» mayúscula.

Quienes no pueden levantar las piernas con facilidad debido al exceso de peso, o tienen los músculos inferiores de la espalda débiles, o están o son muy débiles o están extremadamente delgados, tienden a contener la respiración, apretar el pecho, tensar el cuello o endurecer la garganta y las sienes en la versión clásica de Ūrdhva Prasārita Pādāsana. Estas personas deberían hacer esta āsana contra la pared para no provocar problemas innecesarios. Las mujeres que contraen la parte inferior del abdomen mientras levantan las piernas tensionan los órganos reproductores, y también deberían apoyarse en la pared para hacer esta āsana.

El apoyo de la pared ayuda a evitar una tensión indebida en los órganos viscerales. Las personas que padecen varices o artritis también se benefician del apoyo de la pared. Invertir las piernas ayuda a que la sangre desoxigenada fluya sin esfuerzo hacia el corazón. Aquellos que tienen que estar de pie durante muchas horas experimentan un alivio instantáneo de los dolores de piernas en esta āsana. El peso de las rodillas se alivia a medida que la articulación de la rodilla se extiende contra la gravedad. Esta āsana es beneficiosa incluso sin levantar los brazos por encima de la cabeza.

Aquellos que no pueden enderezar las rodillas debido a artrosis, artritis reumatoide, excesiva rigidez o debilidad muscular pueden modificar ligeramente la āsana de la siguiente manera: ponga una toalla o un cinturón sobre las plantas de los pies; tire de los extremos del cinturón hacia abajo con las manos mientras se resisten los pies (Fig. 7). Esta acción endereza las piernas, reduce el dolor o la hinchazón de las rodillas y el temblor de las piernas.

Esta āsana es beneficiosa para las mujeres en el período posparto. Tonifica los músculos caídos, frena el aumento de peso y alivia el dolor en el sacro y el coxis. La secuencia de la āsana posterior al parto es un tema independiente, hacer esta āsana de forma aislada puede tener efectos perjudiciales. Debe hacerse junto con Halāsana y Sarvāṇgāsana para obtener los beneficios deseados.

La práctica de Supta Baddha Koṇāsana, tanto antes como después de esta āsana, ayuda a neutralizar cualquier presión incorrecta en el abdomen que se produzca durante la āsana.

Las mujeres que sufren de flujo blanco o sangrado menstrual excesivo deben hacer esta āsana cerca de la pared y junto con Supta Baddha Koṇāsana, como se acaba de describir. La āsana clásica, sin apoyo en la pared, no debe practicarse durante la menstruación, ni por quienes sufren trastornos menstruales.

Para reducir el peso, esta āsana debe practicarse de 5 a 6 veces al principio, aumentando la frecuencia a medida que se desarrolla la práctica. Debe practicarse a un ritmo lento y con precisión para obtener el máximo beneficio. Si se hace con rapidez, como si se tratara de un ejercicio de fuerza, se pierde el control sobre los músculos y los órganos. Forzar el cuerpo de forma desigual invita al dolor y a otras dolencias.

Algunas personas consideran que hacer yogāsanas es un mero ejercicio físico y cuestionan la necesidad del ejercicio físico en el camino de la iluminación espiritual. Muy pocos entre nosotros son seres espiritualmente iluminados como Shri Rāmaṇa Māharṣi o Shri Rāmakṛṣṇa Paramahaṁsa. Como gente común, cuando el cuerpo se enferma, nuestra práctica espiritual también sufre. La práctica de āsana se convierte en un esencial apoyo en el camino espiritual.

Muchos otros recurren al yoga por sus beneficios para la salud y olvidan que las āsanas son un medio para alcanzar un fin superior. Pueden cuestionar la necesidad de profundizar en los detalles de las āsanas cuando incluso una práctica básica puede servir al propósito de la salud y la forma física. Es importante tener en cuenta que la atención a los detalles hace que la práctica sea precisa, mientras que la práctica incorrecta a menudo precipita las dolencias en lugar de curarlas.

Ambos modos de cuestionamiento menosprecian sin querer la práctica de āsanas. Debemos recordar que āsana sādhanā es un eslabón vital en el óctuple camino del yoga, y es en sí mismo una línea de estudio seria. Cuando el tema se ve con la perspectiva correcta, todas nuestras dudas se resuelven.

33. SUPTA PADAṆGUṢṬHĀSANA Y SUS MÚLTIPLES BENEFICIOS

Shri Viṣṇu, bajo la apariencia de Vāmana, el enano, pidió a Mahābali, el benévolo rey de los demonios, que le concediera el espacio equivalente a tres zancadas. Estas zancadas eran tan enormes que un paso cubría toda la tierra, el segundo cubría los cielos, y el tercero cayó sobre la cabeza de Mahābali, empujándolo al infierno. El diminuto Vāmana conquistó así los tres mundos y llegó a ser conocido como Trivikrama (tres pasos).

Hay dos āsanas que llevan el nombre de Trivikrama: Trivikramāsana y Supta Trivikramāsana, cuyas versiones más fáciles son Utthita y Supta Padaṇguṣṭhāsana. De ellas, Supta Padaṇguṣṭhāsana está estrechamente relacionada con Ūrdhva Prasārita Pādāsana. Tiene numerosos beneficios y es eficaz para tratar dolencias de manera similar a esta última postura. Sus beneficios terapéuticos incluyen el alivio de innumerables problemas, como el dolor de espalda, el dolor de piernas, la tensión en las caderas, el dolor en el sacro o el coxis, el coxis saliente, el deterioro de las vértebras de la columna vertebral, la dislocación de las vértebras, la escoliosis, la artritis de las rodillas o los tobillos, los isquiotibiales cortos o rígidos, el dolor pélvico, el dolor de ciática, etcétera.

También es muy eficaz para tratar las dolencias menstruales como el sangrado excesivo, el dolor lumbar, el ardor en la región vaginal, dolor en el bajo vientre antes o durante la menstruación y flujo blanco. Puede ayudar a curar hernias, la dislocación del fémur de la articulación de la cadera y la corrosión de la articulación de la cadera.

Supta Padaṇguṣṭhāsana es beneficiosa para personas de todas las edades. Es igual de útil tanto para que los jóvenes deportistas mejoren la flexibilidad y la movilidad de sus piernas, como para que los ancianos traten las dolencias de las articulaciones y los músculos relacionadas con la edad. Es ideal para estirar las piernas acalambradas tras largas horas de viaje sentado en la misma postura, así como para aliviar las piernas cansadas y los músculos endurecidos tras una ardua actividad física. A los practicantes de artes marciales, Supta Padaṇguṣṭhāsana les ayuda a mejorar la flexibilidad y la agilidad, así como a minimizar las dolencias derivadas de movimientos asimétricos.

Supta Padaṇguṣṭhāsana I

Técnica

Túmbese en el suelo. Extienda bien las piernas y júntelas. Mantenga los pies erguidos y los dedos apuntando hacia el techo. Coloque los brazos a los lados, con las palmas hacia el suelo (Fig. 1). Respire normalmente.

Inspire. Manteniendo la pierna izquierda inmóvil, doble la pierna derecha por la rodilla y lleve el pie hacia la cadera (Fig. 2). A continuación levante la pierna derecha, todavía doblada, y acerque el muslo al abdomen. Mantenga los dedos del pie apuntando hacia el techo y la planta de este estirada.

Con una espiración, lleve el pie derecho hacia el pecho y sujete el dedo gordo del pie con los dedos índice y medio de la mano derecha (Fig. 3).

Agarrando bien el dedo gordo con los dedos, enderece la pierna, levantándola en ángulo recto con el tronco (Fig. 4). Mantenga los isquiotibiales bien extendidos. Haga un par de respiraciones normales.

Con una espiración, tire de la pierna derecha ligeramente hacia delante. Mantenga el hombro derecho firmemente apoyado en el suelo. No permita que la acción de la pierna saque el brazo del hueco y el hombro del suelo (Fig. 5).

Mantenga la pierna izquierda recta y la parte posterior de la rodilla izquierda presionada contra el suelo. Mantenga el brazo izquierdo sin tocar el suelo.

Permanezca en esta postura de 10 a 15 segundos, respirando normalmente. Espire. Doble la pierna derecha por la rodilla (Fig. 3). Co-

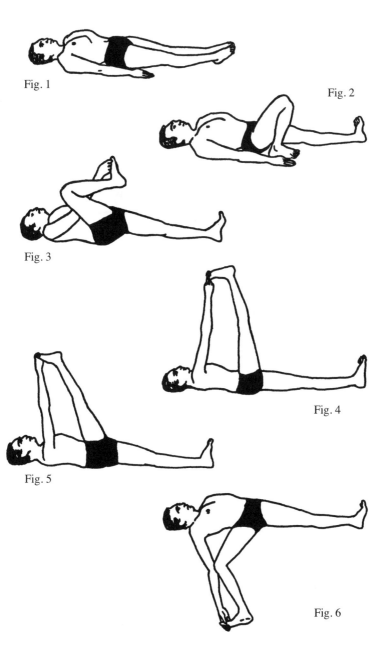

Fig. 1

Fig. 2

Fig. 3

Fig. 4

Fig. 5

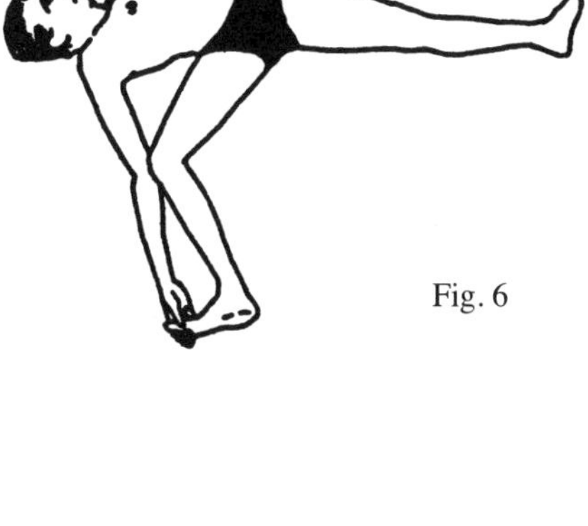
Fig. 6

Fig. 7

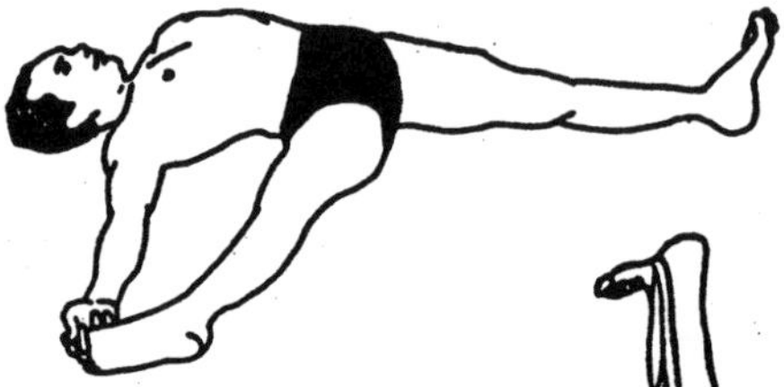

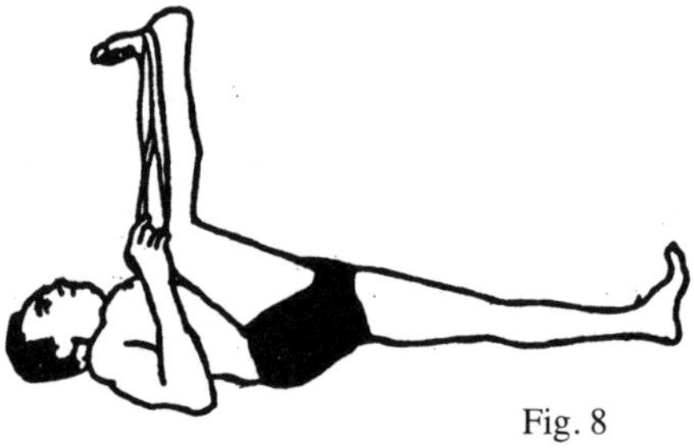

Fig. 8

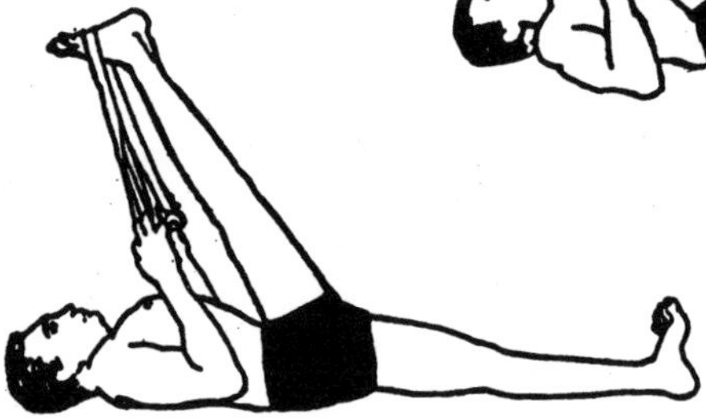

Fig. 9

Fig. 10

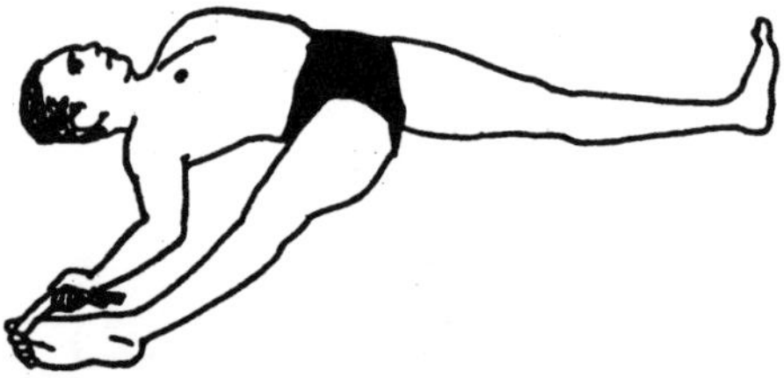

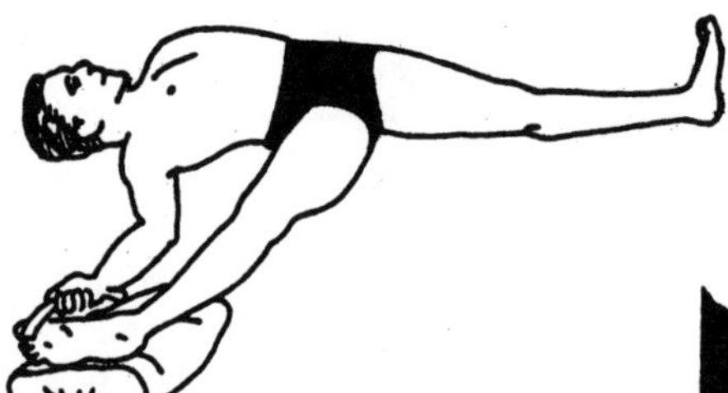

Fig. 11

Fig. 12

loque el pie derecho en el suelo (Fig. 2) y estire la pierna. Vuelva a la postura supina inicial (Fig. 1).

Repita la operación en el lado izquierdo.

Tenga en cuenta estos detalles:

No doble la pierna izquierda ni permita que se incline hacia fuera cuando levante la derecha. La pierna estirada en el suelo actúa como acelerador de la pierna levantada. Si dobla o deja que la pierna izquierda se afloje mientras levanta la derecha, la pierna derecha corre el riesgo de extenderse en exceso, lesionando los isquiotibiales.

Cuando la pierna está levantada, la cadera exterior también tiende a levantarse del suelo. Además, cuando acercamos la pierna levantada (como en la Fig. 5), desplazamos sin querer esa cadera y se contraen los músculos de la espalda de ese lado. Esto puede dar lugar a una asimetría de los músculos de la columna vertebral y causar dolor lumbar con el tiempo. Para evitar esto, mantenga conscientemente ambas caderas al mismo nivel, y la cadera exterior de la pierna levantada en el suelo.

Si las articulaciones de la cadera están rígidas, mueva la rodilla doblada (en la postura de la Fig. 3) ligeramente hacia fuera para liberar la ingle y la articulación de la cadera, y luego proceda a levantar la pierna.

A pesar de que las piernas se estiran en direcciones opuestas, ambas piernas deben alargarse desde los isquiotibiales hasta los talones. Ambas piernas deben girar de fuera hacia dentro; es decir, el muslo frontal gira hacia dentro desde el borde exterior hacia la ingle.

Mantenga el pecho abierto. Mantenga la cabeza, el cuello y el ombligo en una línea recta. No levante el costado derecho junto con la pierna derccha.

Supta Padaṇguṣṭhāsana II

Adopte la postura representada en la figura 3.

Espire. Manteniendo un agarre firme del dedo gordo del pie derecho, baje la pierna derecha doblada hacia la derecha. Relaje la ingle derecha (Fig. 6).

Con una espiración, estire lentamente la pierna derecha hacia fuera y hacia el lado derecho (Fig. 7). No se precipite en esta acción; deje tiempo para que los isquiotibiales y la parte posterior de la rodilla se estiren.

Deje que el pie exterior derecho se apoye en el suelo y luego tire de él hacia arriba, en línea con el hombro.

Mantenga el brazo izquierdo sin molestar junto al costado izquierdo. Mantenga el muslo izquierdo y el lado izquierdo de la espalda totalmente en contacto con el suelo.

Mantenga la piel de las plantas de ambos pies estirada. No levante los hombros.

Permanezca en esta postura de 10 a 15 segundos, respirando normalmente.

Espire. Doble la pierna derecha por la rodilla y llévela de nuevo a la postura de la figura 3.

Estire la pierna y vuelva a la postura supina inicial (Fig. 1).

Repita en el otro lado.

Tenga en cuenta estos detalles:

No estire la pierna lateralmente con un tirón súbito. La acción de enderezar la pierna por la rodilla no se consigue simplemente empujando la parte frontal de la rodilla hacia atrás, sino que implica la extensión de toda la parte posterior de la pierna, desde los isquiotibiales hasta el talón. Cuando la pierna esté extendida lateralmente, tire del borde externo de la pierna desde el talón externo hacia la cadera mientras se estira el borde interno desde la ingle hacia el talón interior. Compruebe que la pierna izquierda (opuesta) permanece firmemente en contacto con el suelo.

En el esfuerzo por llevar el pie derecho al suelo, se tiende a levantar el costado izquierdo y desplazar la pierna izquierda, haciendo que todo el cuerpo se incline hacia la derecha. Para evitarlo, presione con fuerza la mano izquierda en el suelo y mantenga el peso del cuerpo sobre la izquierda. Es inaceptable en esta āsana que el costado izquierdo y la cadera se levanten del suelo. Si la pierna interior está rígida y el lado izquierdo no permanece en el suelo, se permite mantener la pierna y el pie derechos ligeramente elevados del suelo.

No permita que el pie izquierdo caiga hacia fuera. Manténgalo extendido desde la cadera hasta el talón, con los dedos del pie apuntando hacia arriba. Extienda la piel de las plantas de los pies. Mantenga el pecho abierto, el costado derecho alargado y paralelo al torso del lado izquierdo. Las caderas en el mismo nivel, y la cabeza, el pecho y el ombligo en línea recta.

Si no es posible alcanzar el dedo gordo del pie en ninguna de las dos versiones de la āsana, coloque una toalla o un cinturón alrededor de la planta del pie levantado y agarre los extremos con las manos (Figs. 8, 9 y 10). En la segunda variante, si la pierna no llega al suelo con facilidad, coloque el borde exterior del pie sobre un almohadón o un soporte similar (Fig. 11).

Cuando el pie se apoya en una superficie elevada, la tensión en la cadera y la ingle se alivia y el abdomen puede permanecer blando. Este método de hacer la āsana con el pie apoyado es beneficioso para las mujeres que tienen un sangrado excesivo o dolor durante la menstruación; también es beneficioso durante el embarazo.

La pierna en el suelo es como un ancla para la pierna elevada. Debe permanecer firme y con el pie apoyado en el suelo, incluso cuando la otra pierna asciende. La rigidez de la espalda hace que la pierna inferior se doble, se contraiga o se levante del suelo. Para evitarlo, los principiantes pueden hacer la āsana con el pie inferior apoyado en una pared (Fig. 12). Los que sufren de dolor de ciática deben colocar el talón del pie inferior sobre una manta enrollada; esto alivia la presión sobre la cadera y la zona lumbar.

Al principio, es aconsejable practicar las dos variaciones como dos āsanas separadas; es decir, terminar la primera variación en ambos lados y luego comenzar con la segunda. Esto es para asegurar que los músculos y las articulaciones se calienten lo suficiente en la primera variación y no se estiren demasiado en la segunda. Más adelante, a medida que el cuerpo se hace más experto en la āsana, se permite hacer ambas variaciones juntas. En otras palabras, haga el estiramiento vertical seguido de la extensión lateral en el lado derecho, y luego repita lo mismo en el izquierdo.

En ambas variantes, se levanta una pierna mientras la otra está anclada en el suelo. Esto implica que un lado del cuerpo está activo mientras el otro está inmóvil. La mente se dirige de manera natural hacia el movimiento, mientras que la parte estática se ignora. En las yogāsanas, sin embargo, hay que estar igualmente atento a la extremidad estacionaria, que actúa como ancla para el miembro móvil. Si el ancla vacila, el movimiento se vuelve ineficaz y la āsana no produce el beneficio deseado.

Un estudiante de yoga debe darse cuenta de que la quietud y el movimiento, aunque sean estados aparentemente conflictivos, son en realidad complementarios. El movimiento se mejora con el esfuerzo activo; la quietud, con la atención consciente a la parte estable. En una āsana, como en todos los demás aspectos de la práctica yóguica, estos estados deben estar perfectamente equilibrados.

34. NĀVĀSANA PARA EL ABDOMEN

Nāva significa «barca». En Nāvāsana, el cuerpo adopta la forma de una barca con las manos como remos. Al igual que una barca nos lleva con seguridad a través del río, esta āsana garantiza la seguridad, la salud y el bienestar de los órganos abdominales, tanto si están mal nutridos como si están sobrealimentados. Masajea la cavidad abdominal, contrae los músculos abdominales, fortalece los músculos de la espalda y fortifica la columna vertebral. Las āsanas aprendidas en los capítulos anteriores, a saber: Bharadvājāsana, Marīchyāsana, Ūrdhva Prasārita Pādāsana y Supta Padangushthāsana, sientan las bases de esta āsana.

Aunque esta āsana es eficaz para reducir la grasa alrededor del abdomen, debe practicarse con moderación. Tanto Ūrdhva Prasārita Pādāsana como Nāvāsana son fáciles de hacer. En ambas āsanas, los músculos abdominales se contraen, reduciendo la grasa de la región. Sin embargo, es sumamente importante recordar que la práctica excesiva o incorrecta de estas posturas puede empujar los órganos internos hacia el coxis, provocando problemas como la hernia o el prolapso del útero. Por tanto, el estudiante debe tener precaución mientras practica estas āsanas y no preocuparse únicamente de sus beneficios.

Hay dos versiones de esta āsana: Ardha Nāvāsana y Paripūrṇa Nāvāsana. En Paripūrṇa Nāvāsana, el ángulo entre el tronco y las piernas es menor y los pies se elevan más que la cabeza. En Ardha Nāvāsana, este ángulo es más amplio y los pies se mantienen al mismo nivel que la cabeza. Paripūrṇa Nāvāsana regula el Apāna Vāyu mientras que Ardha Nāvāsana regula el Samāna Vāyu, protegiendo así los respectivos asientos de estos vāyus en el cuerpo.

Paripūrṇa Nāvāsana

Técnica

Siéntese sobre una manta en Daṇḍāsana (Fig. 1).

Espire. Apoye las manos en el suelo, incline el tronco ligeramente hacia atrás y levante las piernas del suelo. Estas dos acciones de reclinar el tronco y levantar las piernas deben ocurrir simultáneamente, en un solo movimiento de balanceo.

Levante las manos del suelo y estírelas hacia delante. Equilibre el cuerpo completamente sobre las caderas (Fig. 2).

Permanezca en esta āsana de 20 a 30 segundos respirando normalmente. No contenga la respiración.

Espire. Baje los brazos y las piernas y vuelva a Daṇḍāsana. Si hay dolor en la parte baja de la espalda o calambres en el abdomen, túmbese en Śavāsana.

Tenga en cuenta estos detalles:

Cuando el torso se incline hacia atrás, no contraiga el pecho. No entre en la āsana con una inspiración. Para evitar una presión indebida sobre el cuello y la garganta, no intente mantener el equilibrio llevando la cabeza hacia delante. En su lugar, levante la cabeza desde la base del cuello.

Enderece las piernas y manténgalas firmes como barras de hierro. Enrolle los muslos hacia dentro, y mantenga los bordes interiores de las piernas en contacto entre sí.

Agarre firmemente los cuádriceps. Extienda la piel de las plantas de los pies y mantenga los dedos extendidos.

Mantenga ambos brazos rectos y paralelos al suelo, desde los hombros hasta las palmas de las manos. No levante los hombros, ya que así se contrae el cuello. Mantenga el cuello libre y extendido.

No deje que los tríceps queden sueltos; en su lugar, mantenga los brazos firmes mientras las manos se extienden hacia delante.

Equilibre el cuerpo con precisión sobre las puntas de los huesos de los glúteos. En un esfuerzo por mantener el equilibrio, el sacro tiende a hundirse. No permita que esto ocurra. Es habitual mantener

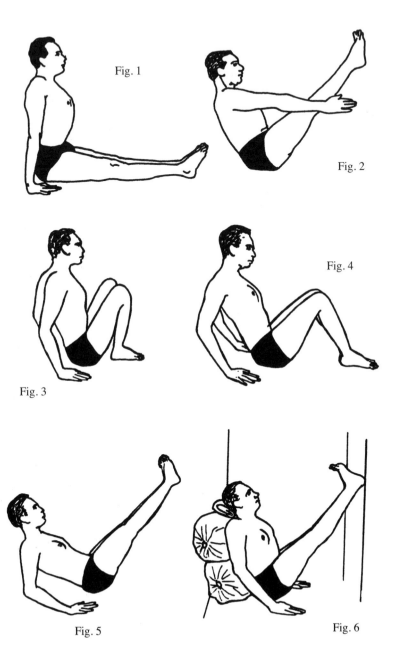

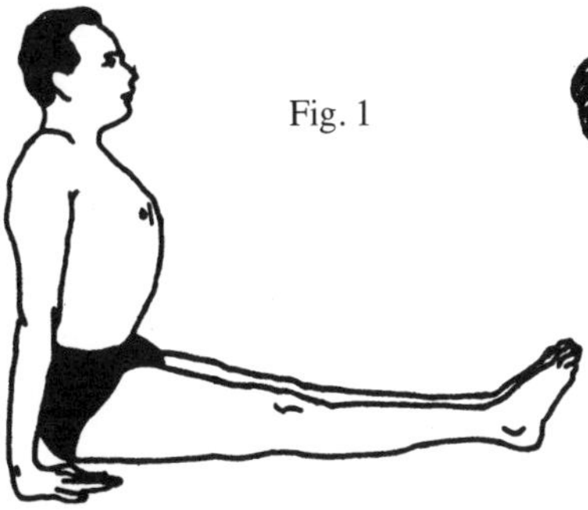

Fig. 1

Fig. 2

Fig. 3

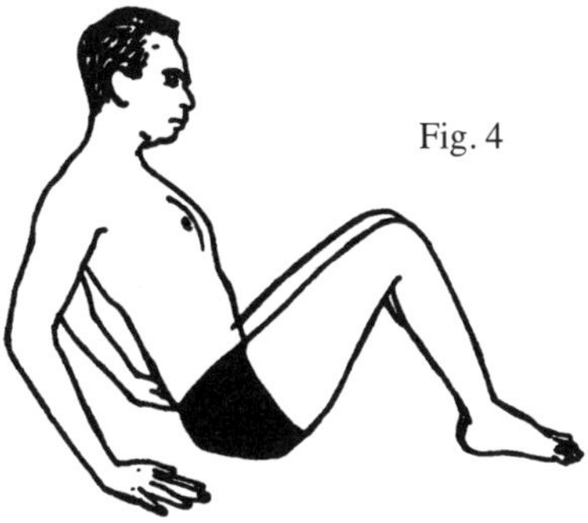

Fig. 4

Fig. 5

Fig. 6

la respiración mientras uno se concentra en el equilibrio. Esto debe evitarse estrictamente, ya que retener la respiración endurece el pecho y tensa los músculos abdominales superficiales, en lugar de trabajar en la cavidad abdominal.

Del mismo modo, si se retiene la respiración después de una inspiración mientras se realiza la āsana, los músculos abdominales se aflojarán. En cambio, los ciclos continuos de inspiración y espiración con breves pausas durante toda la duración de la āsana permiten un mejor control muscular.

Solo después de unos 20 segundos en la āsana se hace evidente su efecto sobre los órganos abdominales y el alumno toma consciencia de la contracción de la cavidad abdominal. Por tanto, para un principiante, es más importante aprender a mantener el equilibrio durante ese tiempo que centrarse en la respiración. Los principiantes pueden respirar normalmente hasta que aprendan a mantener el equilibrio durante al menos 20 segundos. Aquellos que encuentren difícil la āsana pueden colocar las palmas de las manos en el suelo para obtener un mayor apoyo. La pausa tras la espiración debe introducirse solo cuando el equilibrio sea fácil, dejando la mente libre para reflexionar sobre las sensaciones del abdomen.

El cuadragésimo séptimo yoga sūtra de Patañjali habla de la belleza (Rūpa lāvanya), la fuerza (Bala) y la compacidad de un diamante (Vajra saṁhanatva) que el cuerpo adquiere mediante la práctica del yoga. Una Nāvāsana precisa es, de hecho, una encarnación de todas estas cualidades. La nitidez del triángulo invertido, con el vértice abajo y las manos paralelas como base arriba, son los puntos de belleza y gracia en la āsana. Las piernas y el tronco elevados, firmes incluso en su estado sin apoyo, emanan fuerza. Los órganos vitales contenidos con seguridad en la estructura del esqueleto y mantenidos firmemente en su lugar por la piel y los músculos tensos sugieren la compacidad de un diamante en su engaste. Sin embargo, estas son las características de una āsana perfectamente realizada. Una āsana floja, en la que se lucha por el equilibrio y el agarre, se parece a un barco que se hunde.

Aquellos que no pueden hacer esta āsana a causa de dolores lumbares, dolores abdominales o debilidad extrema; aquellos que no pueden equilibrarse debido a la contracción del sacro, o aquellos que simplemente no pueden mantener las piernas en alto, deben practicar la versión con apoyo de Nāvāsana como se describe a continuación:

Nāvāsana con apoyo

Siéntese en Daṇḍāsana. Doble las piernas por las rodillas y llévelas hacia el abdomen (Fig. 3). Presionando las palmas de las manos en el suelo, recline la espalda (Fig. 4). Con una espiración, levante las piernas y aprenda a equilibrarse con el apoyo de las manos (Fig. 5).

Aunque, a primera vista, Paripūrṇa Nāvāsana parece trabajar principalmente en la parte superior e inferior del abdomen, también es una āsana que fortalece los músculos de la columna vertebral. Muchas mujeres experimentan dolor en la parte inferior del abdomen y el sacro después del parto. La región lumbar se siente sin vida. Aunque las vértebras de la columna vertebral no se ven afectadas negativamente, los músculos del abdomen y la cintura se aflojan y se tornan laxos, lo que hace que uno sea vulnerable al dolor lumbar con el menor esfuerzo. Esta āsana, realizada con el apoyo de la mano, es la más eficaz para estas dolencias.

Sin embargo, cuando la debilidad de la espalda y la cintura es excesiva y uno se preocupa simplemente de mantener el equilibrio en la āsana, la región lumbar puede verse sometida a una tensión excesiva. En ese caso, los métodos clásicos de hacer la āsana pueden agravar, en lugar de reducir, el dolor de espalda. Para evitarlo, deben utilizarse puntales de apoyo. Esta variante con apoyo total puede hacerse en un pasillo estrecho flanqueado por dos paredes, o en el marco de una puerta de la siguiente manera (consulte la Fig. 6):

Apoye la espalda contra dos cojines cilíndricos que estén contra una pared o contra un lado del marco de la puerta. Levante las piernas y coloque los talones en la pared opuesta a una altura cómoda y estire las piernas (Fig. 6). El apoyo para la espalda facilita la elevación del sacro, y el de las piernas elimina la lucha para mantener el equilibrio.

Esta variación también es beneficiosa para los hombres mayores con presión arterial alta, diabetes *mellitus* o hernia umbilical. En la āsana clásica, la tensión del equilibrio suele endurecer el cuello, el pecho y el diafragma, lo que la hace insegura para quienes padecen las dolencias mencionadas. En la versión con apoyo total, es posible elevar el sacro y el bajo vientre, tonificando así los órganos abdominales y eliminando la tensión en la cabeza, el cuello, el pecho y las ingles.

Paripūrṇa Nāvāsana contrae órganos abdominales como los intestinos, el hígado, el bazo y el páncreas, así como los músculos que rodean estos órganos. La presión se libera cuando se retoma la postura original (Daṇḍāsana). Estos ciclos de contracción y relajación mejoran la circulación de la cavidad abdominal y tonifican los músculos y órganos contenidos en su interior. Tras el parto, Nāvāsana ayuda a las mujeres a recuperar fuerza y a perder el exceso de grasa alrededor del abdomen. Estimula los jugos digestivos y mejora la digestión.

Si en las etapas iniciales es imposible mantener la āsana durante 5 segundos, hay que mantenerla durante menos tiempo y repetirla 2 o 3 veces. Las mujeres deben evitar estrictamente esta āsana durante la menstruación o el embarazo, o si sufren de flujo blanco. Interrumpa la āsana incluso ante una ligera sospecha de embarazo. También está contraindicada para quienes tienen problemas de corazón.

35. MÉTODOS TERAPÉUTICOS Y SECUENCIACIÓN

Los últimos seis capítulos introdujeron siete āsanas de diversas categorías de āsanas: Bharadvājāsana y Utthita Marīchyāsana de la categoría de torsión, Paripūrṇa Nāvāsana y Ūrdhva Prasārita Pādāsana de las contracciones abdominales, y Supta Padaṇguṣṭhāsana y Ūrdhva Prasārita Pādāsana apoyada en la pared del conjunto de āsanas supinas.

Este conjunto de āsanas aparentemente disímiles puede parecer peculiar. De hecho, tradicionalmente, no suelen practicarse juntas. Así pues, es necesario explicar las razones de este enfoque atípico.

Las āsanas con la acción parivṛtta o de torsión agitan literalmente la columna vertebral y los nervios que contiene. Las āsanas invertidas que se aprendieron antes de las torsiones, a saber: Setu Bandha Sarvāṇgāsana, Viparīta Karaṇi, Sālamba Sarvāṇgāsana y Halāsana, pueden someter la columna lumbar y sacra a una fuerte tensión. No todo el mundo puede soportar esta tensión. Del mismo modo, no todo el mundo tiene un cuello lo suficientemente fuerte como para sostener el peso del cuerpo durante mucho tiempo en las āsanas invertidas. La debilidad en la espalda y el cuello puede causar un dolor agudo en varias regiones de la columna vertebral. Este dolor puede eliminarse fácilmente con la práctica de las āsanas de torsión que se tratan en los capítulos siguientes, a saber: Bharadvājāsana, Marīchyāsana y Utthita Marīchyāsana.

Bharadvājāsana en silla y Utthita Marīchyāsana son dos āsanas versátiles que pueden practicarse en cualquier momento y lugar. Liberan eficazmente la tensión causada por permanecer sentados o de pie durante largas horas, o por trabajar durante períodos prolongados en una postura incómoda; por tanto, son beneficiosas para prácticamente todo el mundo, ya sean amas de casa, oficinistas, informáticos, conductores, mecánicos o policías de tráfico. No solo reducen el dolor de espalda y de cuello, sino que también remedian el suministro inadecuado de sangre a la columna vertebral. Las personas con problemas agudos de espalda deben reducir la duración prescrita, pero repetirlas varias veces.

Las āsanas abdominales como Ūrdhva Prasārita Pādāsana y Paripūrṇa Nāvāsana masajean y tonifican los órganos viscerales, aumentan la eficacia del sistema digestivo y reducen el exceso de peso. Estas importantes āsanas son buenas para incorporar a la práctica regular. Sin embargo, como se ha mencionado en repetidas ocasiones, es extremadamente importante seguir las directrices y contraindicaciones de los capítulos que abordan estas āsanas y proceder con la máxima precaución hasta que se dominen. Es especialmente importante recordar que los pacientes cardíacos deben evitar estas āsanas abdominales, a menos que utilicen el apoyo de una pared.

En definitiva, cada uno de nosotros es responsable de su propia salud y bienestar y la prudencia debe ser la primera prioridad al emprender cualquier nueva práctica.

Las tres āsanas de torsión, así como las contracciones abdominales, son eficaces para aliviar los trastornos digestivos crónicos, como indigestión, hiperacidez, ardor de estómago y eructos. Las āsanas abdominales deben ser evitadas por quienes sufren de úlceras intestinales; sin embargo, estas āsanas son beneficiosas para quienes padecen úlceras pépticas.

Todas las versiones clásicas de las āsanas de torsión y abdominales deben evitarse durante el embarazo; no obstante, Bharadvājāsana en una silla y Supta Padaṇguṣṭhāsana II con un cinturón y un cojín cilíndrico como apoyo son eficaces para eliminar el dolor de espalda y la pesadez pélvica, ampliando la cavidad pélvica y reduciendo la presión sobre el coxis durante el embarazo. De hecho, las mujeres que han practicado estas āsanas antes del embarazo sienten un impulso interior de hacerlas durante este. Las mujeres embarazadas pueden apreciar la libertad en la pelvis y la facilidad para respirar que se obtiene con las versiones apoyadas de estas āsanas.

Todas estas āsanas son extremadamente beneficiosas también tras el parto, pero deberían iniciarse 6 semanas después. La práctica de āsana y prāṇāyāma después del parto es un tema de estudio independiente que no se puede abarcar en unas breves líneas.

La secuencia para estos 3 grupos de āsanas que estamos tratando aquí (es decir, torsiones, abdominales, inversiones) debe ser:

1) Ūrdhva Prasārita Pādāsana
2) Paripūrṇa Nāvāsana
3) Supta Padaṇguṣṭhāsana I y II
4) Bharadvājāsana
5) Marīchyāsana
6) Utthita Marīchyāsana
7) Halāsana
8) Sālamba Sarvāṇgāsana
9) Setu Bandha Sarvāṇgāsana
10) Viparīta Karaṇi

Concluir la secuencia con āsanas invertidas calma los nervios tras las intensas āsanas de torsión y abdominales y complementa sus efectos.

Ūrdhva Prasārita Pādāsana y Nāvāsana se prescriben para perder peso. A los principiantes se les pide que las hagan solo una vez en la etapa de aprendizaje; sin embargo, un ciclo no es suficiente para perder peso. Es necesario practicarlas diariamente, repitiéndolas 5 y 15 veces, dependiendo de la capacidad individual. El aumento de 5 a 15 intentos debe ser constante y gradual. Al igual que alimentamos a los bebés con bocaditos cuyo tamaño va en incremento a medida que aumentan lentamente su ingesta, lo mismo ocurre con el aprendizaje de āsanas difíciles. El aumento lento y constante del número de repeticiones produce el máximo beneficio.

Como se ha mencionado anteriormente, es un error hacer estas āsanas con el único propósito de perder peso. Si estas āsanas se hacen en exceso, crean tensión en la cabeza, los ojos, las orejas y las sienes. En el momento en que esta tensión comienza a aumentar, la āsana debe interrumpirse. Así como la medicina moderna mide el estrés por un ritmo cardíaco, en el yoga, medimos el estrés por la cantidad de calor o tensión que se siente en la cabeza, los ojos, las orejas y las sienes.

Con la acumulación de exceso de grasa después de la menopausia, las mujeres que desean adelgazar pueden tener la tentación de abusar de estas āsanas. Sin embargo, el aumento de peso en este período es el resultado de los cambios hormonales y la preocupación por perder peso puede ser perjudicial para la salud en general. En esos momentos, es mejor que estas āsanas se hagan con una corta duración y con repeticiones limitadas. Si se exageran, pueden elevar desproporcionadamente el calor corporal. Para las mujeres menopáusicas, lo ideal es aprender estas āsanas después de las inversiones como Sālamba Sarvāṇgāsana, Ardha y Purna Halāsana, Setu Bandha Sarvāṇgāsana y Viparīta Karaṇi. Cuando el cuerpo se vuelve experto en las āsanas invertidas, también desarrolla la fuerza y la resistencia para mantener las āsanas abdominales, evitando los efectos nocivos de estas últimas. Sin embargo, en el caso de los practicantes experimentados que pueden hacer tanto las inversiones como las abdominales con facilidad, la secuencia es intercambiable.

La secuencia de las āsanas es importante por varias razones. La más importante es liberar la tensión específica de ciertas āsanas. Cualquier carga sentida en la columna lumbar en la práctica de Ūrdhva Prasārita Pādāsana o Paripūrṇa Nāvāsana puede ser eliminada a través de Bharadvājāsana y Marīchyāsana. La tensión de la cavidad abdominal puede liberarse con āsanas supinas como Supta Baddha Koṇāsana, Supta Vīrāsana, Supta Padaṇguṣṭhāsana o Setu Bandha Sarvāṇgāsana. Sālamba Sarvāṇgāsana, o cualquiera de sus variantes, puede ayudar a suavizar la parte inferior del abdomen.

En segundo lugar, la secuencia de aprendizaje de las āsanas es importante a fin de preparar partes específicas del cuerpo para responder. Aunque es esencial hacer las āsanas correctamente, debemos aceptar que la precisión técnica no es instantánea. Por ejemplo, se necesita tiempo para aprender a levantar la columna vertebral del sacro en Paripūrṇa Nāvāsana o a alargarla correctamente en Ūrdhva Prasārita Pādāsana. Sin embargo, si hemos aprendido la elevación y extensión del sacro en las posturas invertidas y de torsión, resulta más fácil corregirnos en las āsanas abdominales. Como dice el aforismo: «Hace falta una espina para sacar una espina»; en el yoga, se necesita una āsana para enseñar una āsana.

Las dolencias o debilidades están latentes en el cuerpo y a menudo se manifiestan a la menor inducción a partir de cierta edad; incluso una causa menor puede precipitar una enfermedad mayor. Las āsanas incorrectas pueden suponer un esfuerzo excesivo para ciertas partes del cuerpo. Así pues, es importante, en primer lugar, hacer la āsana correctamente; en segundo lugar, conocer las āsanas para liberar la tensión en la parte específica del cuerpo; y en tercer lugar, secuenciar las āsanas para borrar todos los efectos nocivos al final de cada sesión de práctica. Por ejemplo, muchas mujeres sufren un prolapso o una retroversión del útero, hecho que pueden desconocer. En tales casos, la práctica de Paripūrṇa Nāvāsana y Ūrdhva Prasārita Pādāsana precipita de forma independiente síntomas como el dolor extremo en la zona lumbar, leucorrea y dismenorrea. Ignorar las señales de advertencia del cuerpo hace que la āsana sea perjudicial en lugar de beneficiosa. Cuando estos síntomas se agudizan, es esencial determinar su causa raíz y luego tomar medidas correctivas. En este caso, un útero prolapsado puede corregirse mediante el apoyo de Sālamba Sarvāṇgāsana y Ardha Halāsana. Por tanto, también es esencial haber aprendido estas inversiones bien antes de intentar las abdominales. Si de todos modos se intentan, las āsanas abdominales deben hacerse con apoyo. Esta es la respuesta a la pregunta de por qué es importante estudiar múltiples āsanas de varias categorías, y en la secuencia correcta.

Todas estas āsanas son excelentes para los atletas. Cuando se practican regularmente, mejoran la movilidad de las extremidades, aceleran los reflejos y alivian las lesiones relacionadas con el deporte. Las āsanas invertidas, especialmente, aumentan la fuerza y la resistencia y eliminan la fatiga.

Veamos ahora la secuencia de estas āsanas. La secuencia de aprendizaje de estas āsanas debe ser la misma que la secuencia en la que se han presentado en este libro, capítulo por capítulo. Sin embargo, una vez que el estudiante adquiere cierto dominio sobre las āsanas, el orden de práctica debería ser el siguiente:

Para los más jóvenes y capaces:

Ūrdhva Prasārita Pādāsana,
Paripūrṇa Nāvāsana,
Supta Padaṇguṣṭhāsana,
Bharadvājāsana,
Utthita Marīchyāsana, y
Marīchyāsana.

Como la columna vertebral está preparada, las inversiones son más fáciles de hacer después de esta secuencia.

Para los practicantes de edad avanzada:

Bharadvājāsana en una silla,
Utthita Marīchyāsana,
Ūrdhva Prasārita Pādāsana con apoyo en la pared,
Sālamba Nāvāsana, y
Supta Padaṇguṣṭhāsana contra la pared con un cinturón alrededor del pie levantado.

La secuencia anterior también ayuda a controlar la diabetes *mellitus*.

Al igual que un médico, un estudiante de yoga necesita entender las dolencias comunes, sus causas y síntomas, y los métodos para curarlas a través de āsanas. Cuando consideramos las āsanas desde una perspectiva terapéutica, es importante estudiar la técnica de la āsana y la secuencia de āsanas que practicar en orden cronológico. Al trazar la técnica paso a paso y la secuencia para la práctica, hay que tener en cuenta la edad, las limitaciones físicas y las dolencias de la persona en cuestión. Hay que pensar mucho en estas tablas de secuencias, ya que algunas āsanas se complementan entre sí, otras se contraponen, y algunas funcionan mejor cuando se combinan con otras āsanas.

Una técnica importante en relación con la secuenciación es el método de «encajamiento», en el que dos repeticiones de la misma āsana se intercalan con otra āsana.

Los efectos de una secuencia de āsanas complementarias o encajadas pueden ser muy intensos. Tales secuencias tienen el poder de alterar la propia fibra mental del estudiante, volviéndolo muy tranquilo y contemplativo. Por tanto, son ideales para el tratamiento de los trastornos mentales, así como para sentar las bases de la práctica de prāṇāyāma.

Las āsanas que se analizan en esta sección tratan principalmente de la acción de torsión de la columna vertebral y la contracción y masaje de los órganos abdominales. Ambas acciones mejoran la circulación y el proceso de purificación de la sangre. La práctica de las inversiones después de torsiones y contracciones abdominales ayuda a equilibrar los distintos componentes de la corriente sanguínea. Cuando se practican juntas, y en la secuencia correcta, estas āsanas ayudan a mejorar la calidad y la cantidad de células sanguíneas, aumentando así la inmunidad.

Las secuencias terapéuticas son análogas a las células B y T que se encuentran en la sangre. Las células B matan los patógenos bombardeándolos con anticuerpos, y las células T los eliminan mediante un proceso parecido a rodearlos y estrujarlos hasta la muerte.

Una progresión de āsanas complementarias actúa sobre la parte enferma como las células B, mientras que el método de práctica literalmente exprime la dolencia o el irritante hasta que deja de existir.

36. LA REINA DE LAS ĀSANAS: ŚĪRṢĀSANA

El cerebro, situado en el punto más alto del cuerpo, regula los distintos órganos y sistemas y coordina sus funciones. Características humanas exclusivas como el intelecto, la erudición, la discreción, el ingenio, la moralidad, la fuerza de voluntad, la imaginación y la memoria se originan en el cerebro humano. De los tres atributos (guṇas) de la naturaleza, sattva (luminosidad), rajas (vivacidad) y tamas (inercia), se considera que el cerebro es la sede del guṇa sattva. Esto se debe a que solo el cerebro humano civilizado puede preservar la pureza y la santidad del intelecto.

Desde la perspectiva yóguica, las tendencias rājasicas del intelecto necesitan ser investidas con las cualidades sattvikas del corazón. En otras palabras, el intelecto y la emoción deben estar coordinados para preservar el equilibrio mental. El cerebro trabaja diligentemente para mantener un diálogo saludable entre el cuerpo, la mente y el intelecto. La āsana que nutre el cerebro es Śīrṣāsana: la reina de las āsanas.

Según los textos yóguicos, tenemos varios centros de energía (o centros nerviosos en la terminología moderna) en la región del cerebro y la médula espinal. Cuando se estimulan, pulsan y emanan energía vital. Las pulsaciones de energía estimulan el cuerpo, la mente, el ego y el intelecto, llevándonos finalmente a un nivel elevado de consciencia. Las āsanas invertidas, como Śīrṣāsana, estimulan el cerebro y despiertan estos centros energéticos. A medida que nuestra práctica de la āsana mejora con el tiempo, las pulsaciones de energía crecen exponencialmente, frenando nuestra naturaleza más baja y elevándonos a un plano espiritual superior.

En la naturaleza, el sol controla las fases de la luna. Sin embargo, en el cuerpo humano, Chandra sthāna (la sede de la luna) se encuentra en el cerebro, mientras que Sūrya sthāna (la sede del sol) está más abajo, en la región del ombligo. Así, en el cuerpo humano, la luna, que es la más débil de los dos y propensa a la inestabilidad y la enfermedad, se impone al sol. Experimentamos una inversión de este orden en las posturas invertidas, donde el sol (ombligo) se eleva por encima de la luna (la cabeza), lo que permite a la persona controlar la enfermedad física y la inestabilidad mental. Tal persona está mejor equipada para alcanzar un plano superior de consciencia. Un estudiante de yoga debe apreciar el papel de las āsanas invertidas en el camino hacia la iluminación.

Desde una perspectiva fisiológica, Śīrṣāsana influye favorablemente en nuestros músculos y diversos sistemas corporales. La postura invertida permite que la sangre fluya sin esfuerzo hasta el corazón, mejorando los procesos de circulación y purificación. Ayuda a mantener los niveles correctos de todos los componentes del torrente sanguíneo. La práctica de las inversiones también optimiza el funcionamiento del sistema endocrino, de modo que las hormonas se segregan en las proporciones justas. Los beneficios de Śīrṣāsana son múltiples y en gran medida inexplicables por la ciencia médica moderna. Las inversiones y sus efectos en el cuerpo humano son un vasto campo de investigación.

El estrés y las tensiones de la vida moderna hacen que los vasos sanguíneos se estrechen, disminuyendo su capacidad de expansión y contracción. La hipertensión arterial es el resultado de este fenómeno. No es fácil librarse de la ansiedad y la inquietud. Por suerte, el cerebro está naturalmente protegido de los efectos nocivos del estrés. Cuando la tensión y la presión sanguínea aumentan alrededor de la región del cerebro, el líquido cefalorraquídeo que envuelve el cerebro asegura que los vasos sanguíneos del cerebro no se rompan. El mecanismo de defensa natural del cerebro se nutre y se potencia con Śīrṣāsana.

El suministro de sangre al corazón disminuye con la edad, afectando negativamente a los latidos del corazón. Debido a la falta de circulación adecuada, el corazón empieza a parecerse a una fruta seca. La práctica de Śīrṣāsana potencia el flujo de sangre hacia los capilares. El lumen de los vasos sanguíneos aumenta y el deterioro celular se detiene en gran medida. Cuando se reduce la tensión en el corazón, este funciona con más eficacia.

El efecto de Śīrṣāsana en el corazón es como el de desatascar un desagüe con un potente chorro de agua. El efecto de prāṇāyāma es similar a la limpieza del órgano con una ráfaga de aire, mientras que el efecto de dhārāna es análogo al de limpiar el sistema mediante una bomba de vacío.

Todos somos conscientes del papel de los ejercicios cardiovasculares a la hora de mejorar la fuerza y la eficiencia del corazón. Se trata de entrenamientos de alta intensidad que aumentan las palpitaciones y tonifican los músculos del corazón. Sorprendentemente, las āsanas invertidas, aunque estacionarias, tienen el mismo efecto sobre el corazón sin disipar la energía ni agitar la mente. Los estudiantes de yoga están siempre en deuda con los antiguos sabios por haber concebido estas increíbles posturas.

Pautas importantes que se deben seguir (antes de intentar Śīrṣāsana):

Śīrṣāsana solo debe intentarse después de dominar las āsanas de los capítulos anteriores de este libro. Las āsanas de pie son especialmente importantes para tonificar los músculos y mejorar la postura y los contornos del cuerpo, haciéndolo apto para Śīrṣāsana.

Flexiones hacia delante de pie, como Adho Mukha Śvānāsana, Prasārita Pādōttānāsana, Pārśvōttānāsana y Uttānāsana, así como las flexiones hacia delante sentadas, como Adho Mukha Vīrāsana, Swastikāsana, Jānu Śīrṣāsana y Paśchimōttānāsana, preparan suavemente el cuerpo para la postura de cabeza abajo y ayudan a evitar un aumento repentino de la presión arterial. El aumento de la presión arterial o la pesadez en la cabeza y los ojos puede evitarse si Śīrṣāsana se introduce en una secuencia adecuada como la siguiente:

Adho Mukha Śvānāsana,
Uttānāsana,
Jānu Śīrṣāsana,
Paśchimōttānāsana o Adho Mukha Vīrāsana,
Śīrṣāsana,
Adho Mukha Vīrāsana o Paśchimōttānāsana,
Jānu Śīrṣāsana,
Uttānāsana,
Adho Mukha Śvānāsana.

Nótese que la secuencia de āsanas que preparan para Śīrṣāsana es seguida en orden inverso después de Śīrṣāsana. En este método llamado Vinyasa krama (vinyasa = secuencia cíclica), las posturas anteriores a la āsana principal (Śīrṣāsana en este caso) ayudan a calentar el cuerpo y preparar la mente para la āsana principal; mientras que volver a la secuencia en el orden inverso hace que el cuerpo y la mente vuelvan a un estado de neutralidad.

La secuencia vinyasa puede utilizarse para la preparación de cualquier āsana que haya sido elegida como el foco de una sesión particular de práctica. La secuenciación es una importante herramienta terapéutica en el tratamiento de dolencias mediante métodos yóguicos; sin embargo, vinyasa no es el único método terapéutico de secuenciación en el yoga.

La secuencia puede variar cada vez. Si el alumno es víctima de alguna de las siguientes circunstancias, Śīrṣāsana debe ir precedida de flexiones hacia atrás en lugar de extensiones hacia delante: tensión nerviosa, complejo de inferioridad, depresión debida a un acontecimiento desgraciado, o miedo extremo a ponerse boca abajo. En estas situaciones, en las que la mente está perturbada, las flexiones hacia atrás ayudan a crear valor para la práctica de Śīrṣāsana, al tiempo que preparan el cuerpo para la inversión. Las flexiones hacia atrás avanzadas se abordarán en capítulos posteriores. Purvottanāsana apoyada (Fig. 1) es un método más sencillo de flexión de la espalda para ayudar a afrontar estas situaciones.

Purvottanāsana apoyada

Técnica

Coloque una mesa robusta de 60 a 80 centímetros de altura, a unos 60 centímetros de distancia de la pared. Coloque un cojín cilíndrico o almohadilla (o dos, si la mesa es baja) sobre la mesa, como se muestra en la figura 2.

Colóquese de cara a la pared y siéntese en la mesa (o en un cojín si se utilizan dos almohadillas en una mesa baja) con el sacro contra el borde del cojín (Fig. 2).

Presione los dedos de los pies contra la pared y recuéstese para que toda la espalda descanse sobre el cojín. Coloque una manta doblada debajo de la cabeza para que quede ligeramente más alta que el tronco.

Agarre el borde de la mesa con las manos y presione los hombros hacia abajo. Tire de los omóplatos hacia la columna vertebral. Levante el pecho.

Estire las piernas hasta que las rodillas estén rectas (Fig. 3).

Esta āsana expande y abre el pecho. La respiración se libera, reduciendo la presión sobre el diafragma. Es beneficiosa para los pacientes con dolencias respiratorias, hiperacidez y enfermedades del corazón. Ayuda a eliminar el miedo de Śīrṣāsana. La Viparīta Daṇḍāsana apoyada, que se presentará más adelante, es otra postura similar que puede ser un precursor útil de Śīrṣāsana.

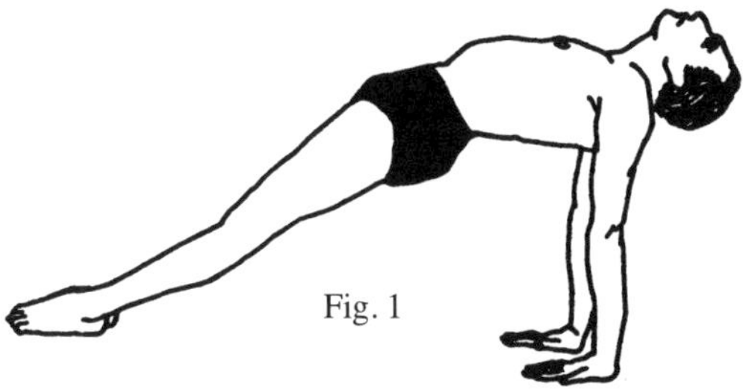
Fig. 1

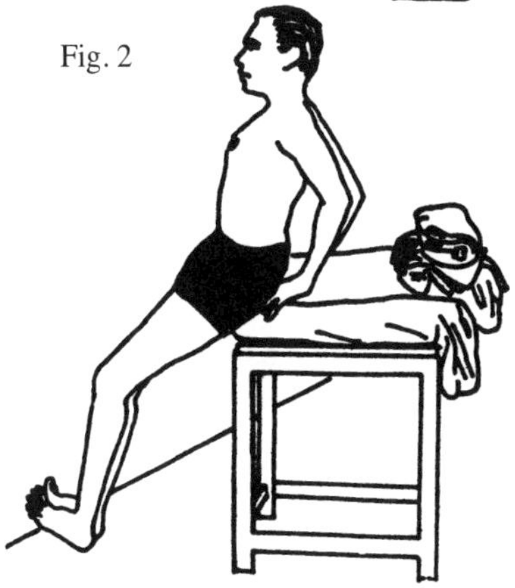
Fig. 2

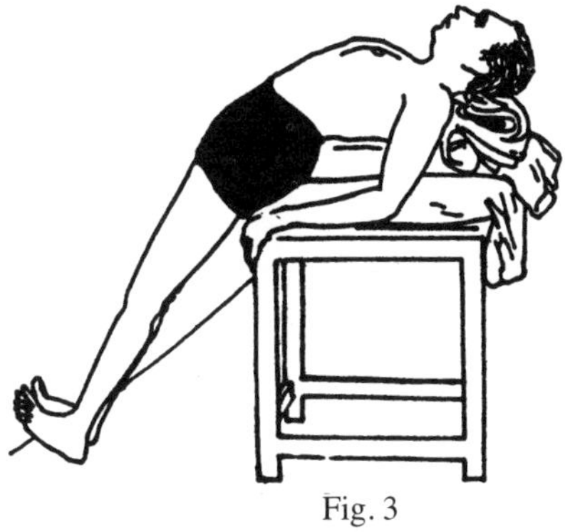
Fig. 3

No se debe intentar aprender Śīrṣāsana sin haber adquirido primero cierto dominio sobre Sarvāṇgāsana y Halāsana. Estas dos, a su vez, solo deben intentarse después de aprender a mantener Sālamba Setu Bandha Sarvāṇgāsana y Viparīta Karaṇi durante el tiempo prescrito. Aunque puede llevar un tiempo considerable dominar estas āsanas anteriores, la preparación evita errores que pueden hacer que Śīrṣāsana no sea segura para los principiantes. Después de todo, es la reina de las āsanas, y la reina no puede ser abordada fácilmente. La secuencia para estudiar las āsanas es:

Setu Bandha Sarvāṇgāsana,
Viparīta Karaṇi,
Ardha Halāsana,
Halāsana,
Sarvāṇgāsana, y luego
Śīrṣāsana.

La secuencia para la práctica, una vez aprendidas las āsanas, es:

Śīrṣāsana,
Sarvāṇgāsana,
Halāsana,
Setu Bandha Sarvāṇgāsana, y
Viparīta Karaṇi.

Esta última secuencia ayuda a disipar la fiebre crónica, la extrema debilidad tras una fiebre prolongada, la anemia, la propensión a la tos y los resfriados frecuentes, la tensión y la fatiga (especialmente en la cabeza y los ojos) en los estudiantes durante los exámenes, la menstruación irregular y debilidad posparto.

Aunque la secuencia anterior solo incluye āsanas invertidas, puede intercalarse con āsanas de categorías completamente diferentes como āsanas de pie, torsiones, flexiones hacia delante o hacia atrás. Esto se conoce como Viṣama nyāsa, o ciclo de āsanas variadas.

Hay ciertas reglas que deben observarse al formular un ciclo surtido.

Śīrṣāsana puede ser precedida o sucedida por āsanas de casi cualquier categoría de posturas: de pie, sentada, de torsión, de flexiones hacia atrás o hacia delante; sin embargo, las posturas de pie y las flexiones hacia atrás nunca deben hacerse después de Sarvāṇgāsana y Halāsana. Esto se debe a que Jālandhara bandha (bloqueo de la barbilla) en Sarvāṇgāsana y Halāsana enfría el cuerpo y el cerebro.

Las āsanas de pie y las flexiones de la espalda excitan el cuerpo y el cerebro, haciendo que se calienten, interrumpiendo la calma inducida por el bloqueo de la barbilla.

Por otro lado, las flexiones hacia delante y los giros sentados están permitidos después de Sarvāṇgāsana y Halāsana porque ayudan a mantener la misma frialdad y sensación de paz. Bharadvājāsana ayuda a disipar el dolor de cuello que puede surgir de Sarvāṇgāsana y Halāsana. Viparīta Karaṇi, la postura más relajante y calmante de todas, debe guardarse siempre para el final. Al igual que el arroz con cuajada en el sur de la India o el postre en otras partes del mundo señalan el final de la comida, Viparīta Karaṇi señala el final de la secuencia, y nada debería seguirla excepto Śavāsana.

Los principiantes deben comenzar con āsanas de pie y luego proceder a Śīrṣāsana. Esto da tiempo a calentar el cuerpo, lubricar las articulaciones y liberar el cuello para la inminente inversión, a la vez que se mantiene la presión sanguínea bajo control y se elimina la fatiga.

Si se sufre de fatiga extrema, sudoración excesiva, temblores o falta de aire, no se debe intentar Śīrṣāsana al principio de la secuencia. Permita que la mente y el cuerpo se relajen primero con la postura supina en āsanas como Supta Baddha Koṇāsana, Supta Swastikāsana y Supta Vīrāsana, seguidas de extensiones hacia delante como Jānu Śīrṣāsana y Paśchimōttānāsana. Haga Śīrṣāsana solo después de que la fatiga, los temblores o la sudoración se hayan reducido sustancialmente. Haber practicado las āsanas anteriores también facilita que uno pueda mantener el equilibrio en Śīrṣāsana.

Si Śīrṣāsana se practica como una āsana solitaria y no va seguida de Sarvāṇgāsana o sus variaciones, es posible que no se experimenten los dolores y que puedan seguir a una sesión de práctica, pero durante un período de tiempo, provoca irritabilidad, inquietud y agitación mental.

Sarvāṇgāsana es la madre de todas las āsanas y Śīrṣāsana es el padre. Al igual que la madre y el padre son necesarios para mantener una atmósfera pacífica y agradable en la familia, ambas āsanas son esenciales para un cuerpo y una mente sanos.

Śīrṣāsana solo debe hacerse una vez en una sesión de práctica determinada. No repetir Śīrṣāsana dentro de la misma secuencia. Sin embargo, los que practican dos veces al día, por la mañana y por la noche, pueden hacerlo una vez en cada ocasión.

Nunca se debe intentar Śīrṣāsana simplemente por diversión o como desafío; esto puede ser perjudicial para ambos, el cuerpo y la mente.

Śīrṣāsana debe evitarse por parte de cualquier persona que sufra de presión arterial muy alta, dolores de cabeza, desprendimiento de retina, secreción del oído o perforación del tímpano. Quienes sufren de migrañas o dolores de cabeza frecuentes pueden intentarlo cuando el dolor de cabeza esté ausente. Pueden hacerlo quienes tienen miopía, congestión nasal, halitosis o problemas de sinusitis. Es útil para quienes padecen micción frecuente o incontinencia urinaria. Las mujeres deben evitarla durante la menstruación, pero pueden reanudar la práctica de las inversiones en cuanto cese el sangrado. Śīrṣāsana es, de hecho, beneficiosa para todo tipo de trastornos menstruales y para preservar la salud de las glándulas endocrinas y los órganos reproductores.

El cerebro, que es un gobernante supremo del cuerpo y la raíz de todo el conocimiento, se encuentra en la parte superior. Su tronco y sus ramas se extienden por las extremidades inferiores. Con las raíces hacia arriba y las ramas hacia abajo, el cuerpo se asemeja al baniano o higuera sagrada. Cuando se está en Śīrṣāsana, la raíz desciende y las ramas ascienden. Al igual que regamos un arbolito por sus raíces para que crezca, en Śīrṣāsana regamos la raíz del conocimiento para nutrir el tronco y las ramas que están repartidas por todo el cuerpo.

En la base del cerebro está el hipotálamo, que controla la temperatura del cuerpo, y en el yoga se considera la sede de la luna. Así como la luna astral difunde el frescor sobre la tierra, la luna en el cerebro enfría el cuerpo.

Śīrṣāsana puede potenciar este efecto de enfriamiento solo si el cuerpo está completamente relajado en la āsana, la respiración es normal, la garganta no está constreñida y la lengua no está apretada; en otras palabras, cuando la técnica de la āsana es impecable. Śīrṣāsana está a menudo contraindicada, porque se cree que aumenta la presión sanguínea, lo que eleva la temperatura de la cabeza. Ahora bien, cuando la āsana es relajada y sin alteraciones, se evitan todos esos efectos indeseables; por tanto, es esencial aprender bien la āsana y practicarla con precisión.

Y lo que es más importante, debemos recordar que Śīrṣāsana no es simplemente ponerse de pie sobre la cabeza. Śīrṣāsana es una inversión cautelosa del cuerpo y todos sus sistemas, que se intenta solo después de un estudio científico de la āsana y una práctica adecuada.

37. PREPARACIÓN PARA ŚĪRṢĀSANA CON APOYO

Sālamba significa «con apoyo», y śirṣa significa «cabeza». Śīrṣāsana significa literalmente una «parada de cabeza». Cuando se utilizan las manos para sostener el cuerpo en la āsana, se denomina sālamba o Śīrṣāsana con apoyo. Las manos pueden utilizarse para el apoyo de varias maneras en esta āsana, como entrelazando los dedos, presionando las palmas en el suelo, extendiendo los brazos al frente, o doblándolos delante frente a la cabeza.

Cuando el cuerpo se equilibra completamente sobre la cabeza, con las manos extendidas a los lados como si se tratara de una Tāḍāsana invertida, la postura se llama Nirālamba (sin apoyo) Śīrṣāsana.

Sālamba Śīrṣāsana, que es la versión más practicada, tiene muchas variaciones que implican la torsión de la columna vertebral (Pārśva y Parivṛtta kriyā), movimientos hacia atrás (Pūrva pratana) y movimientos hacia delante (Paśchima pratana). En conjunto, forman el ciclo de Śīrṣāsana (Chakra). Aunque Śīrṣāsana es una postura de cabeza, el peso del cuerpo no es soportado únicamente por la cabeza. Incluso cuando estamos de pie erguidos, el cuerpo no se equilibra totalmente sobre los pies. Las piernas y la columna vertebral comparten una buena cantidad de peso. En la postura invertida, los brazos y la columna vertebral comparten el peso y permiten al cuerpo equilibrarse sobre la cabeza. Así como las piernas deben ser fuertes en Tāḍāsana, los brazos tienen que ser fuertes en Śīrṣāsana.

Es imposible conseguir el equilibrio en el primer intento. Si se hace de forma inexacta, puede causar una lesión duradera; por tanto, es necesario ir paso a paso y aprender la āsana gradualmente.

Lo mejor es empezar contra una pared, en un rincón entre dos paredes adyacentes, o con un ayudante. Además, antes de pasar a la āsana final, es esencial aprender la postura intermedia llamada Śīrṣāsana Sthiti o Ardha Śīrṣāsana. Como Samasthiti es la base de las āsanas de pie y Daṇḍāsana la base de las sentadas āsanas, Ardha Śīrṣāsana es la base de y un paso vital para la Śīrṣāsana final.

El siguiente paso después de Ardha Śīrṣāsana es Ūrdhva Daṇḍāsana, así llamada porque parece una Daṇḍāsana invertida. Se hace levantando las piernas de Ardha Śīrṣāsana y manteniéndolas paralelas al suelo, en una postura en forma de L.

Śīrṣāsana debe hacerse sobre una manta de cuatro pliegues y no sobre el suelo desnudo, ya que la dureza del suelo lastima la cabeza y puede con el tiempo causar dolor en el cuello así como en la espalda. Tampoco es aconsejable hacer Śīrṣāsana sobre un colchón o una almohada que se hunda con el peso del cuerpo y no pueda ofrecer la resistencia necesaria. Una manta doblada es la mejor opción para mantener un nivel uniforme.

Preparativos:

Coloque la manta con su borde doblado tocando la pared. Si se utiliza una esquina entre dos paredes, coloque la manta con sus dos lados tocando las dos paredes, y la esquina de la manta encajando perfectamente en el recodo de la pared.

Ardha Śīrṣāsana

Técnica

Coloque una manta doblada contra la pared como se ha mencionado anteriormente. Siéntese en Vīrāsana de cara a la pared. Mantenga las dos rodillas y los pies juntos (Fig. 1).

Entrelace los dedos de ambas manos con los pulgares tocándose. Esto da una forma semicircular o de cuenco a las palmas, que se ajustarán a la parte posterior de la cabeza en la āsana final.

A continuación levante las nalgas desde la postura de Vīrāsana y coloque los dedos entrelazados cerca de la pared de manera que un

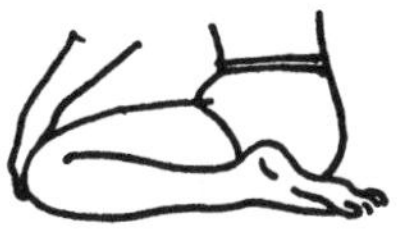
Fig. 1

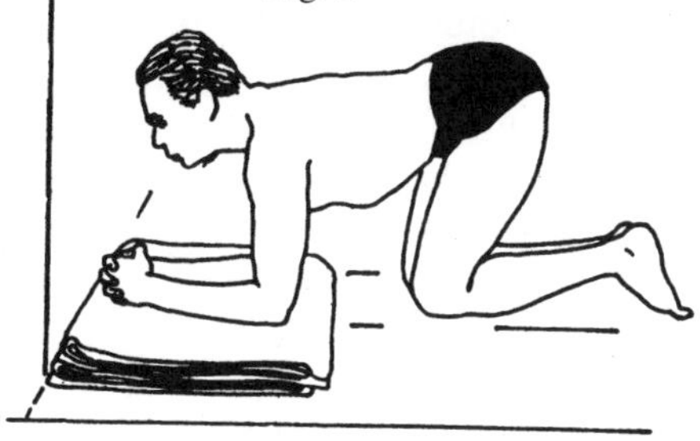
Fig. 2

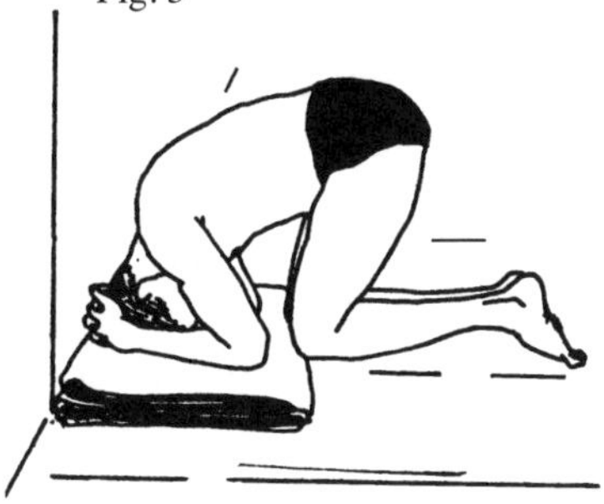
Fig. 3

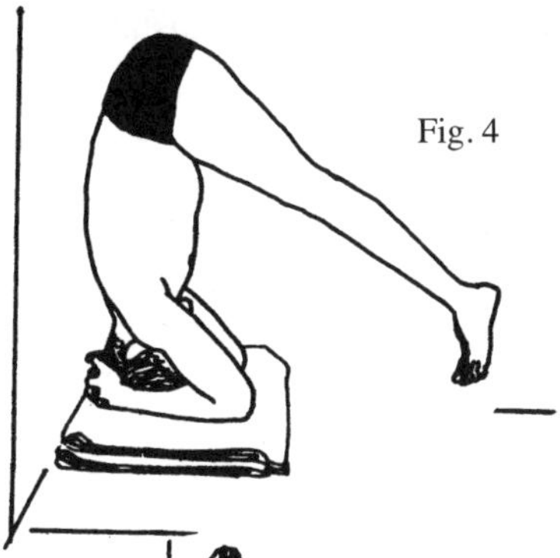
Fig. 4

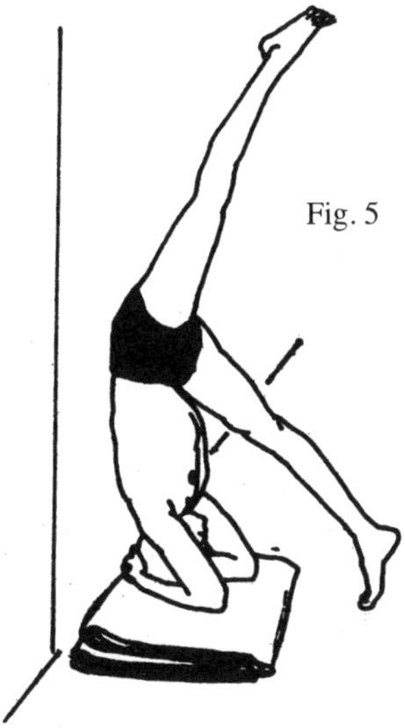
Fig. 5

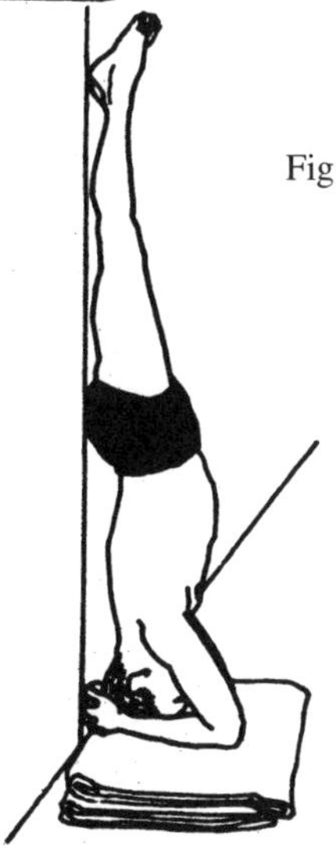
Fig. 6

dedo meñique esté sobre la manta y los pulgares estén más cerca del techo. Mantenga el semicírculo de las palmas de las manos amplio, con las muñecas alejándose entre sí.

Coloque los antebrazos sobre la manta de manera que el cúbito (hueso largo del antebrazo, en el lado del dedo meñique) descanse completamente sobre la manta desde la muñeca hasta el codo. El radio (hueso del antebrazo del lado del pulgar) debe descansar sobre el cúbito en el mismo plano vertical. Tenga especial cuidado en mantener las muñecas en postura vertical; no permita que se inclinen hacia fuera.

Mantenga ambos codos en una misma línea y equidistantes de las manos ahuecadas. La distancia entre los codos debe ser la anchura de los hombros. Si los codos son más anchos que los hombros en Śīrṣāsana, las vértebras del cuello se comprimen y el cuello se acorta. Si la distancia entre los codos es más estrecha que entre los hombros, las costillas laterales se comprimen y pueden llegar a doler.

A continuación levante los glúteos, de modo que el tronco quede paralelo al suelo. Alargue la parte superior de los brazos desde los codos hasta los hombros y manténgalos en ángulo recto con el suelo (Fig. 2).

Ahora, con una espiración, coloque la cabeza hacia abajo. Para ello camine con las rodillas ligeramente hacia el codo. Levante más las nalgas y levante los hombros. Coloque la coronilla de la cabeza sobre la manta de manera que la parte posterior de la cabeza encaje en la cavidad de las palmas de las manos, y los lados de la cabeza encajen entre las dos muñecas.

Coloque exactamente el vértice del cráneo sobre la manta. Procure que se apoye en la manta y no en los dedos entrelazados. Además, las manos o las muñecas no deben sujetar la cabeza. Las palmas forman una pared redondeada alrededor de la cabeza para que esta no se desplace de su postura. No permita que los brazos se acorten. Manteniendo la cabeza hacia abajo, amplíe los hombros y levántelos sin desplazar la cabeza. La coronilla se mantiene firmemente arraigada al suelo mientras los hombros ascienden, como si se tratara de levantar la cabeza.

En otras palabras, la base del cráneo desciende hacia abajo mientras que la base del cuello (donde se une a los hombros) asciende hacia arriba. Esta acción alarga el cuello en toda su longitud. Permanezca en esta postura durante unos segundos y haga un par de respiraciones normales.

Espire. Levante las rodillas del suelo. Apoye los dedos de los pies en él y levante los talones. Camine con los dedos de los pies hacia la cabeza. Levante la espalda verticalmente hacia el coxis, enderezando el torso. No permita que el pecho se hunda. Ahora, con una espiración, enderece las piernas (Fig. 4).

Mantenga el torso elevado desde la cabeza hasta las nalgas y manténgalo en ángulo recto con el suelo. Levante los talones y clave los dedos de los pies en el suelo. Mantenga las piernas y los pies juntos. No permita que los muslos se hundan. Contraiga los cuádriceps y suba las rodillas. Enderece la parte posterior de las rodillas levantando la tibia hacia los músculos de la pantorrilla. Esta postura es como una Nāvāsana invertida (Fig. 4).

No retenga la respiración. Respire normalmente, pero permita que las espiraciones sean ligeramente más largas; sin embargo, mantenga la atención centrada en la āsana. Permanezca en esta postura, al principio, durante 30 segundos y aumente poco a poco la duración hasta 2 minutos.

En Ardha Śīrṣāsana, asegúrese de que los hombros y la parte superior de los brazos no se hundan. Los codos no deben desviarse hacia fuera de su postura asignada. La espalda no debe encorvarse. Si la espalda se encorva, coloque un taburete bajo o un cojín firme delante de usted y los dedos de los pies sobre este, y utilice la altura añadida para levantar la cintura. Esto ayudará a mantener la espalda derecha. Levante las rodillas de manera que el estiramiento vaya desde los dedos de los pies hasta las nalgas mientras el torso se eleva desde los hombros hasta estas. Para elevar el torso a su máxima altura, levante los costados hacia los lados de la cintura y empuje la columna dorsal hacia el centro del pecho. El dominio de Ardha Śīrṣāsana no está determinado por el reloj, sino por la capacidad de permanecer en la āsana con el tronco y las piernas en la postura correcta sin contener la respiración y sin sufrir pesadez en la cabeza.

A continuación espire. Doble las piernas por las rodillas. Vuelva a Vīrāsana. Permanezca en Adho Mukha Vīrāsana durante unos segundos. Esto elimina la tensión de los músculos de la cabeza y la columna vertebral.

Esta āsana intermedia es beneficiosa para las mujeres con debilidad por debajo de la región de la cintura, dolor en la espalda o región lumbar o dolor de espalda durante el período menstrual. En estos casos, la āsana debe hacerse con los pies colocados a una distancia de 20 a 30 centímetros de distancia.

Ahora pasaremos a la siguiente fase de la āsana, conocida como Ūrdhva Prasārita Eka Pāda Śīrṣāsana. Aquí aprendemos a levantar una pierna de Ardha Śīrṣāsana sin perturbar el equilibrio del cuerpo.

Ūrdhva Prasārita Eka Pāda Śīrṣāsana

Técnica

Seguir los pasos 1 a 8 junto a una pared y hacer una pausa en Ardha Śīrṣāsana.

Primero levantaremos la pierna izquierda hacia arriba, manteniendo la pierna derecha y los dedos de los pies sin tocar el suelo. Respirar profundamente y espirar completamente. Sin encorvar la espalda ni dejar caer los hombros, doble la pierna izquierda un poco y levántela. Estire la pierna y que quede firme.

Mientras levanta la pierna, no permita que los codos se desplacen hacia fuera o hacia delante. Aunque el movimiento sea en la pierna, mantenga la atención centrada en los brazos y los hombros (Fig. 5).

En esta postura, la pierna derecha está abajo y la izquierda arriba. Los dedos de la pierna derecha están firmemente apoyados en el suelo; sin embargo la pierna derecha se estira hacia la articulación de la cadera como en Ardha Śīrṣāsana. Con el apoyo de la pierna derecha se levanta la pierna izquierda. La pierna izquierda debe ser levantada de tal manera que el peso del cuerpo no caiga sobre la pierna derecha, sino que sea soportado por el torso y la columna vertebral. Este es un punto importante que hay que tener en cuenta. El estiramiento hacia arriba de la pierna izquierda debe elevar el pecho y la columna vertebral.

Espire. Lleve la pierna izquierda hacia abajo y colóquela junto a la pierna derecha. Repita la misma acción en el otro lado.

Después de completar ambos lados, descanse en Adho Mukha

Vīrāsana. Practique levantando primero la pierna izquierda y luego la derecha.

Practique inicialmente estas dos posturas preparatorias para Śīrṣāsana solo una vez. Más tarde, cuando se haya dominado el movimiento de la espalda y de las piernas, puede repetirlas dos o tres veces. Ahora bien, en estas posturas es esencial mantener la mente arraigada con firmeza en el presente, inmersa por completo en el movimiento en cuestión. Las acciones nunca deben ser mecánicas. Por el contrario, hay que involucrar a la mente en cada paso para notar los errores o fallos que se cuelan en la postura y esforzarse por corregirlos.

Incluso con un pie en contacto con el suelo, algunas personas experimentan miedo al levantar el otro en el aire. El miedo hace que los miembros se sientan pesados y que el cuerpo se hunda, mientras que la ligereza del tronco y las extremidades es el principal prerrequisito para Śīrṣāsana. Así pues, es necesario vencer el miedo.

A menudo la espalda cede cuando las piernas se levantan en Śīrṣāsana. En estas dos variantes, aprendemos a utilizar los músculos de la espalda para la āsana final. Mientras se levanta una pierna, los hombros tienden a caer; un error que debe corregirse justo en la fase preparatoria. Como se ha mencionado anteriormente, la atención debe centrarse en la elevación de los hombros, el cuello y la columna vertebral, incluso mientras se levanta la pierna.

Una vez que aprendemos a levantar una pierna con facilidad y sin dejar caer los hombros, el siguiente paso es intentar Śīrṣāsana con la ayuda de un asistente. Quienes hagan Śīrṣāsana nunca deben arrojar todo el peso de su cuerpo sobre el asistente; esto hace que el practicante sea inestable y tense al ayudante. Es extremadamente esencial centrarse en levantar los hombros y la columna vertebral mientras una pierna sube y mientras el asistente le ayuda a entrar en la āsana final. Se debe pedir al ayudante que se coloque en el lado izquierdo, ya que usted levantará primero la pierna izquierda.

Śīrṣāsana con la ayuda de un asistente

Técnica

Desde Ūrdhva Prasārita Eka Pāda Śīrṣāsana con la pierna izquierda arriba, haga una pausa durante unos instantes.

Diga al ayudante, a su lado izquierdo, que agarre la espinilla y el muslo izquierdos y los balancee hacia arriba hasta que el talón llegue a la pared. Esta acción levanta automáticamente la pierna derecha un poco del suelo. Manteniendo los hombros levantados, la columna vertebral firme y en movimiento hacia arriba, y el pecho elevado y ensanchado, levante la pierna derecha por su cuenta, incluso mientras el ayudante trabaja con la izquierda. Apoye el talón derecho en la pared junto al izquierdo.

Sin embargo, no permita que el cuerpo se desplome contra la pared. Este es un error común que cometen la mayoría de los principiantes. En su lugar, escale hacia la pared manteniendo los talones juntos para ganar más altura en la postura, lo que también ayuda a crear ligereza en el cuerpo.

A veces, el miedo en la mente hace que el cuerpo se desplome. La parte superior de la espalda se encorva y la columna lumbar se proyecta hacia delante. Para corregir esto, mueva los muslos delanteros hacia atrás, enderezca las piernas, agarre las rodillas con firmeza y luego levante los talones a lo largo de la pared. La firmeza de las piernas induce una sensación de control y la elevación hacia arriba da valor a la mente.

Levante los costados del pecho. Levante los hombros y mueva los omóplatos hacia el pecho. Levante las nalgas y aléjelas de la región lumbar. Respire con normalidad. No fuerce las respiraciones profundas. Permanezca en esta postura durante 1 o 2 minutos (Fig. 6).

A continuación, pida al ayudante que agarre el tobillo izquierdo. Con una espiración, lleve el pie derecho al suelo. No empuje la pierna izquierda hacia delante; debe actuar como ancla en la pared mientras la pierna derecha baja suavemente hasta el suelo. Deje que los dedos del pie derecho toquen el suelo y solo entonces siga con la pierna izquierda.

Cuando ambos pies estén en contacto con el suelo, pase a Vīrāsana y luego a Adho Mukha Vīrāsana. Esto libera la tensión, de haberla, en cabeza o en ojos. Mientras esté en Śīrṣāsana, no apriete la lengua, que puede constreñir la garganta y la tráquea e impedir la respiración. Del mismo modo, no endurezca los músculos faciales ni deje que la mente divague, lo que puede hacer que aumente la presión sanguínea. Si se siguen meticulosamente todas las instrucciones dadas, no hay peligro en la āsana. De hecho, en una Śīrṣāsana correcta, una sensación de frescura y tranquilidad prevalece en la cabeza.

38. ŚĪRṢĀSANA APOYADA 1

En el último capítulo se trataron Ardha Śīrṣāsana y Ūrdhva Prasārita Eka Pāda Śīrṣāsana, así como la etapa final de Śīrṣāsana realizada con la ayuda de un asistente. Ahora aprenderemos a intentar la āsana de forma independiente. El método más fácil es hacer la āsana en una esquina, donde se juntan dos paredes adyacentes.

Śīrṣāsana (en la esquina de una habitación)

Técnica

Coloque una manta doblada en el suelo en un rincón de una habitación donde se encuentren dos paredes adyacentes. Entrelace los dedos con firmeza y colóquelos entre 5 y 8 centímetros del rincón. La razón para dejar un espacio es que cuando se salta a la āsana, las nalgas se proyectan ligeramente hacia atrás en el espacio disponible y se apoyan en el rincón.

Pase a Ardha Śīrṣāsana. Ahora doble las piernas por las rodillas mientras acerca los pies a la cabeza. Mantenga las rodillas y los pies ligeramente separados. Espire y gire las piernas hacia la āsana y proyecte las nalgas hacia la esquina. Al subir las piernas, enderécelas y apoye los talones en el ángulo recto formado entre las dos paredes (Fig. 1). Presionando los talones contra la esquina, mueva los glúteos un poco hacia delante para que no se desplomen sin vida contra las paredes. Igual que un andador sirve a los que tienen una marcha inestable, las paredes adyacentes funcionan de manera similar para estabilizar a quien está al principio nervioso en Śīrṣāsana. Si es demasiado difícil saltar a esta postura con las dos piernas, entre en Ūrdhva Prasārita Eka Pāda Śīrṣāsana y balancéese hacia arriba con una pierna seguida de la otra, colocando ambas piernas contra la

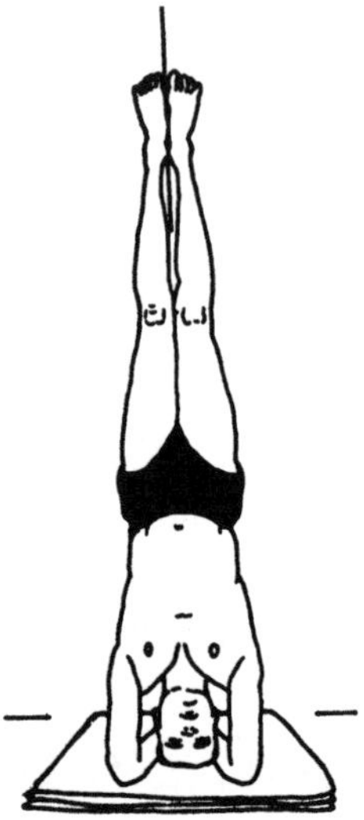

Fig. 1

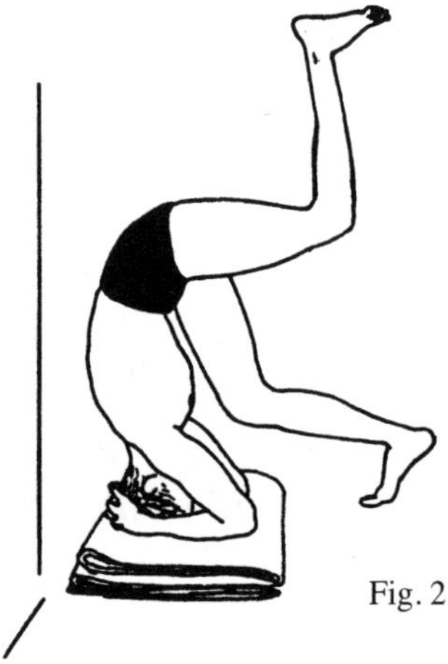

Fig. 2

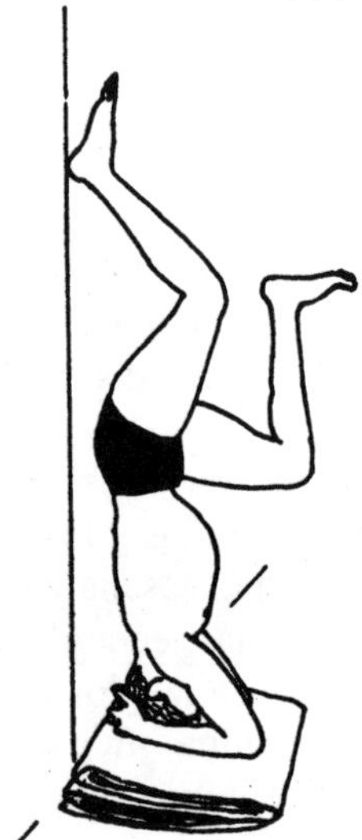

Fig. 3

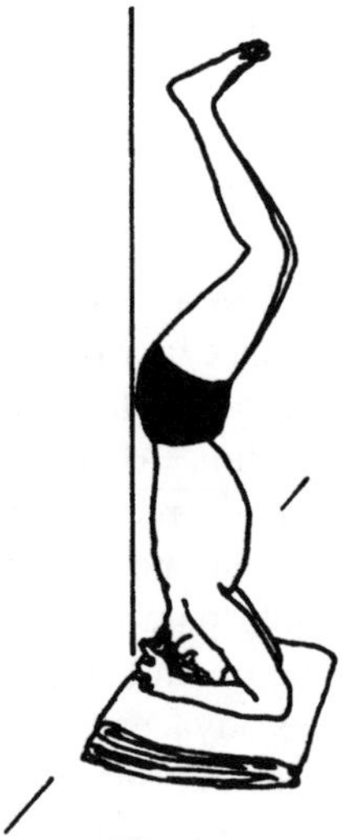

Fig. 4

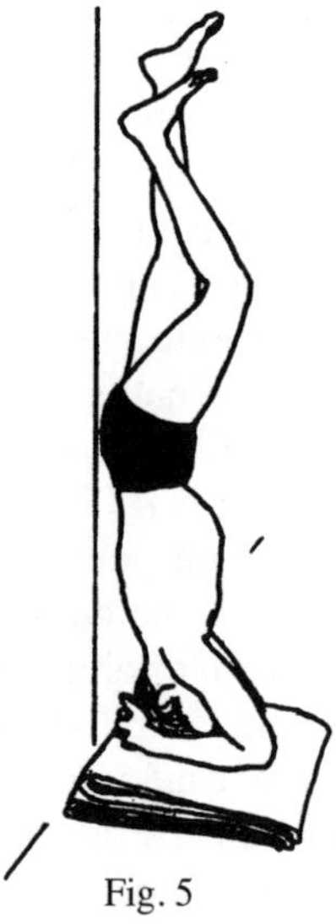

Fig. 5

Fig. 6 Fig. 7 Fig. 8

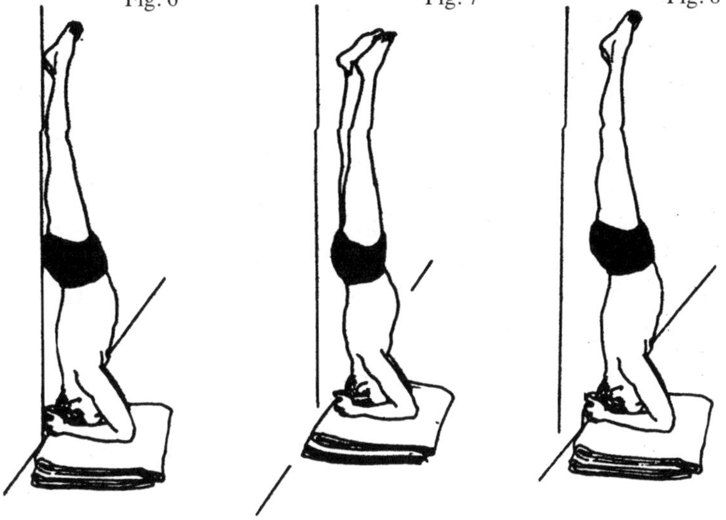

pared (para mayor claridad sobre este método, consulte la siguiente variación y las ilustraciones correspondientes).

Debido al apoyo en la pared a ambos lados, el cuerpo no puede inclinarse hacia derecha o izquierda. La mediana del cuerpo permanece fija. Esto es importante porque incluso aquellos que pueden equilibrarse de forma independiente tienden a inclinarse hacia su lado dominante. Con el paso del tiempo, esta tendencia se convierte en un hábito y los hábitos son extremadamente difíciles de superar. Practicar una inversión desequilibrada durante años afecta de manera negativa a la cabeza, el cuello, los hombros y la espalda.

En el caso de los practicantes avanzados, aunque el cuerpo exterior aparece recto en la āsana, la fuerza vital o la energía prāṇica es empujada hacia un lado desde el interior. En esos momentos, un lado del cuerpo se siente pesado y apagado y la āsana se siente desigual. Solo aquellos con una consciencia evolucionada y expertos en las prácticas yóguicas de āsana, prāṇāyāma y dhārāna son capaces de percibir esta asimetría. La disparidad en la distribución de la energía puede ser muy inquietante. En esos momentos, practicar

Śīrṣāsana en una esquina como un principiante ayuda a equilibrar el flujo Prāṇico.

Permanezca en esta postura con la respiración normal de 3 a 5 minutos, aumentando progresivamente la duración.

Para salir, espire. Manteniendo el pecho hacia delante, deje que las nalgas y los talones se apoyen en la pared. Doble las piernas por las rodillas y baje poco a poco los pies, de uno en uno o juntos. Tenga cuidado de tocar primero los pies y evitar golpear las rodillas contra el suelo. Aunque se necesita fuerza para saltar hacia arriba en Śīrṣāsana, bajar debe ser una acción suave y controlada. El miedo hace que los principiantes hagan lo contrario. Se levantan de una manera cautelosa y bajan de una manera salvaje e incontrolada cuando es el momento de salir de la āsana. Los principiantes deben aprender conscientemente lo contrario: saltar hacia arriba con energía y contener la fuerza al bajar.

Más adelante, a medida que se desarrolla la práctica, es innecesario aplicar la fuerza en la acción ascendente, así como durante el descenso de la āsana. Al final hay que aprender a subir suavemente, con el más mínimo empuje de los dedos de los pies.

Los principiantes pueden equilibrarse con facilidad en una esquina y superar su miedo inicial. El ángulo recto de las paredes mantiene la mediana del cuerpo exactamente perpendicular al suelo, guardando así la simetría de las extremidades.

Ahora aprenderemos Śīrṣāsana contra una pared plana.

Śīrṣāsana (contra la pared)

Técnica

Coloque una manta doblada contra la pared con el borde doblado hacia la pared. Coloque los dedos entrelazados a 5 o 6 centímetros de la pared. Haga Ardha Śīrṣāsana rápidamente seguida de Eka Pāda Śīrṣāsana.

Con la pierna izquierda levantada y el pie derecho en el suelo, prepárese para saltar con una pierna. Doble ambas piernas por las rodillas (Fig. 2). Espire. Con un salto ligeramente enérgico, lleve la pierna izquierda hacia arriba de modo que el talón izquierdo toque la pared, y eleve el muslo derecho por encima del nivel de la cintura (Fig. 3).

El salto debe ser enérgico pero no excesivamente enérgico. Un impulso excesivo haría que la pierna izquierda fuese repelida por la pared, igual que una pelota lanzada contra la pared rebota con la misma fuerza. Llevar la planta del pie a la pared también hace que la pierna rebote hacia el suelo. En su lugar, lleve el talón del pie izquierdo a la pared.

A continuación levante el talón izquierdo más arriba de la pared y lleve el talón derecho a descansar junto a él (Fig. 4). Estire las piernas una tras otra (Fig. 5).

En esta postura, mantenga las rodillas apretadas y los talones tocando la pared. Mantenga una elevación de la espalda, la cintura y las piernas. No permita que los hombros y los costados del pecho se hundan (Fig. 6). Permanezca en la āsana inicialmente de 3 a 5 minutos respirando con normalidad, y poco a poco vaya aumentando la duración.

En esta versión de Śīrṣāsana apoyada, hay que prestar mucha atención a la alineación. Mientras se está en la āsana, hay que mantener la línea media del cuerpo exactamente en el centro. No permita que el cuerpo se incline hacia un lado. Presione los antebrazos hacia abajo y mantenga la elevación hacia arriba en la parte superior de los brazos, los hombros, el cuello, los lados del pecho, la región lumbar y las piernas. Es aconsejable seguir este método durante al menos 2 o 3 meses antes de intentar el equilibrio de forma independiente. Los practicantes de edad avanzada deberían seguir haciendo la āsana de esta manera, en lugar de invitar a los dolores y molestias que pueden surgir en el proceso de lucha por el equilibrio. Los estudiantes más jóvenes, sin embargo, deberían pasar al siguiente paso una vez que el cuerpo y la mente se hayan acostumbrado al apoyo de la pared.

Espire y lleve las nalgas ligeramente hacia adelante y lejos de la pared. En este punto, solo los talones están en contacto con la pared, con el resto del cuerpo independiente del apoyo.

A partir de aquí procedemos a aprender a equilibrarnos lejos de la pared de la siguiente manera:

Śīrṣāsana (lejos de la pared)

En primer lugar, aleje un poco el talón izquierdo de la pared sin perturbar el derecho. Este movimiento puede perturbar el equilibrio del cuerpo y poner una carga indebida en el cuello o en el lado derecho del cuerpo. Para evitarlo y reducir la dependencia de la pared, presione los antebrazos con fuerza hacia abajo y levante el tronco. Aunque el talón derecho siga apoyado, no debe hacerlo fuertemente en la pared en este momento. Más bien, debe sentirse como si estuviera a punto de abandonar la pared y equilibrarse junto al izquierdo (Fig. 7).

A continuación practique el mismo movimiento con el talón izquierdo apoyado y el derecho alejándose de la pared. En esta etapa se está preparando para mover el centro de gravedad hacia el centro del tronco, en lugar de hacia la pared. La columna vertebral juega un papel muy importante en este movimiento.

Una vez que el cuerpo se haya acostumbrado a la acción anterior, proceda a alejar las dos piernas de la pared. Con una espiración, primero mueva la pierna izquierda hacia delante y manténgala firme. Luego lleve el talón derecho suavemente hacia adelante, manteniendo la columna vertebral elevada y el centro de gravedad a lo largo de la mediana vertical del cuerpo. Mantenga el equilibrio lejos de la pared (Fig. 8).

Espire. Lleve los talones hacia la pared uno tras otro y espere allí durante 2 o 3 respiraciones normales. Espire, doble las dos piernas a la altura de las rodillas y baje suavemente los dedos de los pies hasta el suelo, ya sea ambos pies juntos o uno tras otro. Siéntese en Vīrāsana, inclínese hacia delante y apoye la cabeza en Adho Mukha Vīrāsana.

Tenga en cuenta estos detalles:

No empujar la región lumbar hacia delante ni distender el abdomen en el esfuerzo por equilibrarse. Mantenga la alineación del cuerpo y el equilibrio mediante la elevación de la columna vertebral.

A veces, uno tiende a retener la respiración mientras se equilibra. Si esto ocurre inevitablemente al principio, retenga la respiración después de una espiración para que no haya tensión en la cabeza. Una vez que el cuerpo se estabilice en la āsana, reanude la respiración normal. A medida que uno se hace experto en la āsana, la respiración se vuelve de manera natural más sutil; sin embargo, hay que evitar trabajar voluntariamente en la respiración al principio. La atención inicial debe centrarse en dar estabilidad a la āsana.

Si siente que se va a caer, no tiene nada que temer ya que la pared está justo detrás. Es imposible equilibrarse bien en el primer intento. El equilibrio en Śīrṣāsana es una habilidad adquirida a través de la práctica constante y diligente.

Para mantener bien el equilibrio, hay que superar los miedos irracionales y elevar la mente junto con el cuerpo. Una mente rebosante de entusiasmo, valor y sentido de la aventura puede lograr hazañas notables. Una mente valiente aprende a equilibrarse en la āsana con más rapidez que una aprensiva. Sin embargo, una mente valiente también puede enfrentarse a un escollo como se explica ahora.

Aprender a equilibrarse en Śīrṣāsana por primera vez da lugar a una alegría pura y sin adulterar, como un niño que da sus primeros pasos. En esta etapa, un estado mental demasiado entusiasta hará que el cuerpo se desborde hacia el frente y, al final, se caiga. De la misma manera que una madre sujeta a su hijo cuando se lanza hacia delante, la contención mental es necesaria para contener el orgullo y la alegría sin límites en las etapas iniciales de equilibrio en Śīrṣāsana. Solo con contención se puede experimentar la estabilidad en la āsana.

Aquellos a los que les resulte imposible saltar a la āsana pueden emplear uno de los dos métodos descritos a continuación:

Ahora, la mayoría de las casas cuentan con un pasillo o corredor estrecho flanqueado por dos paredes. En un pasillo como este, coloque la espalda contra una pared y los pies contra la pared opuesta. Escale la pared con los dedos de los pies hasta que los pies queden en línea con la cintura, o ligeramente más altos. A continuación, empujando contra la pared, levante una pierna para que el talón se apoye en la pared de atrás. Siga con la segunda pierna para entrar en Śīrṣāsana con apoyo en la pared. Si eso es demasiado difícil, mantenga la segunda pierna hacia abajo en Ūrdhva Prasārita Eka Pāda Śīrṣāsana hasta que el cuerpo esté cómodo en la postura intermedia.

Disponga taburetes de diferentes alturas como una escalera, o coloque una escalera en un pasillo estrecho contra una pared. Haga la āsana con la espalda cerca de la pared opuesta, y suba los peldaños de la escalera con los pies.

Una vez que comprendamos el quid de la āsana y estudiemos la técnica básica con precisión, podremos emplear nuestra imaginación e idear nuevos métodos para alcanzar el siguiente nivel. La comprensión y la percepción consciente son de suma importancia en el aprendizaje de cualquier āsana. Nada se aprende de forma mecánica. Una mera ejecución superficial de las instrucciones dadas no tiene un efecto profundo o duradero. Āsana sādhanā implica necesariamente un esfuerzo consciente e inteligente. Veremos el significado de esto en el próximo capítulo.

39. ŚĪRṢĀSANA 2 CON APOYO

Śīrṣāsana es como un exquisito manjar que uno prueba numerosas veces antes de buscar la receta. Algunas āsanas se aprenden de manera sistemática, un paso tras otro. Otras necesitan ser experimentadas primero, y luego estudiadas en detalle. Śīrṣāsana entra en esta última categoría. Tanto si se realiza en un rincón, contra una pared o en un pasillo estrecho, es necesario abrir el apetito al experimentar la etapa final de Śīrṣāsana antes de proceder a aprender la versión independiente, estudiando innumerables detalles en el camino.

Es esencial practicar las distintas versiones asistidas durante al menos tres meses con el fin de entrenar los músculos y desarrollar una sensación para la āsana. Después de tres meses de práctica con ayuda, se puede intentar Sālamba Śīrṣāsana independientemente del apoyo.

Es habitual saltar a Śīrṣāsana con una pierna, por lo general la dominante, porque es más fácil que levantar las dos juntas. Al principio, cuando los músculos no están entrenados, levantar una pierna a la vez es permisible. Sin embargo, este enfoque desigual pone una carga también desigual sobre los músculos de la espalda.

Por tanto, es esencial alternar la pierna con la que se levanta y, con el tiempo, entrenarse para levantar ambas piernas simultáneamente. Puede hacer esto último con las rodillas dobladas o manteniendo las piernas derechas. Es más fácil empezar a practicar con las rodillas dobladas, ya que se ejerce menos presión sobre los músculos de la columna vertebral. También es más fácil mantener el equilibrio a medio camino con las rodillas dobladas. Aunque la elevación en la āsana con las piernas derechas es más difícil, el movimiento confiere simetría a las extremidades y una sensación de equilibrio sin igual.

Sālamba Śīrṣāsana

Etapa 1

Técnica

Entrar en Ardha Śīrṣāsana (Fig. 1).

Espirar. Entrar con los pies y doblar las piernas por las rodillas. Mantenga las rodillas ligeramente separadas. Permanezca así durante 5 segundos.

Con una espiración, salte y levante los pies del suelo de manera que la columna vertebral se enderece y las nalgas se eleven a su máxima altura. Levantar los músculos de la columna vertebral no implica ponerlos rígidos. Más bien, hay que enrollar los músculos de la columna vertebral en el cuerpo y deslizarlos hacia arriba como la locomoción de una lombriz. Esta fase de la āsana con las rodillas dobladas y la columna levantada se llama Ākunchnāsana (Fig. 2).

Si se siente tembloroso en esta postura, separe un poco las piernas para que la parte externa de los muslos se alinee con las caderas.

Levante las rodillas ligeramente para que los muslos queden casi paralelos al suelo (Fig. 3). Evite cualquier tipo de sacudida de la columna vertebral durante este movimiento. También en este caso, si el equilibrio resulta dificultoso, mantenga los muslos separados de 15 a 20 centímetros para reducir el peso directo sobre la columna vertebral y hacer que el tronco se sienta más ligero.

A continuación acerque los muslos entre sí, desdoble las piernas y levántelas directamente hacia el techo (Fig. 4). No permita que los glúteos se desplacen hacia atrás. Si lo hacen, su peso tirará del cuerpo hacia atrás, haciendo que uno se caiga de espaldas. Recuerde que la dirección de todas las partes individuales, como el pecho, las axilas, las nalgas y las piernas, así como del cuerpo en su conjunto, debe ser hacia arriba en todo momento.

Si las nalgas caen y usted comienza a retroceder, suelte rápidamente los dedos entrelazados. Esto permite que el cuerpo caiga suelto hacia abajo y evita lesiones en el cuello y la columna vertebral.

Para salir de la āsana, invierta el procedimiento anterior. Espirar y doblar las piernas, llevar las rodillas hacia abajo en Ākunchnāsana

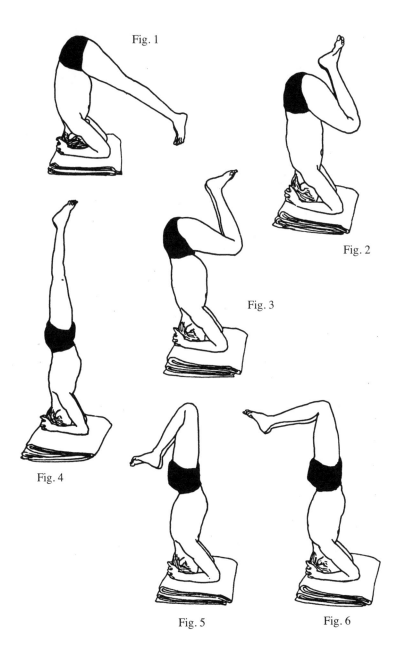

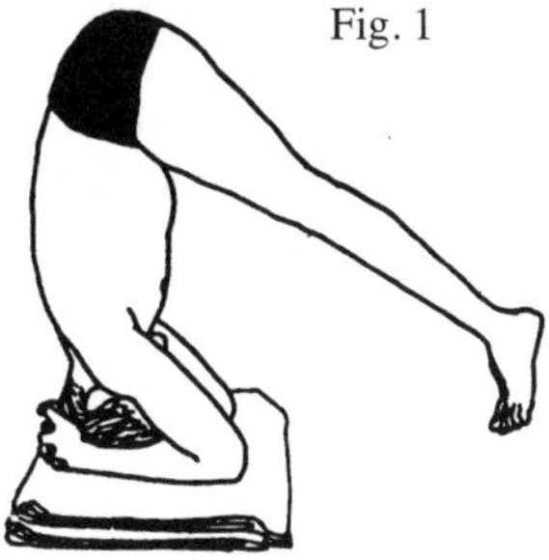
Fig. 1

Fig. 2

Fig. 3

Fig. 4

Fig. 5

Fig. 6

(Fig. 3, 2), y cuando el cuerpo se sienta ligero, dejar que los dedos de los pies se apoyen suavemente en el suelo.

Tras haber dominado la técnica anterior, insertaremos otra variación en el estado invertido antes de proceder a la postura final de Śīrṣāsana. La siguiente variación mejora el equilibrio del cuerpo y potencia el movimiento hacia dentro de los músculos de la columna vertebral.

Etapa 2

Técnica

Siga los pasos 1 a 4 de la sección.

Con una espiración, empuje el pecho hacia delante y tire de las nalgas hacia la parte delantera del cuerpo. Desde la postura de la figura 3, y a medida que la columna vertebral se desplaza hacia dentro, levante las rodillas dobladas hacia el techo de modo que los talones se acerquen a los glúteos (Fig. 5). Mantenga una elevación del cuerpo desde las axilas hasta las rodillas. Al principio, para mantener el equilibrio, los muslos pueden estar separados. Más tarde, cuando el cuerpo se sienta estable en la postura, junte los muslos, las rodillas y los pies. Esta etapa de Śīrṣāsana se llama Ūrdhva Vīrāsana.

Esta postura proporciona un inmenso margen para mejorar la propia Śīrṣāsana. La tensión y el encorvamiento de la parte superior de la espalda, típicos de los principiantes, pueden ser eliminados en esta etapa intermedia. Los músculos de la espalda se mueven hacia dentro con facilidad apoyando la columna vertebral mejor y liberan la tensión en la parte inferior del abdomen. Resulta más fácil mantener el cuello, la espalda y la región lumbar en la postura.

Desde Ūrdhva Vīrāsana, sin mover las rodillas, levantar las piernas hacia el techo hasta que las pantorrillas y las espinillas queden paralelas al suelo (Fig. 6).

Para aprender bien esta acción y superar el miedo en las etapas iniciales, hacer Śīrṣāsana a unos 50 centímetros de distancia de la pared. Deje caer la parte inferior de las piernas hacia atrás, paralelas al suelo, apoye los dedos de los pies en la pared situada detrás de usted. Practique manteniendo esta postura para dar estabilidad a la āsana y eliminar el miedo a caer.

Con una espiración, enderezar las piernas y asumir la postura final de Śīrṣāsana. Pasar de Ūrdhva Vīrāsana a Śīrṣāsana es un movimiento difícil. Implica la fuerza de los muslos y los glúteos. Permanezca en esta postura de 3 a 5 minutos con una respiración normal. Aumente la duración gradualmente a medida que el cuerpo se vaya adaptando a la āsana (Fig. 4).

Para salir, invierta la secuencia de movimientos. Con una espiración doble las piernas por las rodillas hasta Ūrdhva Vīrāsana seguida de Ākunchnāsana y, finalmente, Ardha Śīrṣāsana. Doble las piernas y apoye las rodillas y la cabeza en el suelo durante un rato. No levante inmediatamente la cabeza.

Tal y como se representa a continuación, el proceso de entrar en Śīrṣāsana es de la postura de la figura 1 a la figura 9 en orden ascendente, mientras que la bajada es en orden inverso, de la figura 9 a la figura 1.

Tenga en cuenta estos detalles:

A) Al bajar de Śīrṣāsana y tocar con las rodillas en el suelo, no levante la cabeza. En su lugar, deje caer las caderas hacia abajo, separe ligeramente las rodillas e inclínese hacia delante en Adho Mukha Vīrāsana. Permanezca en silencio en esta āsana durante un par de minutos. A continuación, espirar, levantar la cabeza, soltar las piernas y sentarse en Daṇḍāsana o Swastikāsana. No hacer Śavāsana después de Śīrṣāsana, sino que primero hay que practicar otras āsanas en una secuencia adecuada.

B) Mientras se está en Śīrṣāsana, hay que tratar de recordar y aplicar los principios aprendidos en las āsanas anteriores. Por ejemplo: la firmeza y rotación hacia dentro de los muslos, el alargamiento del cuello, abrir los hombros y el movimiento de los omóplatos hacia la columna vertebral en Samasthiti; la firmeza de los brazos y el alargamiento de las axilas en Ūrdhva Hasta y Ūrdhva Baddhanguliāsana. Trate de hacer los mismos ajustes mientras está en Śīrṣāsana. Alinee el cuerpo con precisión en el trípode formado por los antebrazos y la cabeza, como si estuviera en Samasthiti. El dolor de cuello que surge de la práctica de Śīrṣāsana a menudo se debe a la laxitud de las piernas. Cuando las piernas están firmes y estables, levantan el exceso de peso del cuerpo hacia arriba y lejos del cuello. Si las piernas no están firmes, Śīrṣāsana se hundirá.

Para fortificar las piernas, apriete los cuádriceps y muévalos hacia atrás, hacia los isquiotibiales. Alargue las piernas levantando los muslos hacia los arcos de los pies. No se limite a estirar los dedos de los pies, algo que pudiera acortar los músculos de la pantorrilla y aumentar la posibilidad de caerse.

En Śīrṣāsana, los antebrazos tienen que estar correctamente colocados en el suelo y la parte superior de los brazos tiene que levantarse lejos de ellos, como formando dos ventanas triangulares a los lados de la cabeza. Si la mente se distrae mientras está en la āsana, la parte superior de los brazos se hunde haciendo que el cuello se acorte. Las «ventanas» se cerrarán entonces y la respiración se verá sofocada. Para evitarlo, la parte superior de los brazos debe trabajar activamente para elevarse y mantener las persianas bien abiertas.

En cada etapa progresiva para lograr la postura final de Śīrṣāsana, se hace recaer cada vez más peso sobre los brazos, el cuello, los hombros y la columna vertebral; por tanto, es esencial reforzar la elevación del cuerpo hacia arriba en cada etapa.

La región detrás del oído interno nunca debe empujar hacia delante mientras se está en la āsana. Esto bloquea los oídos internos, constriñe la cavidad bucal y tensa los ojos. La solución es dirigir esta región hacia la parte posterior de la cabeza, lo que es especialmente importante para las personas con *tinnitus* o vértigos.

A las personas con dolor o esguince de cuello o espondilitis a menudo se les desaconseja Śīrṣāsana, y con razón. Cuando estas personas practican por su cuenta, sin nadie que las guíe, pueden poner una tensión indebida en el cuello y agravar su estado. El riesgo aumenta considerablemente si la persona tiene sobrepeso, padece otras dolencias, como hipertensión arterial, o si la postura está desalineada. Sin embargo, cuando la parte frontal del cráneo (cerca de la línea del cabello) se coloca en el suelo en Śīrṣāsana en lugar de en la coronilla, el dolor de cuello por debilidad o espondilitis se reduce significativamente en 2 o 3 minutos. A menudo, el paciente admite de manera espontánea que siente alivio. En estas circunstancias, es necesario practicar solo bajo la tutela de un profesor de yoga experimentado.

La tensión mental y el miedo suelen reflejarse en el rostro. Es im-

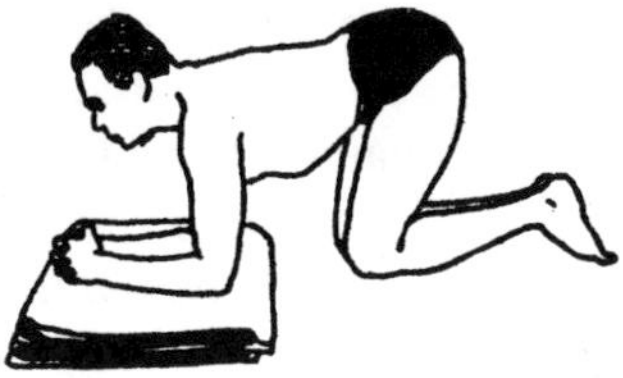

Fig. 1

Fig. 2

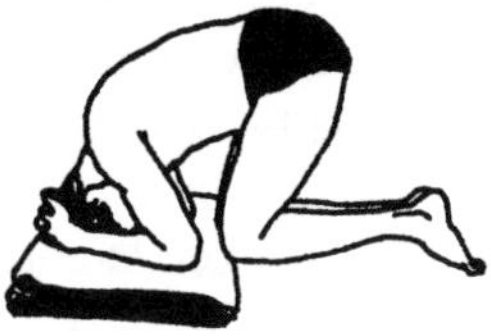

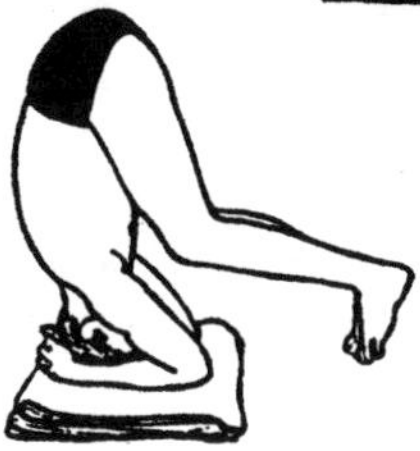

Fig. 3

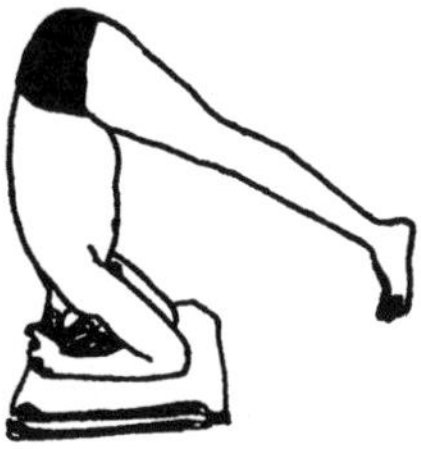

Fig. 4

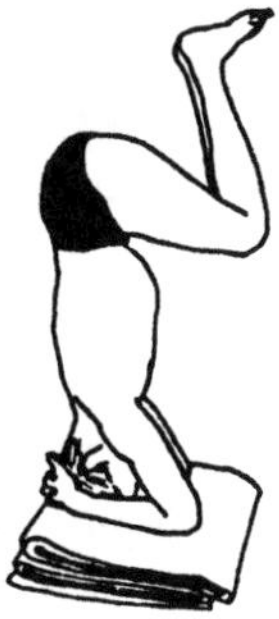

Fig. 6

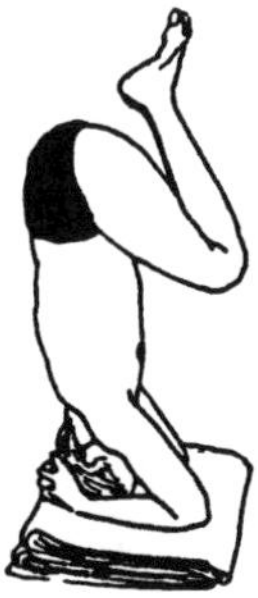

Fig. 5

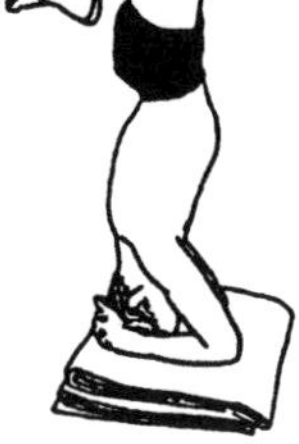

Fig. 7

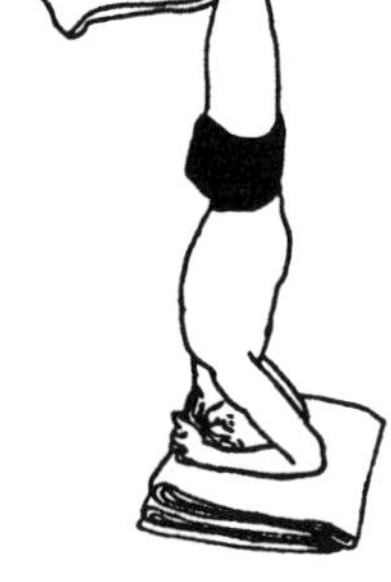

Fig. 8

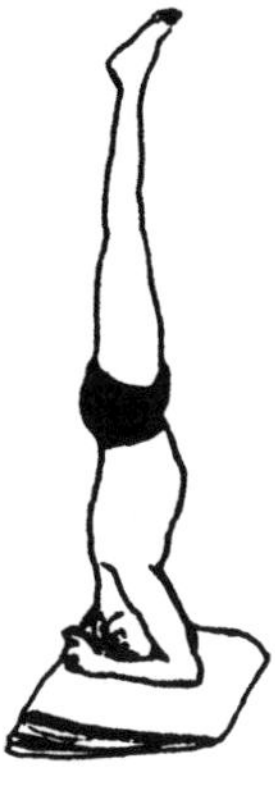

Fig. 9

prescindible mantener la cara relajada y sin expresión mientras se hace Śīrṣāsana. Recuerde que la āsana se hace con el cuerpo y no con la cara.

Relaje conscientemente la garganta. Al igual que la cara, si la garganta empuja hacia delante, la cavidad bucal se contrae. Es esencial levantar los hombros y los músculos que rodean la base del cuello lejos de la región de la garganta.

Los costados del pecho y las costillas laterales son las paredes laterales del cuerpo. Mientras se está en Śīrṣāsana, nunca deben hundirse. Los músculos intercostales deben ser levantados y ampliados conscientemente.

En Sarvāṇgāsana, los músculos intercostales externos se ensanchan, mientras que, en Śīrṣāsana, son los intercostales internos los que se ensanchan. En ambas āsanas es esencial hacer un esfuerzo consciente para ensanchar el conjunto de músculos inactivos; es decir, los intercostales externos en Śīrṣāsana y los intercostales internos en Sarvāṇgāsana.

Las vértebras torácicas detrás del pecho se curvan hacia atrás. Es importante en Śīrṣāsana mover la columna torácica hacia delante, hacia el pecho. Si se aprende bien esta acción en Śīrṣāsana, la propia Sarvāṇgāsana también mejorará.

No perder el agarre de los músculos de los glúteos. Cuando la mente se distrae, los glúteos se aflojan y se mueven hacia atrás y las piernas comienzan a inclinarse hacia delante. Del mismo modo, cuando la mente se detiene en el pasado, las piernas se inclinan hacia atrás y el abdomen se hincha. En Śīrṣāsana, mantener la alineación de las extremidades y mantener la mediana del cuerpo en una línea vertical no es una acción totalmente física. Más bien, la alineación está muy ligada a la respiración y al estado mental de cada uno. La respiración debe estar relajada, pero no ser demasiado prolongada, y la mente debe necesariamente permanecer presente y concentrada en la āsana. Es como si el cuerpo, la mente y la respiración se entretejieran en un solo hilo a lo largo del eje vertical del cuerpo.

Śīrṣāsana y Sarvāṇgāsana despiertan la confianza en uno mismo, aumentan la propia fuerza y fomentan un estado de equilibrio. Más allá de mejorar la salud y el bienestar del individuo, la práctica de Śīrṣāsana y Sarvāṇgāsana provoca una completa transformación interna y alimenta el anhelo de autorrealización.

40. PŪRVA PRATANA KRIYĀ (ACCIÓN DE ARQUEAR LA ESPALDA)

Pūrva Pratana es la acción de arquear la columna vertebral hacia atrás. Las actividades humanas rutinarias, como estar de pie, sentarse, caminar o dormir, no implican ni estar boca abajo ni doblarse hacia atrás. En el yoga, sin embargo, las posiciones invertidas y arqueadas hacia atrás adquieren una importancia extraordinaria.

El movimiento de arquear la columna hacia atrás estira la parte anterior y central de la columna. Los músculos de la columna vertebral permanecen simétricos mientras se ejercitan uniformemente. Cuando se estira la región interior de la columna vertebral, se mejora la circulación sanguínea hacia los nervios que contiene, manteniendo el sistema nervioso vigorizado y bien coordinado. Cuando se hacen con habilidad, estas āsanas son un placer para la vista. Aunque son impresionantes en apariencia y dignas de exhibición, las āsanas arqueadas hacia atrás hacen que el practicante sea más introspectivo y menos exhibicionista. Atraen la consciencia hacia el interior y calman el vagabundeo de la mente. Mediante la práctica de esta categoría de āsanas, uno se vuelve más consciente y capaz de enfrentarse a sus defectos mentales y físicos inherentes. Estas āsanas estimulan el sistema nervioso y animan a una mente cansada. Ahora bien, cabe destacar que, a pesar de despertar la mente, la hacen reflexiva y no distraída.

El arco hacia atrás exige una buena cantidad de flexibilidad física. Es importante que el practicante evite abusar de su flexibilidad y dirigirla más bien a optimizar el funcionamiento del sistema nervioso. Las flexiones de espalda pueden hacerse tumbado sobre el abdomen o sobre la espalda, en postura de pie o invertida. Las diferentes posiciones y la intensidad de la acción espinal tienen efectos sobre el cuerpo y la mente.

Como género, las āsanas de flexión de la espalda son eficaces para desterrar el miedo e insuflar valor, eliminando el complejo de inferioridad, vigorizando la mente, aportando agilidad y tono a un cuerpo pesado; poner en estado de alerta a una mente indolente o indiferente, disipando la depresión; controlar el deseo y la ira, además de mejorar la memoria, agudizar el intelecto, despertar el respeto por uno mismo, volver el ego hacia el interior y hacer que la mente sea humilde. Estos efectos palpables dependen de la intensidad y la secuencia de las distintas flexiones de espalda en la práctica diaria.

La mayoría de nosotros puede evaluar su propia fuerza física y es consciente de cómo conservarla o mejorarla. Las flexiones de espalda nos hacen muy conscientes no solo de nuestras capacidades físicas, sino también de la fuerza y la potencia de la mente, el intelecto y la consciencia.

Con la práctica regular de las āsanas de flexión de la espalda, es posible darse cuenta, conservar y mejorar nuestro potencial, evitando al mismo tiempo el gasto innecesario de energía emocional e intelectual. La práctica de este género de āsanas no es un mero ejercicio físico, sino un ejercicio de cultivo de la consciencia.

En los *Yoga Sūtras*, Patañjali expuso el significado y la vibración que evoca el sonido de la sílaba sagrada āuṁ. Āsana es como un mantra donde el movimiento es el equivalente físico del sonido. La introspección en la āsana es una práctica contemplativa y la sensación de armonía que evoca la āsana es análoga a la vibración de un mantra.

Para empezar, consideraremos tres simples āsanas arqueadas hacia atrás: Ūrdhva Mukha Śvānāsana, Bhujaṇgāsana y Śalabhāsana. Estas āsanas básicas nos preparan para las más complejas flexiones de espalda. En las flexiones de espalda no basta con utilizar la flexibilidad de la columna vertebral para asumir la āsana. También es necesario coordinar el movimiento con la forma de la columna vertebral. La columna cervical y la columna lumbar son naturalmente cóncavas y se doblan hacia atrás con facilidad. Por tanto, la tendencia es utilizar en exceso estas partes de la columna vertebral en las āsanas de flexión de la espalda. Esto puede llegar a sobrecargar la región lumbar y cervical y perturbar el equilibrio de la columna. Al ser naturalmente convexas, las regiones torácica y sacra son, por el contrario, difíciles de arquear hacia atrás. Es crucial trabajar para que estas zonas sean conscientemente cóncavas, de modo que la carga se distribuya de manera uniforme por las cuatro regiones de la columna vertebral: cervical, torácica, lumbar y sacra. Es muy importante arquear la región torácica porque eleva y ensancha el pecho. La importancia de la apertura del pecho se ha explicado brevemente en el capítulo dedicado a Purvottanāsana.

La mayoría de los principiantes retienen la respiración en el esfuerzo por arquear la espalda rígida, los músculos rígidos de la espalda, lo que puede crear un intenso esfuerzo para llegar a la cabeza y causar problemas, como dolor de cabeza agudo o presión arterial alta. Así pues, es vital asegurarse de que la respiración permanece libre y normal durante toda la duración de la postura.

Ūrdhva Mukha Śvānāsana

Ūrdhva significa «arriba», Mukha significa «cara» y Śvān significa «perro». La postura se asemeja a un perro que estira sus patas traseras. Esta āsana, la contraria de Adho Mukha Śvānāsana, se hace con el apoyo de los brazos. Es un arco hacia atrás que comienza desde la postura prona.

Técnica

Túmbese boca abajo sobre una manta, con la frente tocando el suelo. Mantenga la cabeza, el torso y las piernas en una línea recta. Mantenga las piernas ligeramente separadas y en línea con los glúteos. Estire los pies y extienda los dedos del pie lejos del cuerpo. Coloque los brazos a los lados del tronco (Fig. 1).

Con una espiración, estire ambos brazos hacia adelante, estirando las axilas. Gire las palmas de las manos hacia abajo. Levante la cabeza y coloque la barbilla en el suelo (Fig. 2).

Con una espiración, doble ambos codos y coloque las manos junto a las costillas flotantes. Separe los dedos y presione las palmas sobre el suelo (Fig. 3).

Inspire. Con el apoyo de las manos, levante la cabeza y el tronco del suelo para que la columna se arquee hacia atrás. Enderece los brazos. Presionando los metatarsos en el suelo, levante los muslos y las rodillas del suelo. Toda la longitud de los brazos, desde las muñecas hasta los hombros, debe estar ahora perpendicular al suelo (Fig. 4).

Ensanche la parte delantera de los hombros y el pecho. Levante el esternón con una inspiración. Eche la cabeza hacia atrás (Fig. 4).

Permanezca en esta postura de 20 a 30 segundos con una respiración normal.

A continuación doble los brazos por los codos. Baje los muslos y las rodillas hasta el suelo. Lleve el tronco hacia abajo (Fig. 3). Apoye la frente en el suelo. Vuelva a llevar los brazos a los lados del tronco y estírelos hacia los pies (Fig. 1).

Tenga en cuenta estos detalles:

Mientras está tumbado en la postura de decúbito prono (Fig. 1), enrolle la carne del muslo trasero de dentro a fuera y la carne del muslo frontal que está en contacto con la manta, de fuera hacia dentro.

En la postura de la figura 2, estire los costados hacia las puntas de los dedos y las piernas hacia los dedos de los pies. Del mismo modo, extienda el pecho desde las costillas flotantes hasta el esternón, y los muslos desde la articulación pélvica hasta las rodillas, para que los músculos abdominales sientan el estiramiento.

En la postura de la figura 3, ensanche los hombros y meta los omóplatos hacia dentro. Mantenga los antebrazos perpendiculares al suelo y los codos apuntando al techo. No pierda el contacto de las palmas de las manos con el suelo ni permita que los codos caigan hacia fuera.

Mientras el cuerpo se eleva, deje que se deslice hacia delante a través de los brazos, como un tren que se desliza por un túnel.

Presione las palmas y los metatarsos con tanta fuerza sobre el suelo que ayuden a levantar la columna vertebral hacia dentro y hacia arriba desde el coxis.

Mientras permanece en la āsana, mueva la parte superior de los costados, cerca de la región de las axilas, hacia delante. No permita que el pecho se contraiga entre los dos brazos. Manteniendo los codos firmes y fuertes, gire los brazos de manera que los bíceps giren

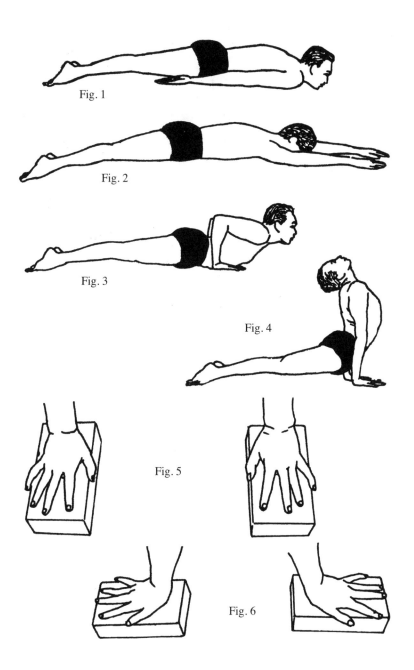

Fig. 1

Fig. 2

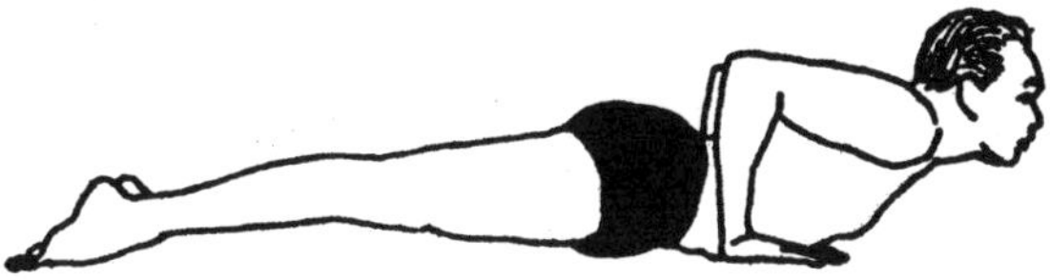

Fig. 3

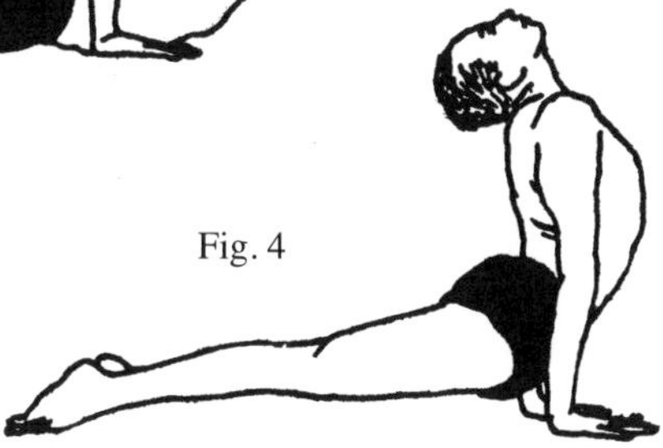

Fig. 4

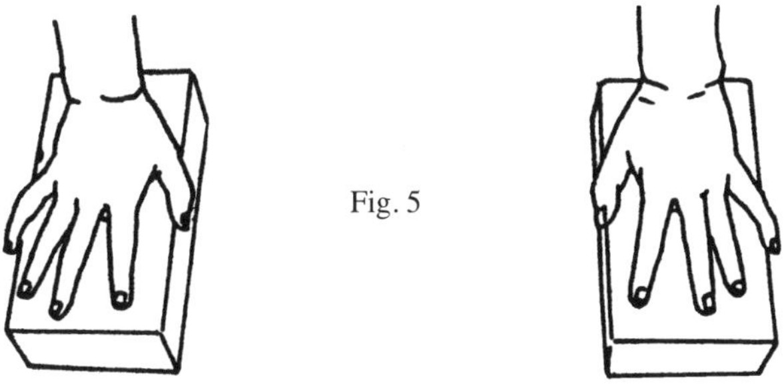

Fig. 5

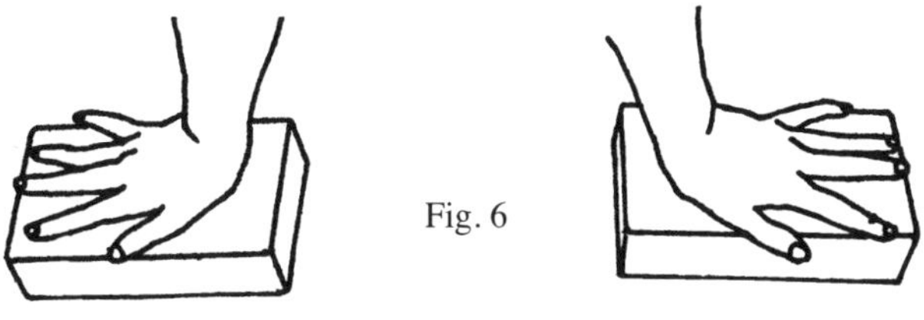

Fig. 6

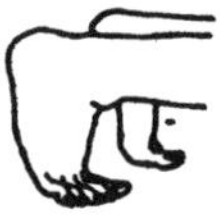
Fig. 7

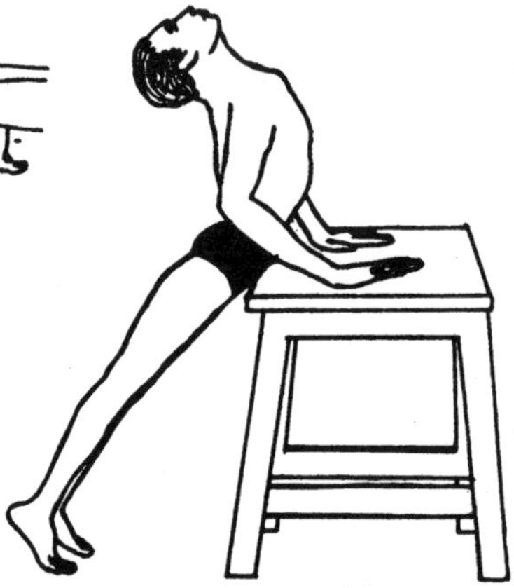
Fig. 8

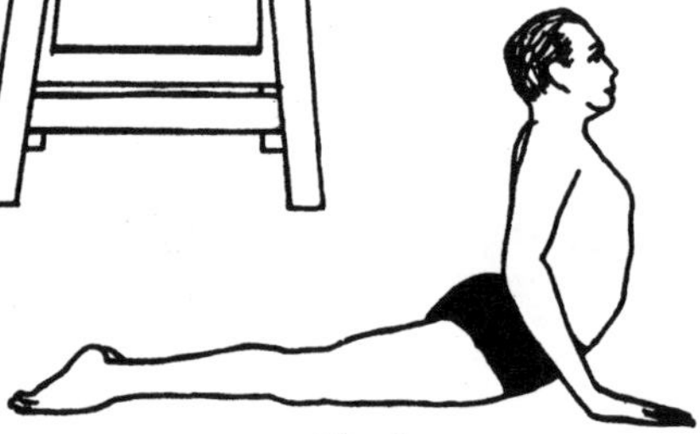
Fig. 9

Fig. 10
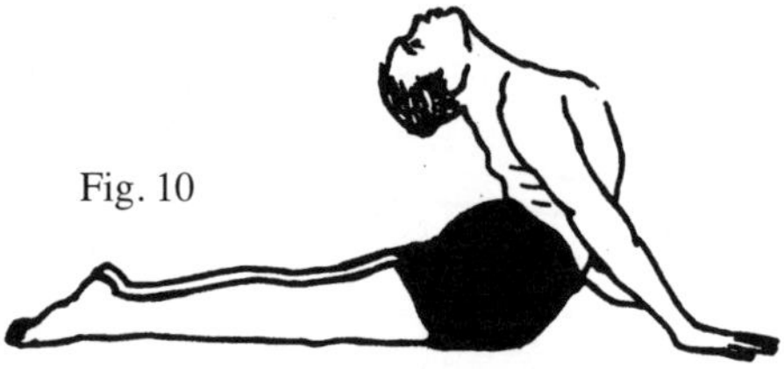

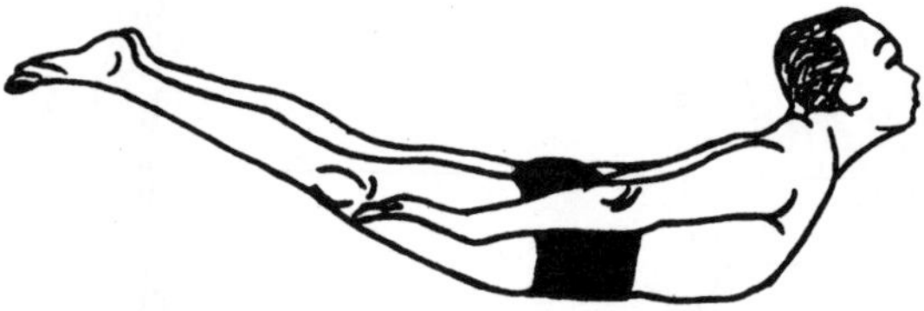
Fig. 11

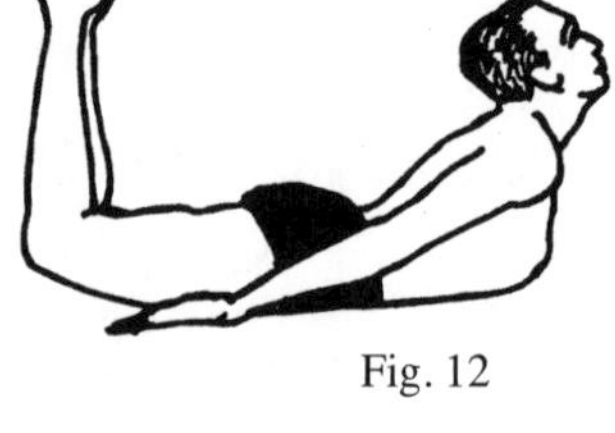
Fig. 12

de dentro hacia fuera y los tríceps, de fuera hacia dentro. Levante los antebrazos verticalmente hacia arriba.

Lleve la parte inferior del abdomen hacia delante y lejos de los muslos, de modo que el cuerpo se levante realmente desde el hueso púbico y no desde el ombligo. Ensanche el pecho. Atraiga los músculos de la columna vertebral hacia el cuerpo. Mantenga las piernas rectas, firmes y elevadas. Aunque la acción de flexión hacia atrás se manifiesta en el tronco, en realidad surge a través de las piernas.

Quienes no puedan levantar el tronco con facilidad, o quienes sientan un pinchazo en las lumbares cuando la columna se arquea, se beneficiarán de las siguientes sugerencias:

Coloque las dos manos sobre los ladrillos y levante el cuerpo. La altura añadida libera las axilas y el pecho y facilita la respiración. Reduce la tensión en la columna cervical (cuello). La columna vertebral se levanta más fácilmente. Las personas que sufren de espondilitis, dolor o inflamación en las muñecas y los dedos, espolones óseos o artritis deben colocar las palmas de las manos sobre los ladrillos con los dedos girados hacia afuera (Fig. 6).

Si no puede levantar el cuerpo por exceso de peso o debilidad muscular, ancle los dedos de los pies en el suelo (Fig. 7) en lugar de colocar los metatarsos hacia abajo y levantar.

Si alguna de las vértebras de la columna vertebral está comprimida, fusionada o desplazada, haga esta variación de la āsana:

Colóquese a una distancia de 30 a 45 centímetros de una mesa de comedor o un taburete que le llegue a la mitad de los muslos. Este taburete debe colocarse contra una pared, para que no se desplace con el peso del cuerpo. Inclínese hacia delante y apoye los muslos delanteros en el borde de este taburete. Coloque las palmas de las manos en el borde del taburete y arquee el torso hacia atrás (Fig. 8). Este método es extremadamente beneficioso para quienes sufren de dolor de espalda, lumbalgia, ciática u otros problemas de espalda. Los asmáticos que sienten los pulmones duros y constreñidos y aquellos con bocio también encuentran este método útil.

Esta āsana, que se parece a Bhujaṇgāsana a primera vista, es mucho más eficaz que aquella. Dado que los muslos están en contacto con el suelo y las manos están más adelantadas en Bhujaṇgāsana, el arco vertebral es más intenso. Sin embargo, la espalda empuja hacia el suelo, y el pecho no se ensancha tanto como en Ūrdhva Mukha Śvānāsana.

En Ūrdhva Mukha Śvānāsana, en cambio, los muslos están por encima del suelo, lo que libera la región púbica y permite que la columna vertebral se levante verticalmente. Esto alarga la columna vertebral incluso cuando se arquea hacia atrás. Esta āsana es, por tanto, más valiosa que la Bhujaṇgāsana desde el punto de vista de los beneficios para la salud.

Bhujaṇgāsana

Bhujanga es «serpiente» o «culebra». Hay dos versiones de esta āsana. En la primera, la columna se dobla con el apoyo de las manos. En la segunda, se dobla sin el apoyo de las manos, asemejándose a un reptil que se arrastra por el suelo. Aquí solo hablaremos de la primera versión.

Técnica

Acuéstese en postura prona como en Ūrdhva Mukha Śvānāsana (Fig. 1). Junte los muslos, las rodillas y los pies de ambas piernas. Extienda los dedos de los pies hacia atrás y mantenga los metatarsos en contacto con el suelo.

Coloque las palmas de las manos a los lados del tronco como se muestra en la figura 3. Haga dos o tres respiraciones normales. Luego, con una inspiración, levante el tronco. Mantenga el pubis en contacto con el suelo (Fig. 9).

Presione las palmas de las manos en el suelo y utilice la presión para intensificar el arco. Espire y deje caer la cabeza hacia atrás (Fig. 10).

Mantenga esta postura de 15 a 20 segundos con una respiración normal. Espire, lleve la cabeza de nuevo a la postura vertical y luego baje el tronco hasta el suelo (Fig. 1).

Aunque el hueso púbico presiona el suelo en esta āsana, la parte inferior del abdomen debe levantarse. Mantenga los muslos juntos. Incluso mientras presiona los muslos hacia abajo, alárguelos hacia los pies. Contraiga los músculos de los glúteos. Utilice esta āsana para aprender el arte de arquear la columna vertebral al máximo.

En la primera āsana, aprendimos a doblar la columna hacia atrás con el apoyo de los brazos y las piernas. En la segunda, aprendemos a intensificar el arco utilizando el sacro como punto de apoyo. En la tercera y última āsana de este capítulo, aprenderemos a arquear la columna sin el contrafuerte de los brazos y las piernas.

Śalabhāsana

Salabha significa «saltamontes» o «langosta». La āsana se asemeja a un saltamontes. Al igual que en Bhujaṇgāsana, hay dos versiones de Śalabhāsana.

Técnica

Túmbese boca abajo sobre la manta. Mantenga la frente en contacto con el suelo y las manos a los lados del tronco, como en las āsanas anteriores. Gire las palmas de las manos hacia arriba para mirar al techo.

Espire. Levante las espinillas, los muslos y el pecho de forma que el abdomen quede pegado al suelo. Mantenga las rodillas extendidas y rectas y estírelas hacia los dedos de los pies.

A continuación contraiga los glúteos y levante la parte inferior del pecho, alejándola del abdomen. Levante las manos del suelo (Fig. 11).

Espire y baje el tronco hasta el suelo (Fig. 1).

Aunque el cuerpo se dobla hacia atrás en esta āsana, el ejercicio se limita a los músculos externos de la columna. La āsana no puede acceder a los músculos más profundos y, por tanto, no se utiliza para remediar dolencias de la columna vertebral; sin embargo, fortalece los músculos de la espalda y tonifica los órganos abdominales. Si las piernas se levantan demasiado, la parte inferior de la columna vertebral es empujada hacia dentro, exagerando la curva lumbar, lo que altera la alineación de la columna.

Quienes tengan los muslos y los músculos de la espalda débiles deben mantener las manos en el suelo, las piernas ligeramente separadas y doblar las piernas por las rodillas mientras hacen esta āsana.

Con las tibias perpendiculares al suelo, levante los muslos. Presione el dorso de las palmas de las manos en el suelo y eleve el pecho como se ha descrito anteriormente (Fig. 12). Este es un método mucho más fácil y es útil para quienes tienen músculos poco desarrollados, débiles o paralizados. También funciona para las mujeres que pueden haber perdido el tono muscular durante el climaterio.

De estas tres āsanas, Ūrdhva Mukha Śvānāsana es la que tiene más mérito. Si se intentan las tres y se comparan durante la misma sesión de práctica, es fácil ver que Bhujaṇgāsana y Śalabhāsana se realizan muscularmente; sin embargo, el estiramiento de la espalda, la elevación de los órganos internos y la implicación consciente en mantener las āsanas es superficial en comparación con Ūrdhva Mukha Śvānāsana.

Los músculos de la espalda son como capas de tejido entrelazadas. En Śalabhāsana, solo contraemos los músculos de la capa superficial (superior). En Bhujaṇgāsana, la acción penetra hasta la capa media. Ūrdhva Mukha Śvānāsana tiene el potencial de acceder a la capa más interna; de ahí que la acción de arqueo hacia atrás sea más intensa en esta última āsana.

Sin embargo, todas estas āsanas se complementan entre sí e introducen al principiante en las complejidades de la flexión de la espalda. Introducen al practicante a su propia espalda.

41. ĀSANAS PARA REVITALIZAR UNA MENTE LÁNGUIDA

De unos 28 centímetros de altura y compuesta por 33 vértebras, la columna vertebral es un canal para innumerables fibras nerviosas entrelazadas, cuya red se extiende hasta los rincones más remotos del cuerpo. No es fácil mantener la salud de la médula espinal y los nervios raquídeos, un sistema delicado e intrincado que es vulnerable a innumerables fallos de funcionamiento. La columna vertebral serpentina tiene curvas cóncavas y convexas en sus cinco regiones: cervical, torácica, lumbar, sacra y cocix. La disposición de las vértebras, su amplitud y su grosor crean una estructura que es a la vez flexible y fuerte.

Los músculos de la columna vertebral, las vértebras y el sistema nervioso son vulnerables a numerosas dolencias. Cuando la columna vertebral se ve afectada negativamente, no solo se dificultan los movimientos físicos, sino que también se altera la salud mental. La mayor parte de nuestra actividad motora se origina en la columna vertebral, que requiere un abundante suministro de sangre. Los músculos de la columna vertebral influyen en los movimientos físicos más mínimos.

El sistema nervioso central y los sistemas nerviosos periféricos (autónomo y voluntario) pueden ser estimulados y vigorizados por varios tipos āsanas de flexión de espalda con el arqueo de la cabeza, el cuello y la columna vertebral.

Si bien las flexiones de espalda pueden aumentar la presión arterial o provocar temblores en personas con ciertas dolencias o debilidad, a diferencia de otras formas de ejercicio, nunca provocan una degeneración celular. De hecho, las flexiones de espalda favorecen la acumulación de energía vital en el cuerpo. Con las flexiones de la espalda, es posible despertar y estimular varios centros del cerebro. La flexión de la columna vertebral hacia atrás expande la caja torácica.

La estimulación de los nervios autónomos aumenta el suministro de sangre al corazón.

La estructura y el funcionamiento de los sistemas muscular y óseo tienden a degenerar con la edad. La práctica regular de las flexiones de espalda mantiene estos sistemas en forma y garantiza el funcionamiento óptimo de órganos vitales como el corazón, los pulmones y los riñones.

Este capítulo abordará dos āsanas de flexión de la espalda: Dhanurāsana y Uṣṭrāsana.

Dhanurāsana

Dhanu significa «arco» y, en esta āsana, el cuerpo se asemeja a un arco. Hay cinco variaciones de la postura del arco. Cuando la postura se asemeja a un arco colgado en una clavija, se llama Dhanurāsana; cuando se asemeja a un arco tumbado en el suelo de lado, se llama Pārśva Dhanurāsana. La postura que recuerda a un arco levantado del suelo es Ūrdhva Dhanurāsana. La āsana que se asemeja a un arco siendo tensado se llama Pādāṇguṣṭha Dhanurāsana, y la āsana sentada en la que el arquero parece preparado para disparar una flecha se llama Ākarṇa Dhanurāsana.

Aquí intentaremos Dhanurāsana, una flexión de espalda partiendo de la postura prona. La cabeza, el torso y las piernas forman el arco y los brazos forman la cuerda del arco.

Técnica

Acuéstese boca abajo con todo el cuerpo frontal estirado en el suelo. Mantenga los brazos a los lados del cuerpo con las palmas hacia el techo. Mantenga los pies separados y en línea con las caderas (Fig. 1).

Espire y doble las piernas por las rodillas. Con una inspiración, levante el pecho y la cabeza. Extienda la mano hacia atrás y agarre firmemente los tobillos con ambas manos.

Mantenga la parte inferior del abdomen en el suelo. Con una espiración, levante el tronco más arriba. Equilibre el cuerpo sobre el abdomen y levante del suelo el diafragma, las costillas flotantes y los

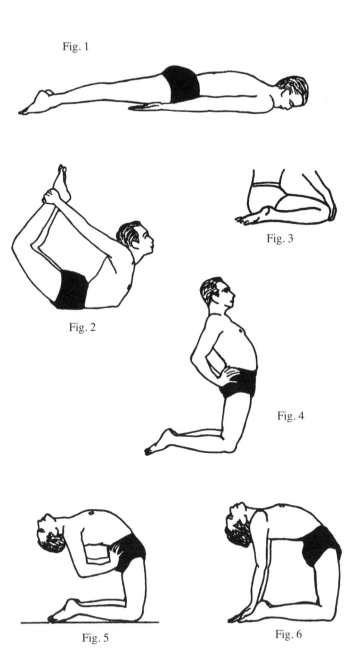

Fig. 1

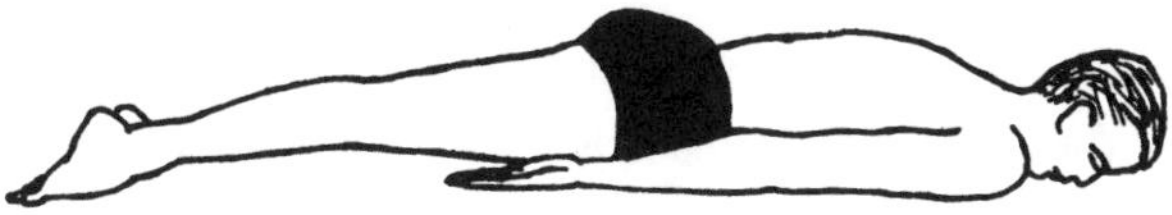

Fig. 2

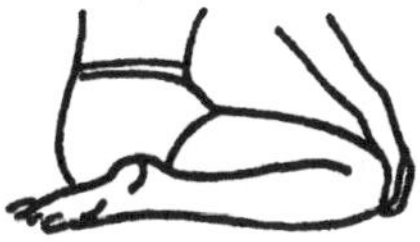

Fig. 3

Fig. 4

Fig. 5

Fig. 6

huesos de la pelvis. Levante los costados del pecho y lleve la cabeza hacia atrás.

Una vez levantado el cuerpo, junte los muslos, las rodillas y los pies (Fig. 2). Mantenga esta postura de 15 a 20 segundos. No es anormal respirar más rápido debido a la presión en el abdomen.

Espire. Separe las piernas, baje los muslos al suelo, suelte los tobillos, estire las piernas y apoye la frente en el suelo (Fig. 1).

La falta de equilibrio inicial puede dificultar la llegada a los pies después de levantar la cabeza y el pecho. En ese caso, está permitido agarrar primero los tobillos mientras se está en postura prona, y luego levantar la cabeza y el pecho. Al principio, es aconsejable agarrar los metatarsos y tirar de los pies hacia atrás en lugar de sujetar los tobillos. Para los principiantes, el tirón que esta acción ejerce sobre los brazos ayuda a ensanchar el pecho.

Si el peso del cuerpo rueda hacia el pecho, las piernas parecerán levantarse más alto, pero el pecho caerá y se encogerá. En lugar de ello, levante los costados del pecho y las costillas inferiores de tal manera que el tirón del pecho y el tirón de las piernas estén igualmente equilibrados.

Las manos no deben tirar de los tobillos hacia la cabeza. Por el contrario, los tobillos deben tirar de los brazos hacia atrás. El tirón de los tobillos y la correspondiente elevación del pecho deben ser simultáneos e iguales.

Levante la parte inferior de las piernas lejos de los muslos y manténgalos firmes.

Cuando se aprende la āsana por primera vez, los brazos y las piernas ayudan a la elevación. Aunque las manos agarran los tobillos, son los tobillos los que tiran de las manos hacia atrás. El tirón de los tobillos y la resistencia de los brazos deben actuar por igual y en sentido inverso, para que la energía generada pueda elevar la forma del arco del suelo. No permita que las manos o los pies se relajen. Si se juntan las rodillas, los muslos y los pies provocarán que la columna lumbar se contraiga; separe inmediatamente las piernas.

Bhujaṇgāsana, Śalabhāsana y Dhanurāsana pertenecen a la misma categoría de āsanas. El dolor de espalda, los esguinces musculares o calambres al intentar cualquiera de estas āsanas indican que los músculos en esa región se están contrayendo durante la postura. Si experimenta estos síntomas, gire inmediatamente sobre su espalda y relaje la parte afectada.

La razón para practicar regularmente las āsanas de flexión de la espalda es mantener la simetría en la musculatura del cuerpo frontal y del cuerpo posterior. Cuando se hacen correctamente, ayudan a corregir diversas dolencias de la columna vertebral. Las flexiones de espalda en postura prona tienen la ventaja añadida de ejercer presión sobre los órganos abdominales, mejorando su eficacia con el tiempo.

Todas las flexiones de espalda abordadas hasta ahora utilizan el abdomen como punto de apoyo. Ahora se introducirán las flexiones de espalda que utilizan el apoyo de las piernas. La primera de este grupo es Uṣṭrāsana.

Uṣṭrāsana

Uṣṭra significa «camello». El camello tiene una forma peculiar de sentarse. La forma de esta āsana se asemeja a los movimientos corporales de un camello en el acto de sentarse.

Técnica

Siéntese sobre una manta en Vīrāsana (Fig. 3). Levante las caderas en postura de rodillas. (Fig. 4) Separe las rodillas a la misma anchura que las caderas y mantenga la misma distancia entre los pies. Apoye las espinillas en la manta. Extienda los tobillos y los metatarsos hacia los dedos de los pies y ensanche la parte delantera del pie (parte del pie que está en el suelo) horizontalmente. Del mismo modo, extienda la planta del pie.

Coloque las palmas de las manos sobre los glúteos y empuje los muslos ligeramente hacia delante. Esto moverá el sacro hacia la parte frontal del cuerpo (Fig. 5).

Espire. Inclínese hacia atrás y baje las manos una tras otra hacia los pies. Coloque inicialmente las palmas de las manos en los respectivos talones y luego en las plantas de los pies. Si es posible, coloque las palmas de las manos en las plantas de los pies (Fig. 6).

Presione las espinillas y los tobillos hacia abajo y levante el pecho hacia el techo. Mantenga los muslos perpendiculares al suelo. Deje caer la cabeza hacia atrás. El estiramiento del abdomen dificulta la respiración normal. Realice respiraciones largas y profundas sin tensión en la cabeza. Permanezca en esta postura de 10 a 15 segundos.

Espire. Levante las palmas de las manos una tras otra, eleve el tronco y vuelva a la postura de rodillas. A continuación, siéntese en Vīrāsana (Fig. 3). Relaje el cuello y la garganta. Con una espiración, libere cualquier tensión en la cabeza y los ojos. No permita que la columna vertebral se hunda.

Tenga en cuenta estos detalles:

En la postura de rodillas, gire las pantorrillas de dentro hacia fuera. Presione uniformemente las espinillas contra el suelo desde el extremo superior en la rodilla hasta el extremo inferior en el tobillo para que la presión sea uniforme a lo largo de toda la longitud del hueso. Gire la parte delantera de los muslos desde fuera hacia dentro y los isquiotibiales desde el borde interior hacia fuera. No separe las rodillas más que las caderas. Agarre los cuádriceps con fuerza una vez que los muslos estén perpendiculares al suelo.

Al principio, al arquear la espalda, los muslos tienden a inclinarse hacia atrás porque las manos no llegan fácilmente a los pies. Sin embargo si los muslos se inclinan hacia atrás, comenzarán a doler. Alternativamente, si los muslos se inclinan hacia delante, se produce una presión en la parte baja de la espalda. Para mantener los muslos erguidos, es esencial que simultáneamente empuje los muslos un poco hacia delante y que los levante verticalmente. Esto ayuda a evitar el dolor en los muslos y previene la tensión desmesurada en la región lumbar. La acción de flexión de la espalda debe comenzar en el sacro y no en la zona lumbar. Esta acción también minimiza la probabilidad de futuros problemas como dolor de cabeza, mareos o respiración pesada.

Al bajar las palmas de las manos hacia los pies, no permita que los brazos se acorten. Libere las axilas y levante la parte frontal del pecho. Gire las articulaciones de los hombros hacia atrás. Este movimiento alarga los brazos para alcanzar los pies con facilidad.

No deje que la parte posterior de la columna vertebral se desplace hacia la cabeza. Tire de ella hacia las nalgas. Mantenga el coxis arraigado en su sitio. Esto también ayuda a que las manos lleguen con facilidad a los pies.

Cuando empiece a practicar esta postura con regularidad, notará que una mano desciende regularmente más rápido que la otra. Tome nota mentalmente de su mano dominante en esta āsana y en sesiones de práctica posteriores, y alterne de manera consciente las manos a medida que descienden. Notará que los músculos de la columna vertebral del lado que suele descender primero son más flexibles en comparación con los del otro lado. Alternar las manos ayuda a corregir esta asimetría.

Mientras baja una mano hasta el pie, levante los músculos de la columna de ese lado y luego suelte la otra mano.

Ensanche el pecho y levántelo hacia el techo. Levante el torso verticalmente moviendo las costillas traseras y los músculos torácicos en profundidad.

En las etapas avanzadas de esta āsana, las piernas se unen en Dhanurāsana, Bhujaṇgāsana y Śalabhāsana. Hay algunas cosas que los principiantes deben tener en cuenta primero. Cuando observamos el sistema muscular, los músculos de la espalda aparecen como una estera intrincadamente trenzada. La estructura entrelazada con firmeza da fuerza a la columna vertebral y permite que el torso se mantenga erguido. También los músculos abdominales son gruesos y fuertes. Están agrupados, unos horizontales, otros verticales y otros oblicuos, formando una jaula protectora para los órganos que contienen. De las flexiones de espalda que hemos considerado hasta ahora, cuatro āsanas –Ūrdhva Mukha Śvānāsana, Bhujaṇgāsana, Śalabhāsana y Dhanurāsana–, se hacen en postura prona. En la postura prona, los músculos de la espalda se extienden hacia los lados y, a medida que la espalda se arquea, se levantan hacia la cabeza. Cuando se intentan las mismas posturas con las piernas unidas, los músculos de los glúteos se contraen.

A medida que el torso se arquea hacia atrás, los músculos abdominales se extienden hacia los lados. Aunque estos músculos forman el punto de apoyo de la postura no están indebidamente presionados o constreñidos; por el contrario, se alargan y ensanchan. Cuando estas āsanas se practican con las piernas separadas, el abdomen y la espalda permanecen paralelos entre sí. Los músculos delanteros y traseros se estiran hacia los lados incluso cuando participan en la acción de flexión de la espalda. Esto ayuda a prevenir calambres en el cuerpo.

No se puede esperar alcanzar la perfección en estas āsanas en el primer intento; se necesitan al menos 2 o 3 repeticiones antes de poder acceder a los músculos más profundos.

Quienes tengan un hígado débil o sufran trastornos digestivos pueden experimentar náuseas o pesadez en la cabeza seguidas de dolores de cabeza al practicar estas āsanas. A la mayoría de las personas, también les resulta difícil la flexión de la espalda porque los músculos de la espalda no están acostumbrados a contraerse. Los músculos débiles o infrautilizados requieren un poco de fuerza para hacerlos funcionales. El esfuerzo adicional que supone puede perturbar el sistema nervioso autónomo, lo que, a su vez, provoca náuseas y dolor de cabeza. En estos casos, asegúrese de que mientras practica estas āsanas:

- no retiene la respiración,
- que el cuerpo se eleve con la inspiración,
- que los músculos abdominales se extiendan hacia los lados antes de levantar el torso,
- y que los ojos, las orejas y la cara estén conscientemente relajados durante la postura.

Si a pesar de las precauciones anteriores aparecen náuseas y dolor de cabeza, es aconsejable hacer Adho Mukha Vīrāsana seguida de Jānu Śīrṣāsana dos o tres veces. Permanezca en estas āsanas, hasta que la cabeza se sienta asentada, y luego siga con Halāsana. Una vez que el cuerpo se sintoniza con la flexión de la espalda, estos síntomas se resuelven espontáneamente.

Mientras se está en la āsana, debe sentirse como si los ojos, los oídos y el cerebro estuvieran descansando en la parte posterior del cráneo, en lugar de ser empujados hacia la parte delantera de la cara. Bhujaṇgāsana, Śalabhāsana y Dhanurāsana están contraindicadas para quienes padecen glaucoma o dolencias oculares similares; sin embargo, estos pacientes pueden practicar Sālamba Purvottanāsana, Ūrdhva Mukha Śvānāsana y Uṣṭrāsana.

Como no hay presión en el abdomen, la respiración es más fácil en Ūrdhva Mukha Śvānāsana y Uṣṭrāsana. El diafragma se expande y los músculos de la espalda no soportan ningún peso en el acto de arquearse. Estas son las ventajas de Ūrdhva Mukha Śvānāsana y Uṣṭrāsana sobre las otras tres āsanas.

Los músculos del cuello y la cintura se sienten sin vida cuando uno se ve obligado a sentarse o a conducir durante largos períodos de tiempo. La flexibilidad de la columna vertebral, especialmente de las vértebras cervicales, se ve muy afectada en tales situaciones, provocando un cuello rígido y doloroso. Las āsanas de flexión de la espalda son inestimables para corregir estos defectos de la columna vertebral. Siendo el mejor antídoto para una mente cansada y un cuerpo indolente, las flexiones de espalda aportan vigor y vitalidad a la propia vida.

42. UN ARCO IRIS BIEN FORMADO

En los dos capítulos anteriores se han presentado cinco āsanas de arco hacia atrás. En este capítulo, estudiaremos dos más: Ūrdhva Dhanurāsana y Dwipada Viparīta Daṇḍāsana. Estas āsanas son extremadamente beneficiosas y cruciales para la propia práctica. También son en comparación más avanzadas, por lo que practicamos las cinco āsanas anteriores para prepararnos para estas dos.

Hablaremos de Ūrdhva Dhanurāsana en su forma clásica y de Dwipada Viparīta Daṇḍāsana con apoyo porque la versión con apoyo es más beneficiosa para los principiantes.

Ūrdhva Dhanurāsana

Ūrdhva significa «hacia arriba» y dhanu significa «arco». En esta āsana, la espalda se dobla como un arco que se apoya en los brazos y las piernas. Si la āsana fuera un arco, el suelo entre los puntos donde las manos y los pies tocan el suelo serían las cuerdas del arco. Cuando las manos y los pies se acercan y acaban por tocarse entre sí, la āsana se llama Triangamukhottanāsana, que es lo contrario de Uttānāsana.

Ūrdhva Dhanurāsana puede abordarse de tres maneras:

- levantando el cuerpo del suelo,
- arqueando la espalda desde una postura de pie, y
- arqueando la espalda y dejando caer las piernas hacia atrás desde la postura de pie.

Cada versión es más difícil y tiene un impacto más profundo en la mente que la anterior. El primer método prepara el cuerpo y la mente para un arco de espalda intensivo. El segundo ayuda a que la mente sea decidida y esté concentrada. El tercero estimula la mente y construye el coraje.

El primer método, al ser el mejor para los principiantes, es el que consideraremos en este capítulo. Además de ser el más fácil y el más seguro para todos los grupos de edad, este método prepara el terreno para los otros dos métodos, enseña los entresijos de la āsana y ayuda a evitar los errores que puede cometer un cuerpo no entrenado.

Esta āsana debería practicarse preferiblemente en un suelo desnudo o en una esterilla de yoga antideslizante.

Técnica

Túmbese de espaldas en el suelo o en la esterilla. Mantenga las piernas juntas, los hombros anchos, el pecho levantado y las palmas de las manos mirando al suelo (Fig. 1).

Espire. Agarre los tobillos y acerque los pies a las nalgas. Mantenga los pies separados entre sí de 25 a 30 centímetros y los dedos de los pies apuntando hacia delante. Tirar de los tobillos con las manos evita que los pies resbalen y mantiene las piernas firmes.

Levante ambos brazos y doble los codos. Separe los dedos y, con una inspiración, lleve los brazos doblados hacia arriba. Coloque las palmas de las manos en el suelo de forma que los dedos apunten hacia los hombros y las muñecas se alejen de estos. Mantenga las palmas alineadas con los hombros (Fig. 2).

Mantenga las rodillas y los codos apuntando hacia el techo. Al espirar, no permita que el pecho se hunda. Permanezca en esta postura durante unos instantes con el cuerpo y la mente concentrados en la āsana y preparados para el siguiente paso.

Espire. Apoye los dedos gordos de los pies y los pulgares firmemente en el suelo. Empujando las palmas con fuerza hacia abajo, al mismo tiempo y con igual fuerza, levante las caderas y la espalda del suelo. Coloque la coronilla de la cabeza en el suelo entre las manos (Fig. 3). Haga un par de respiraciones normales. Espire una vez más. Levante los hombros más arriba y gire la cabeza hacia atrás a través de las manos para que la frente toque el suelo. Esto reduce la distancia entre los pies y la cabeza (Fig. 4).

Esta etapa intermedia de la āsana es extremadamente importante. En esta postura, presione las palmas de las manos sobre el suelo y eleve los hombros. Separe bien los dedos. Eleve el esternón y los lados del pecho. Con el apoyo de las manos, los pies y la frente, levante la espalda todo lo posible. Agarre los músculos de los glúteos. Balancee ligeramente el cuerpo desde las caderas hacia el pecho. Esto hace que el cuerpo sea más ligero y permite que se levante con más facilidad. Utilice la fuerza de los muslos para levantar las caderas y el empuje de los omóplatos para llevar el pecho hacia delante. Utilice los músculos de la espalda para levantar el arco de la columna vertebral.

Al principio, practique solo esta fase de la āsana.

Una de las ventajas de esta fase intermedia es que los pies y las palmas de las manos no se deslizan por el suelo; ganan estabilidad y control. En esta fase, los músculos de la parte superior de los brazos y los isquiotibiales se contraen y adquieren la fuerza necesaria para la āsana. Mientras se eleva el cuerpo, como se describe en el siguiente paso, los músculos del cuello y los hombros no deben ponerse rígidos. Presionar la frente en el suelo hace que la columna cervical sea más flexible y protege su concavidad natural. El cuello y las axilas, que suelen estar tensas, se liberan con la acción de girar la cabeza. En esta postura, los músculos flácidos de los glúteos se tonifican y la respiración se vuelve más fácil.

Una vez dominada esta etapa, se está preparado para aprender las siguientes acciones:

Espire. Empuje el peso del cuerpo hacia las piernas y levante la cabeza del suelo. Eche la cabeza hacia atrás y mire al suelo. Levante el cuerpo con la fuerza de los brazos. Mantenga la mente igualmente concentrada en la elevación de los brazos, los hombros y los omóplatos. Los antebrazos y las palmas de las manos deben presionar con fuerza el suelo para aumentar la altura del arco (Fig. 5).

Al mismo tiempo que se levanta el cuerpo del suelo, se gira ligeramente hacia las piernas para que los codos queden rectos (Fig. 6). Permanezca en esta postura durante unos segundos. Respire normalmente para evitar la pesadez en la cabeza.

A continuación, espire un poco más fuerte para que el arco de la espalda se eleve más. Gire ligeramente hacia el pecho y ponga el esternón y la parte superior de los brazos en línea con las palmas de las

Fig. 1

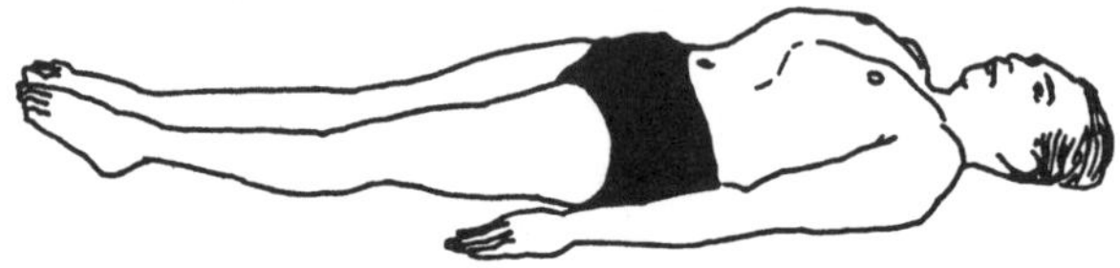

Fig. 2

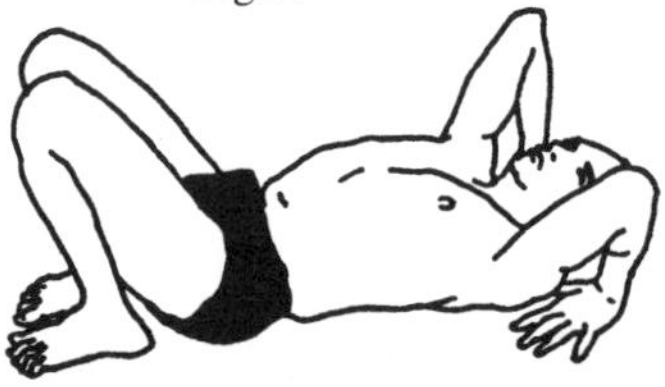

Fig. 3

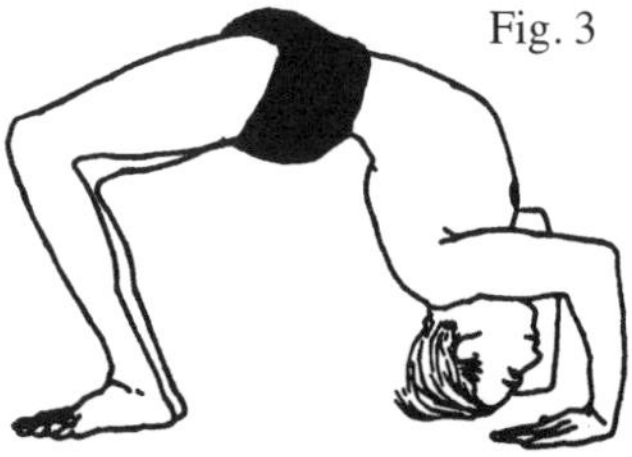

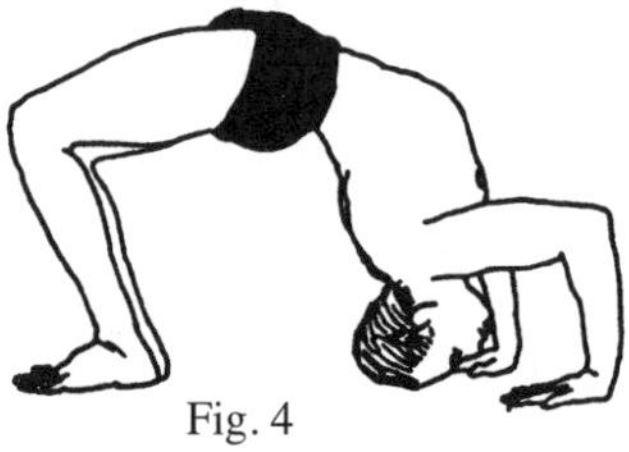

Fig. 4

Fig. 5

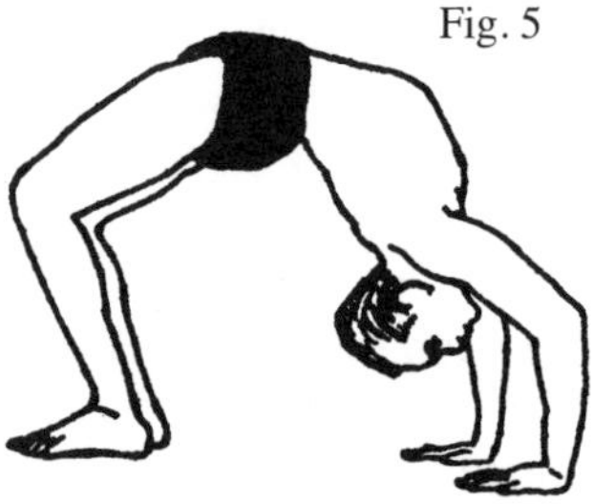

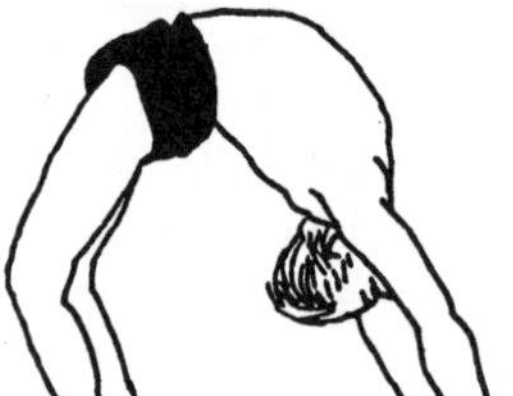

Fig. 6

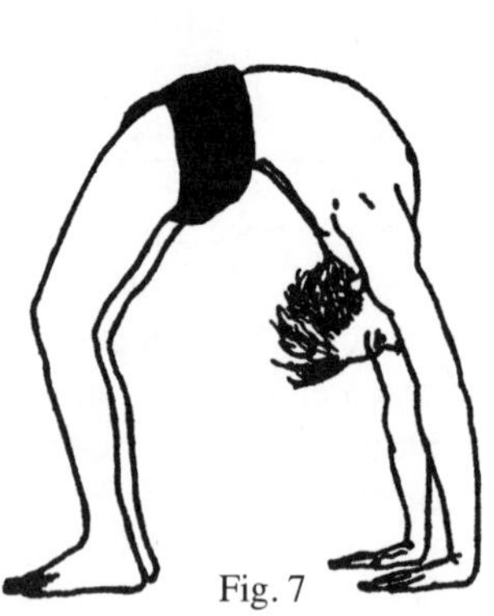

Fig. 7

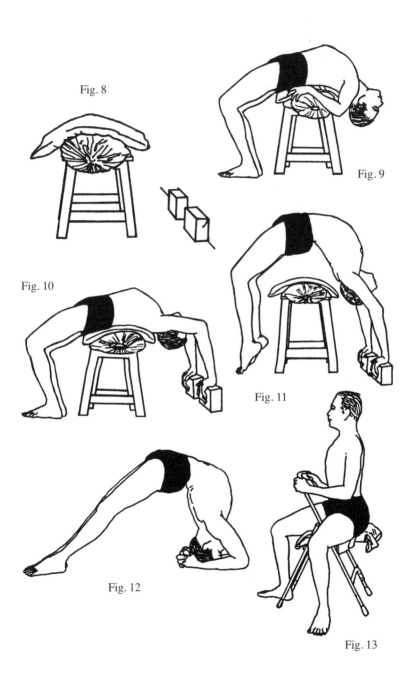

Fig. 8

Fig. 9

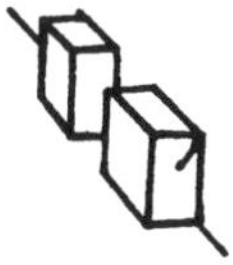

Fig. 10

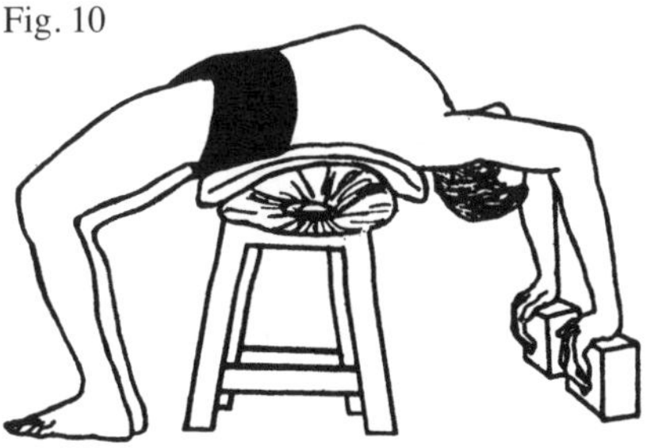

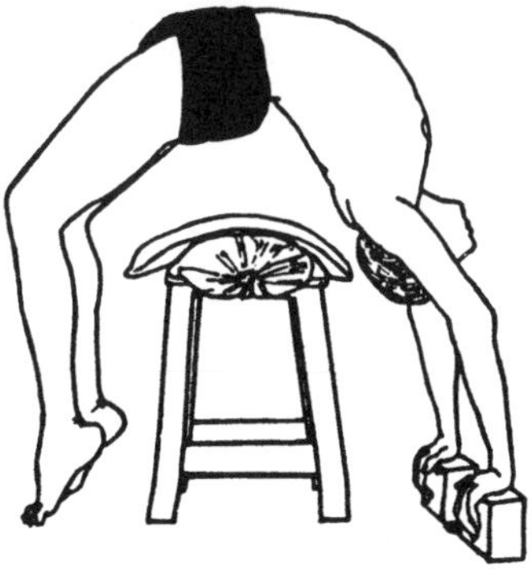

Fig. 11

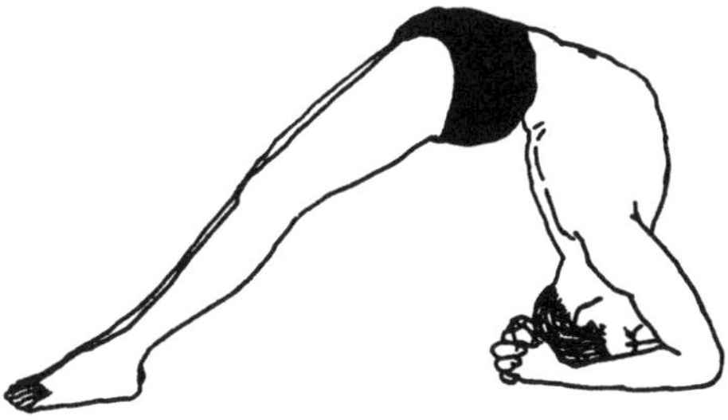

Fig. 12

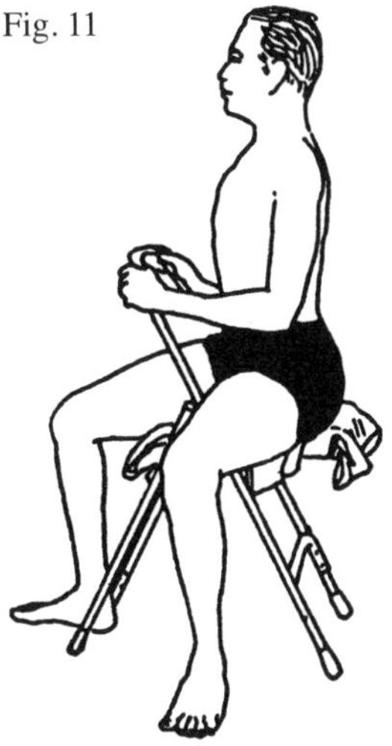

Fig. 13

Fig. 14

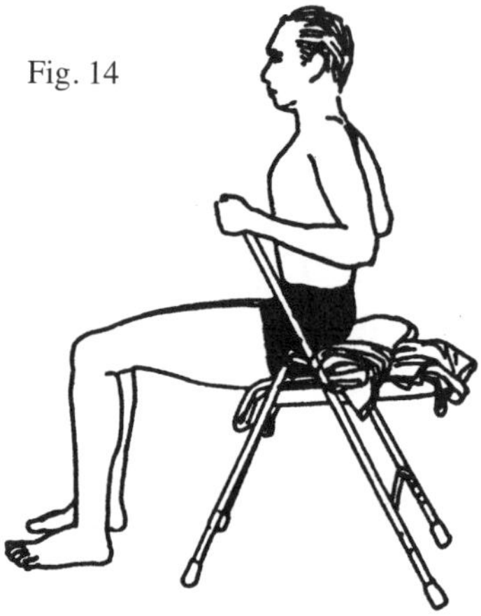

Fig. 15

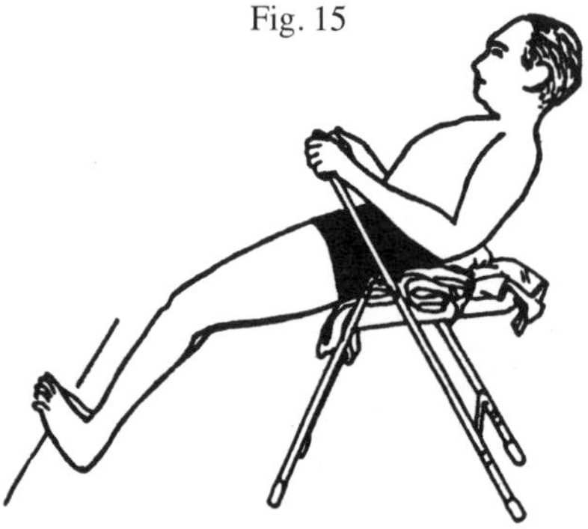

Fig. 16

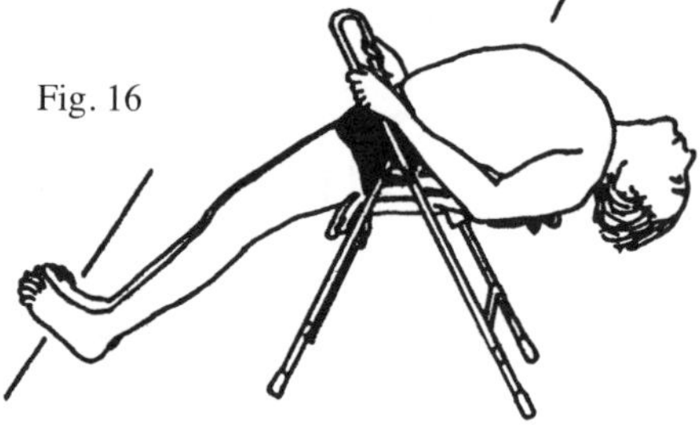

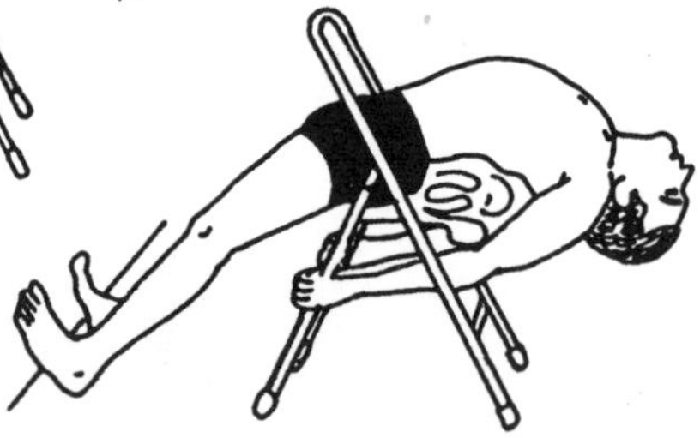

Fig. 17

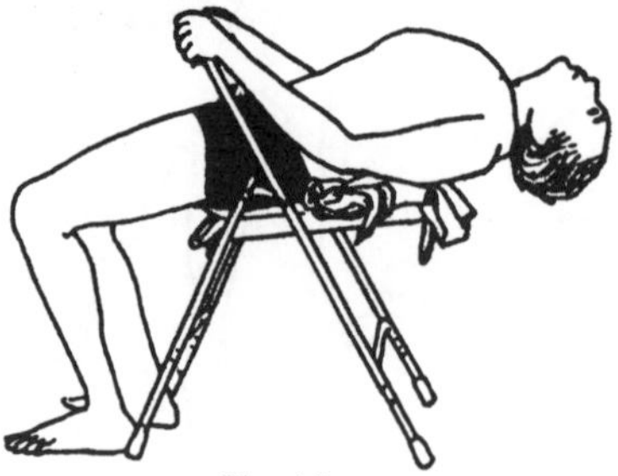

Fig. 18

manos, perpendiculares al suelo. Lleve la parte superior de los brazos hacia las cuencas de los hombros. Mueva la cabeza hacia atrás (Fig. 7).

En esta postura final, respire normalmente. Al principio mantenga la āsana de 5 a 10 segundos. Para los principiantes es más importante progresar en los movimientos que mantener una āsana inmóvil durante mucho tiempo. Por tanto, los principiantes deben mantener la āsana durante períodos más cortos y hacer repetidos intentos.

Espirar. Doblar los codos y bajar suavemente la coronilla.

Espirar. Doblar los codos y bajar suavemente la coronilla de la cabeza hasta el suelo (Fig. 4). Deslice la cabeza y el tronco lejos de las caderas para bajarlo. Quédese en la postura de la figura 2, listo para el siguiente intento.

Tenga en cuenta estos detalles:

Esta āsana no se puede dominar en un solo intento. Se necesita tiempo para coordinar los diversos movimientos que conducen a la versión final.

Las piernas deben estar colocadas a la anchura de las caderas y las palmas de las manos a la anchura de los hombros. Quienes no puedan levantar el cuerpo con facilidad pueden girar los pies y las palmas de las manos hacia fuera mientras se levantan, y volver a la postura original después de la elevación en la āsana. Esto ayuda a proteger los músculos de la columna vertebral. Sin embargo, quienes tengan espondilosis cervical o artritis de los dedos deben, por regla general, girar las palmas y las muñecas hacia fuera.

Si los pies se deslizan saliendo de su postura, o si la rigidez impide que la espalda se levante con facilidad, hay que clavar las puntas de los pies en el suelo y levantar los talones, lo que facilita la elevación del cuerpo. Una vez que consiga la postura final, baje los talones hasta el suelo.

No deje que las caderas se aflojen. Localice con la mente el lugar donde la parte superior de los isquiotibiales se une a los glúteos y levante verticalmente desde ese punto.

No permita que las rodillas se giren hacia fuera mientras levanta la espalda. Mantenga las espinillas, las rodillas y el centro de los muslos en una misma línea.

Tire de los omóplatos hacia dentro y ensanche el pecho. Eleve el arco levantando el pecho. Levante la parte frontal del cuerpo de los brazos y la parte posterior del cuerpo y la región lumbar con las piernas.

Que haya un suave tira y afloja entre el pecho, que debe empujar hacia delante, y las caderas, que deben moverse hacia atrás. Esto alarga el arco vertebral y evita que las vértebras se contraigan.

Al soltar la āsana, no permita que el cuerpo se desplome hacia el suelo. En su lugar, mantenga la elevación de los músculos mientras baja suavemente la espalda hacia el suelo.

Quienes no puedan hacer la āsana de la manera descrita deben intentar el siguiente método: colocar un pequeño taburete o una pila de almohadillas a una distancia de 30 a 40 centímetros de la pared. Coloque dos ladrillos de corcho en el suelo junto a la pared (Fig. 8). Acuéstese en el taburete o la pila de almohadillas como se muestra en la figura 9. Camine con los pies. Coloque las palmas de las manos sobre los ladrillos con las muñecas hacia la pared (Fig. 10). Levante el cuerpo empujando los ladrillos con las palmas. Clave los dedos de los pies en el suelo y levante los talones (Fig. 11). Este método más fácil debería ser utilizado por los asmáticos, los que sufren dolencias de pecho y de la columna vertebral, los que tienen los músculos agarrotados y los que tienen sobrepeso. Para soltar la āsana, espire y baje la espalda sobre el taburete o los cojines.

Dwipada Viparīta Daṇḍāsana

Dwipada significa «dos piernas». Viparīta significa «volcado» u «opuesto» y daṇḍa significa «postrarse». Esta āsana es el reverso del método tradicional de postrarse ante lo divino, que normalmente se realiza en postura prona. En la versión Ekapada, o de una pierna, de esta āsana, se levanta una pierna mientras la otra permanece en el suelo. La pierna que está en el suelo se agarra con ambas manos y la otra pierna se extiende verticalmente hacia arriba. En la versión Dwipada, ambos pies están en el suelo. Aunque se trata de una āsana difícil de hacer, tiene numerosos beneficios y puede resultar más fácil con el uso de accesorios, por lo que se incluye aquí.

La versión clásica (es decir, sin apoyos) se puede alcanzar desde la etapa intermedia de Ūrdhva Dhanurāsana (Fig. 3) de la siguiente manera: adopte la postura de la figura 3, y luego entrelace las palmas y los dedos alrededor de la cabeza como en Śīrṣāsana. Esta es la etapa media de Dwipada Viparīta Daṇḍāsana. Para llegar a la etapa final, extienda las piernas una por una como se representa en la figura 12.

Preparación:

Muebles domésticos fáciles de conseguir, como una silla, un pequeño taburete, un banco, un sofá o una cama pueden utilizarse como soporte en esta āsana. Consideremos primero el método empleando una silla o un taburete. La técnica sigue siendo la misma con cualquiera de los dos apoyos, pero con una silla hay que introducir las piernas a través de la abertura cuadrada en el respaldo de la silla. Con un taburete, solo hay que sentarse en el taburete y recostarse. Al igual que Sālamba Purvottanāsana, Viparīta Daṇḍāsana con silla es una āsana fácil de lograr y mantener. Ambas pueden ser practicadas como poses preparatorias para las posturas de espalda más intensas.

Método 1

Coloque una silla a entre 60 y 75 centímetros de distancia de la pared, con el respaldo de la silla hacia la pared. Coloque una manta en el asiento de la silla. Pase las piernas, una tras otra, por la abertura del respaldo de la silla y siéntese de espaldas a la silla de cara a la pared (Figs. 13 y 14). Mueva las caderas hacia dentro, hacia el borde posterior del asiento de la silla. Sujete los bordes del respaldo y estire ambas piernas. Coloque los dedos de los pies contra la pared y los talones en el suelo (Fig. 15).

Espire. Sujetando firmemente el borde de la silla, empuje las almohadillas de los dedos de los pies contra la pared e inclínese hacia atrás sobre el asiento de manera que las costillas flotantes de la espalda se arqueen sobre el borde de la silla. Apriete los músculos de la espalda mientras se arquea. Curve la columna vertebral hasta su máxima capacidad (Fig. 16). En esta posición, la columna vertebral es cóncava, la cabeza se echa hacia atrás y los omóplatos se meten hacia dentro. Sujetando el respaldo de la silla, permanezca en esta posición durante un rato con una respiración normal.

Suelte las manos del respaldo de la silla e introdúzcalas de una en una por debajo del asiento de la silla, entre las patas delanteras de esta. Estire los brazos hacia atrás para sujetar las patas traseras de la silla (Fig. 17).

La apertura del pecho, debido al arco hacia atrás y al estiramiento de los brazos, expande la caja torácica y la respiración se libera. Al arquear el cuello hacia atrás, las glándulas de la garganta (como la tiroides) se estiran y se llenan de sangre. Los órganos abdominales se estiran y el diafragma se libera.

Mantenga esta posición durante 3-5 minutos. Como la columna vertebral está totalmente apoyada, es posible mantener la calma en la āsana.

Al espirar, suelte las manos y devuélvalas al respaldo de la silla (Fig. 16). Doble las piernas por las rodillas un momento (Fig. 18). Sujetando el respaldo de la silla, espire y levante el pecho, manteniendo el arco de la columna vertebral. Siéntese derecho durante unos segundos y luego saque las piernas de la silla una tras otra.

Método 2

En este método se utiliza un banco, una cama o un sofá. Las piernas se elevan sobre el soporte, lo que facilita la āsana para los enfermos y los ancianos.

Extienda una manta gruesa sobre la cama o el banco para que su borde afilado no dañe la espalda. Dependiendo de la altura de la cama, coloque un cojín o una pila de mantas dobladas en el suelo para apoyar la cabeza.

Técnica

Acuéstese a lo largo del banco, la cama o el sofá. Deslícese hacia la cabeza de modo que la columna cervical (cuello) cuelgue sobre el borde. Haga un par de respiraciones normales.

Espire. Deslícese suavemente hacia abajo para que, primero la columna torácica (pecho) y luego la columna lumbar (cintura), se ar-

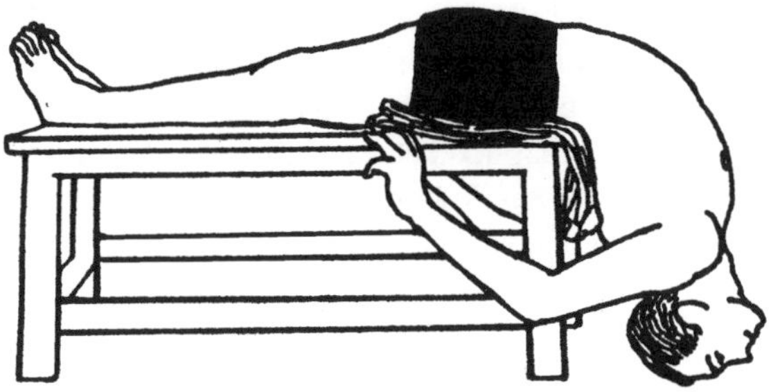

Fig. 19

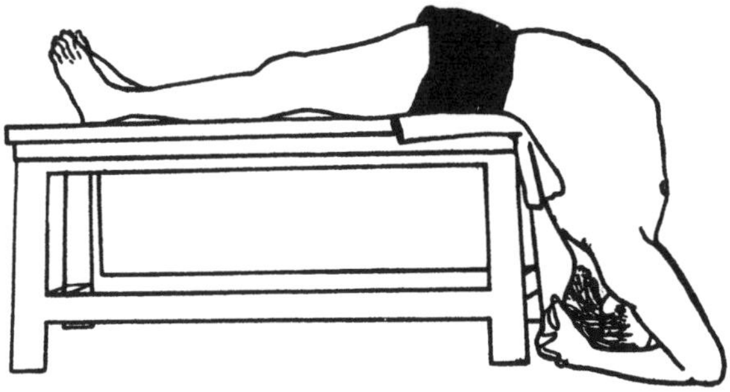

Fig. 20

queen sobre el borde (Fig. 19). Agarre las patas del banco, doble los brazos y colóquelos delante de la cabeza, o entrelace los dedos y colóquelos alrededor de la cabeza como en Śīrṣāsana (Fig. 20). Si siente doloroso el arco de la espalda, reduzca el estiramiento colocando las manos en el abdomen.

Para bajar, doblar las piernas por las rodillas. Con una espiración deslice la espalda a lo largo del banco y en dirección de la cabeza. Baje suavemente la espalda y las piernas hasta el suelo. Descanse durante unos segundos. A continuación, gire hacia la derecha y siéntese. Para evitar el dolor de espalda siéntese en Swastikāsana e inclínese hacia delante, apoyando la frente en el apoyo utilizado. Esta āsana también puede realizarse sobre cuatro almohadillas dispuestas como en Setu Bandha Sarvāṇgāsana.

En ambos métodos apoyados, mantenga las piernas juntas y firmes a la altura de las rodillas. Mantenga la amplitud del pecho. Como la columna vertebral está apoyada, puede soportar el estiramiento, lo que facilita la permanencia durante más tiempo en la āsana.

Este segundo método es beneficioso para quienes sufren de dolores de cabeza, dolores lumbares, disnea inducida por el estrés, trastornos respiratorios, problemas menstruales, dolor en el bajo abdomen, enfermedades del corazón, etcétera. Como el pecho se expande automáticamente, el volumen de la respiración también aumenta, permitiendo que los alvéolos absorban más oxígeno. Esto, a su vez, tranquiliza el cerebro.

43. LA PLANIFICACIÓN Y EL MÉTODO DE PRÁCTICA

Hemos estudiado Śīrṣāsana y un conjunto de siete flexiones hacia atrás. Ahora es esencial determinar su secuencia. En comparación con las āsanas que las preceden en este libro, estas son algo difíciles de conseguir. Para incorporarlas a la práctica habitual, hay que tener paciencia y valor. Tanto el cuerpo como la mente deben ser decididos y disciplinados. En ausencia de determinación y perseverancia, es imposible convertirse en un experto en estas āsanas.

Estas posturas son extremadamente beneficiosas para personas de todas las edades, tanto jóvenes como mayores. El proceso de envejecimiento, aunque es inevitable, se ralentiza de manera considerable con la práctica regular. Son más efectivas en las dolencias infantiles, como el resfriado, la tos y el goteo nasal. Lo ideal es que los niños empiecen a practicar yoga a los siete u ocho años. Se necesitan al menos seis meses de práctica antes de que se les permita empezar a hacer Śīrṣāsana. No hay ningún daño en que los niños intenten las inversiones. Sin embargo, la práctica de Śīrṣāsana se ve afectada por las diferencias proporcionales entre niños y adultos. La mayoría de los niños menores de ocho años tienen la cabeza grande y los brazos más cortos. Hasta que los brazos son lo suficientemente largos, la circunferencia de la cabeza no cabe dentro del trípode de los brazos. En estos casos, es prudente esperar a que el cuerpo del niño adquiera proporciones cercanas a las de un adulto antes de introducir Śīrṣāsana.

Los niños son sumamente flexibles. Los niños pequeños aprenden las inclinaciones hacia atrás con facilidad y pueden moverse a través de una amplia gama de ellas a un ritmo increíble. Nunca hay que frenar su entusiasmo. Si son incapaces de hacer estas āsanas, o las hacen con cierta lentitud, es aconsejable comprobar si hay deficiencias en sus sistemas digestivo y excretor. Los dolores de cabeza, los dolores abdominales y las náuseas en los niños suelen indicar estreñimiento, indigestión o dolencias similares. En lugar de ignorar estos defectos, es fundamental que estos niños practiquen las inversiones con regularidad.

Las infecciones de las vías respiratorias son comunes en la infancia. La práctica regular de las āsanas invertidas y las flexiones de la espalda crea inmunidad frente a estas enfermedades, ya que impregna las zonas respiratorias con sangre y su ejército de linfocitos T y B, que protegen el cuerpo de las enfermedades. Las inversiones y las flexiones hacia atrás también ayudan a eliminar las obstrucciones en las vías respiratorias.

Para los niños, la regularidad de la práctica es mucho más esencial que la precisión en la āsana. Los niños son, por naturaleza, agudos, ágiles e impacientes. Para adaptarse a su naturaleza e interesarlos en el yoga, es necesario enseñarles primero una variedad de āsanas, y luego secuenciar las āsanas de forma diferente en cada sesión de práctica. Dado que los niños prefieren āsanas como Dhanurāsana, Ūrdhva Dhanurāsana y Śīrṣāsana, estas āsanas pueden utilizarse de manera favorable en una variedad de secuencias. Pueden incorporarse con facilidad a un vinyasa o a un secuencia viṣama nyāsa. En el capítulo 36, el método de progresión hacia la āsana principal y luego retraerse fue analizado en relación con la secuenciación de Śīrṣāsana. En la misma línea, podríamos también idear una secuencia cíclica, en la que una postura enlaza con la siguiente. La velocidad y la fluidez generadas en este tipo de secuencia estimulan la mente del niño y despiertan su interés.

A continuación, algunos ejemplos de secuencias cíclicas rápidas:

Samasthiti,
Ūrdhva Hastāsana,
Uttānāsana,
Adhomukha Śvānāsana,
Ūrdhva Mukha Śvānāsana,
Adhomukha Śvānāsana,
Trikoṇāsana, y
Adhomukha Śvānāsana y luego volver a Samasthiti con la secuencia a la inversa.

Una secuencia de viṣama nyāsa suele contener āsanas de diferentes categorías, como estar de pie, sentado, torsiones, extensiones, flexiones de espalda e inversiones. Para los jóvenes, se puede diseñar una serie de viṣama (sin relación) āsanas, donde desde una postura se pasa suavemente a la siguiente en una secuencia en cadena. Por ejemplo:

Tāḍāsana,
Uttānāsana,
Trikoṇāsana,
Adhomukha Śvānāsana,
Prasārita Pādōttānāsana,
Daṇḍāsana,
Upaviṣṭha Koṇāsana,
Paśchimōttānāsana,
Adhomukha Vīrāsana,
Uṣṭrāsana, etcétera.

En este tipo de secuencias es necesario utilizar el cuerpo con imaginación y habilidad al pasar de una āsana a la siguiente, de modo que se eviten los movimientos innecesarios y los miembros caigan con precisión en el siguiente paso. Esta cadena aleatoria de secuencias de āsana son bastante desafiantes y, por tanto, ideales para niños y adolescentes.

Una inversión como Śīrṣāsana debería ejecutarse, a ser posible, solo una vez durante una sesión de práctica por los adultos. Sin embargo, los atletas, los bailarines, los niños y los adultos jóvenes de entre 20 y 25 años pueden hacerla más de una vez en el estilo de práctica viloma. Una secuencia viloma es aquella en la que numerosas āsanas están vinculadas entre sí por una āsana fundamental, que se repite a intervalos regulares durante la sesión en cadena. Las secuencias viloma podrían estar dentro de la misma categoría de āsanas (por ejemplo, Trikoṇāsana, Pārśvakoṇāsana, Trikoṇāsana, Vīrabhadrāsana, Trikoṇāsana, Pārśvōttānāsana, etc.). Ejemplos de secuencias de viloma de diferente categoría son: Trikoṇāsana, Śīrṣāsana, Pārśvakoṇāsana, Śīrṣāsana, etcétera. O Jānu Śīrṣāsana, Ūrdhva Dhanurāsana, Paśchimōttānāsana, o Ūrdhva Prasarita Pādāsana, Dhanurāsana, Nāvāsana, Dhanurāsana, Śalabhāsana, Dhanurāsana, etcétera.

Un aspecto importante del método viloma es que ninguna de las āsanas debe mantenerse durante mucho tiempo. Se trata de una secuencia de movimiento rápido, de tipo vaivén, inmensamente popular entre los jóvenes. Tonifica el cerebro y el sistema nervioso, estimula el intelecto, aumenta la capacidad de captación y fomenta la creatividad.

Con mentes influenciables, los jóvenes adquieren hábitos muy fácilmente. La presión del grupo y la necesidad de aprobación les lleva a adoptar aquello a lo que están expuestos, ya sea deseable o indeseable. Sería una excelente inversión para su futuro si en esta etapa se animaran a practicar las inversiones y las flexiones de espalda. Los pubescentes y los adolescentes son muy conscientes de su cuerpo y se esfuerzan por parecer atractivos. Las tendencias populares, sin embargo, a menudo son perjudiciales y pueden causar daños. La columna vertebral se endurece y se encorva, los isquiotibiales se tensan, los hombros, el cuello y los brazos se vuelven rígidos y dolorosos, y toda la postura y la forma de andar se ven afectadas. Estos problemas pueden eliminarse fácilmente con la práctica de las flexiones de espalda.

En lugar de predicar el valor del buen comportamiento a los jóvenes, es mejor introducirlos en el estudio de las āsanas. La práctica regular del yoga controla naturalmente las tendencias al tabaquismo y al alcoholismo y frena los excesos. Las āsanas se convierten en una luz de guía para un estilo de vida más saludable.

Las mujeres que sufren trastornos menstruales se benefician enormemente de Śīrṣāsana y otras posturas invertidas; sin embargo, deben abstenerse de practicar las inversiones durante la menstruación. La inversión debe reanudarse al final de la menstruación y continuarse con diligencia hasta la siguiente menstruación. Esta práctica regular de las inversiones suele erradicar la mayoría de las molestias menstruales.

El hábito de practicar Śīrṣāsana, una vez adquirido, es muy difícil de abandonar. Las posturas invertidas mantienen el sistema endocrino en un estado óptimo. Pueden estimular, desactivar y coordinar el funcionamiento de las glándulas, y mantener niveles saludables de hormonas en el cuerpo. Las āsanas invertidas ayudan a las nuevas madres a recuperar la fuerza en el período posparto y a restablecer los niveles hormonales correctos.

El período del climaterio suele provocar una deficiencia de estrógenos en las mujeres, lo que induce a problemas como la pérdida de tono muscular, la incontinencia y la repentina sensación de envejecimiento en cuerpo y mente. Experimentar estos síntomas por primera vez supone un choque que la mayoría de las mujeres no están preparadas para manejar. La postura Śīrṣāsana, con los muslos juntos y apretados, ayuda a recuperar el control sobre la vejiga y el sistema urinario. Las mujeres expertas en Śīrṣāsana también pueden practicar otras variantes, como Upavishtha Koṇāsana (piernas separadas) y Baddha Koṇāsana (pies juntos y rodillas separadas), mientras están en Śīrṣāsana. Son eficaces para dolencias como la infección pélvica y la leucorrea (flujo blanco). Para restablecer el equilibrio de los estrógenos, las āsanas como Uṣṭrāsana, Ūrdhva Dhanurāsana y Dwi Pāda Viparīta Daṇḍāsana son las más beneficiosas.

La diabetes *mellitus* y la micción frecuente debida a un agrandamiento de la próstata son problemas comunes a los que se enfrentan los hombres de mediana edad. La práctica regular de Śīrṣāsana ayuda a frenar estas dolencias.

Śīrṣāsana, realizada con facilidad y precisión, no eleva la presión arterial; por el contrario, se sabe que la reduce. Un aumento temporal de la presión no debe ser motivo de preocupación, ya que es una fase transitoria provocada por la postura del cuerpo. Para la presión arterial baja, Sarvāṇgāsana es el mejor remedio. La presión arterial fluctuante puede estabilizarse con posturas de pie y flexiones de espalda. Quienes padezcan de asma, falta de aliento, tos persistente y otras dolencias del sistema respiratorio, presión arterial alta, debilidad o cifosis (joroba) de la columna vertebral deben practicar primero Śīrṣāsana (es decir, antes de las posturas de pie o de las flexiones de la espalda), o bien deben realizar las posturas de Viparīta Daṇḍāsana tanto inmediatamente antes como después de Śīrṣāsana.

En los últimos capítulos se habló de Śīrṣāsana inmediatamente seguida de las flexiones hacia atrás, de modo que estas āsanas se estudiarán en ese orden particular. Aparte de que esta secuencia de aprendizaje es una progresión natural de desarrollo, hay otra razón para estructurar el curso de esta manera: las categorías de inversiones y las flexiones hacia atrás tienen un profundo efecto en los sistemas endocrino, respiratorio y nervioso, así como en los centros de percepción y emoción en el cerebro. Las flexiones hacia atrás estimulan las glándulas endocrinas y mejoran su funcionamiento, ayudando a mantener los niveles hormonales dentro de su rango normal. Por eso las personas que crecen practicando yoga están mejor equipadas para resistir los embates de la vejez.

El funcionamiento del cerebro se deteriora con la edad, lo que provoca pérdida de memoria y disminución de la capacidad intelectual. Esta tendencia puede detenerse con la práctica regular de Śīrṣāsana, Ūrdhva Dhanurāsana y Viparīta Daṇḍāsana. Si las fibras nerviosas se nutren mediante la práctica de āsanas desde una edad temprana, estas ayudan a mantener intactas las facultades mentales, incluso en la edad avanzada.

Las flexiones de espalda hechas desde la posición prona mantienen sanos los riñones y el páncreas. Las exigencias de la vida urbana moderna y las condiciones de trabajo estresantes perjudican el proceso digestivo. Comer de forma incorrecta, inadecuada o excesiva, saltarse comidas y comer a horas extrañas perjudica al estómago, el hígado, el bazo y la vesícula biliar. El daño puede mitigarse con āsanas invertidas y curvas hacia atrás como Sālamba Purvottanāsana y Viparīta Daṇḍāsana. Estas āsanas también refrescan el cerebro y minimizan los efectos dañinos del estrés.

Tras analizar la secuencia para el aprendizaje de las āsanas, consideremos ahora la secuencia para la práctica diaria. El orden de la secuencia de Śīrṣāsana y de las flexiones hacia atrás debe ser el siguiente:

Sālamba Purvottanāsana,
Śīrṣāsana,
Viparīta Daṇḍāsana,
Uṣṭrāsana,
Ūrdhva Dhanurāsana,
Ūrdhva Mukha Śvānāsana,
Bhujaṇgāsana, y
Śalabhāsana.

Al estudiar las āsanas, procedemos con el método pratiloma, es decir, aprendemos primero las āsanas más fáciles y luego pasamos a las difíciles. Sin embargo, una vez que dominamos las āsanas, comenzamos nuestra secuencia de práctica con las āsanas estimulantes y terminamos con las calmantes. Śīrṣāsana estimula el sistema nervioso y lo hace más eficiente. La cadena Sarvāṇgāsana - Halāsana - Setu Bandha Sarvāṇgāsana - Viparīta Karaṇi aquieta el cerebro y, por eso, se coloca al final de la sesión de práctica.

Considerando las āsanas aprendidas en este libro, la secuencia para la práctica sería la siguiente: comenzar con āsanas de pie, seguidas de Śīrṣāsana. Con un cuerpo sano, a Śīrṣāsana le siguen las flexiones de espalda, las āsanas de torsión, las flexiones hacia delante y, finalmente, las āsanas calmantes como Sarvāṇgāsana, en ese orden. Śīrṣāsana puede realizarse de forma aislada o junto con Viparīta Daṇḍāsana. A veces, surgen dolencias menores, como dolor de cuello, pesadez de cabeza o fatiga, sin ninguna causa definida. Estas pueden remediarse con āsanas de pie como Trikoṇāsana con la columna vertebral girando al máximo, o posturas de torsión como Bharadvājāsana, o bien flexiones hacia delante como Paśchimōttānāsana, o con las posturas supinas. Mientras que la pesadez de cabeza causada por el estrés puede curarse con Śīrṣāsana, esta se agrava con las flexiones hacia atrás. Por eso es importante no solo conocer la secuencia general, sino también observar que, en gran medida, los efectos de la āsana dictan su lugar en la secuencia. La práctica de āsana no es simplemente un entrenamiento, sino un ejercicio para moldear la mente científica, emocional y espiritualmente.

Ya hemos hablado de los tipos de secuencias vinyasa y viṣama nyāsa. Estas se dividen a su vez en tres categorías: viloma, anuloma y pratiloma. Viloma es una cadena de varias āsanas puntuadas por una āsana fundamental que se produce a intervalos regulares. Anuloma, un viaje desde las āsanas complejas o estimulantes hasta las pacificadoras, es un método común de secuenciar la práctica. Pratiloma es un viaje ascendente, desde las āsanas más simples hasta las complejas. Este método estimula gradualmente el cuerpo, la mente y el intelecto. Al aprender āsanas, empleamos el método pratiloma, es decir, de lo simple a lo complejo. Una vez dominadas, solemos practicarlas al estilo anuloma, es decir, las difíciles y más estimulantes primero, concluyendo con las pacificadoras para no terminar con el cuerpo y la mente agitados. Incluso viṣama nyāsa, una cadena de āsanas, no es una secuencia aleatoria. Hay un método en su estructura dependiendo del fin deseado: ya sea la estimulación, la relajación o el tratamiento de un trastorno específico.

Es imposible practicar todas estas āsanas en un solo día. Un método común es seleccionar algunas āsanas de cada categoría para la práctica del día y seguir con las restantes al día siguiente. Un enfoque alternativo es practicar āsanas de géneros opuestos en días alternos. Por ejemplo, practicar las flexiones hacia delante un día y las flexiones hacia atrás al día siguiente. Este método tiene dos ventajas:

a) la columna vertebral no se ve sometida a una tensión excesiva en un solo día de práctica, y
b) la práctica del mismo género de āsanas en una sola sesión aumenta la atención consciente y profundiza la comprensión del género.

Las dolencias de la columna vertebral, el dolor de la parte superior de la espalda, el dolor de la parte inferior de la espalda, la disminución de la flexibilidad del cuerpo y de la columna vertebral son la maldición de la vida contemporánea. Son el resultado de los viajes excesivos, de conducir por carreteras en mal estado, de sortear el tráfico y de estar sentado en una posición fija durante horas. Estos males son menores pero bastante debilitantes. Es esencial contrarrestarlos con āsanas de pie y de torsión de forma regular.

Las amas de casa agotadas por las tareas domésticas, o las cansadas por largas horas en el lugar de trabajo, deberían comenzar su práctica diaria con posturas supinas, posturas sentadas y flexiones hacia delante, y pasar a āsanas de pie cuando el cuerpo esté bien descansado, y concluir con Śīrṣāsana y āsanas invertidas.

Aquellos que sufren de excesiva debilidad, fatiga, baja presión sanguínea, hormigueo o entumecimiento en las extremidades, anemia y astenia (debilidad) sin causa conocida deben practicar: posturas supinas, flexiones hacia delante sentadas, flexiones hacia delante de pie y, a continuación, Śīrṣāsana, Dwi Pāda Viparīta Daṇḍāsana, Sarvāṇgāsana, Halāsana, Setu Bandha Sarvāṇgāsana y Viparīta Karaṇi, en ese orden, todos los días y sin falta. Esta secuencia revitaliza el cuerpo y mejora la salud en general. Las personas que sufren de pérdida de apetito, mala digestión, o desnutrición a pesar de una ingesta adecuada de alimentos, deben practicar āsanas de torsión y abdominales, flexiones hacia delante e inversiones. Estas estimulan los jugos digestivos y fortalecen los órganos de la digestión.

La secuenciación de āsanas y prāṇāyāma es un tema extenso. Dentro de una secuencia dada, las āsanas progresan de una a otra, construyendo el resultado deseado. Del mismo modo, una āsana en sí misma es una progresión escalonada que conduce a la āsana final. El efecto de la āsana final depende no solo de seguir los pasos con precisión, sino también de la implicación consciente de cada uno en cada paso. Aunque involucrar la mente continuamente parece prolongar el tiempo que se tarda en alcanzar y dominar la āsana, el sādhaka debe practicar con atención para elevar su consciencia. Esta práctica de inmersión en la acción prepara al sādhaka para la constancia mientras practica Dhārāna y Dhyāna. Es extremadamente difícil predecir dónde y cuándo un practicante puede extraviarse. Por qué uno debe errar, o desviarse del camino elegido, incluso cuando está respaldado por una gran cantidad de práctica yóguica, es una pregunta que suele quedar sin respuesta. Si uno se desvía, la única manera de volver al camino es reconocer las ondulaciones de la mente y volver a alinear las emociones, el intelecto y el poder de discriminación con la consciencia superior. Āsana sādhanā es una poderosa herramienta para calmar las fluctuaciones de la mente, así como para alinear el cuerpo, la mente y el espíritu con una singularidad de propósito.

La mente nunca es neutral o indiferente. Aunque la tendencia natural de la mente humana es la de estar involucrada en una u otra cosa, es muy difícil que la mente se sumerja por completo en el objeto de su implicación. Maharishi Patañjali exhortó al sādhaka a hacer pleno uso de su predisposición al apego en su búsqueda de la autoevolución. En el estudio de las āsanas, uno debe permitir que la consciencia se involucre únicamente en la āsana, que se hunda en la āsana, y dejar que la āsana se vuelva omnipresente. Esta es la verdadera importancia de āsana sādhanā. Aprender los movimientos precisos que conducen a la āsana y a moldear el cuerpo en la forma deseada es solo una parte superficial de la práctica. Fundir completamente la consciencia en la āsana para que asuma la forma misma de la āsana y, al final, se convierta en una con la āsana es el verdadero aprendizaje interior que un yogui se esfuerza por alcanzar.

Los atributos físicos y los beneficios de una āsana son de naturaleza empírica. Sin embargo, cuando la atención del estudiante se dirige hacia el interior, dentro del cuerpo, mientras está en una āsana, la práctica se convierte en un viaje hacia la autorrealización. Esta interioridad no es voluble ni egocéntrica, sino una concentración inquebrantable y autocontenida.

44. CONCLUIR CON ŚAVĀSANA

La memoria humana, por muy aguda que sea, no es ni infalible ni lo suficientemente astuta para recordar todas las experiencias de la vida. Su funcionamiento parece inexplicable. Tememos la muerte, algo que nunca hemos experimentado en esta vida, como si tuviéramos recuerdos latentes de una muerte anterior. El miedo irracional, una emoción paralizante, es un impedimento para el progreso. Los antiguos yoguis nos han dado una herramienta increíble en la forma de Śavāsana para erradicar el miedo –incluso el miedo a la muerte– y elevar la mente.

La sensación de tranquilidad, solemnidad, soledad, interioridad e infinidad que se experimenta durante Śavāsana nos transporta a un mundo extraño y misterioso. Esta āsana libera al sādhaka del estrés de la vida mundana y lo lleva a las fronteras de la paz y la tranquilidad. El viaje hacia el interior rara vez es sin incidentes, ya que el miedo inesperado, el pánico o la ansiedad profunda pueden surgir de los recovecos interiores de la consciencia. El viaje interior puede hacer que la mente se quede en blanco y se aletargue, en lugar de ser pacífica y vibrante. Por tanto, al igual que otras āsanas, Śavāsana requiere preparación. Mientras se estudian otras āsanas, uno progresa a través de varias etapas y niveles hasta que la āsana se domina; lo mismo ocurre con Śavāsana.

Durante la práctica de āsanas, es necesario secuenciar correctamente las āsanas. Terminar la práctica con āsanas calmantes y pacificadoras asegura que la mente y el cuerpo están adecuadamente preparados para Śavāsana, que concluye la secuencia. Otra ventaja de terminar la práctica con āsanas pacificadoras es que el cuerpo y la mente no sufrirán si, un día concreto, usted no puede practicar Śavāsana. Si se practica de forma aislada sin el equilibrio de las āsanas calmantes, las āsanas dinámicas que forman el núcleo de la sesión de práctica son propensas a producir efectos secundarios, como temblores, estiramiento excesivo de ciertos músculos, irritabilidad o tensión nerviosa. Las āsanas de cierre ayudan a minimizar estos efectos dolorosos.

Una sesión de práctica normal puede terminar con Halāsana, Setu Bandha Sarvāṇgāsana y Viparīta Karaṇi, o cualquiera de ellas. Si la mente está agitada, se debe terminar con extensiones hacia delante, como Adho Mukha Vīrāsana, Adho Mukha Swastikāsana, Jānu Śīrṣāsana y Paśchimōttānāsana. Quienes sufren de dolor de espalda en general encuentran alivio en Parivṛtta Swastikāsana, mientras que los que sufren específicamente de dolor de espalda baja se benefician de la práctica de Uttānāsana-Adho Mukha Śvānāsana o Uttānāsana-Pavanamuktāsana al final de la sesión. Las mujeres menopáusicas y las que se enfrentan a un complejo de miedo o dolor deben hacer Setu Bandha Sarvāṇgāsana y Viparīta Karaṇi en la fase final de la secuencia. Después de que la mente haya sido calmada y preparada para el viaje interior con āsanas tranquilizantes, Śavāsana será el final.

Como no es un tratamiento para la sudoración, la fatiga o la falta de aire, nunca hagas Śavāsana en medio de una sesión de práctica. La hipertensión, la diabetes *mellitus* u otras enfermedades pueden elevar la presión arterial, disminuir el nivel de azúcar en la sangre, provocar náuseas, vértigo, o simplemente una sensación de malestar. Śavāsana no es el remedio para estas aflicciones. En cambio, otras āsanas sirven como un eficaz antídoto para tales síntomas:

1. Adho Mukha Śvānāsana, Prasārita Pādāsana, y Uttānāsana, especialmente con la frente apoyada en un taburete o almohada, pueden abordar de manera eficaz la fatiga y la sudoración excesiva.
2. Los temblores del cuerpo pueden reducirse con las āsanas supinas y Dwipada Viparīta Daṇḍāsana en una silla o Setu Bandha Sarvāṇgāsana con un cojín. Estas āsanas también ayudan a aliviar la falta de aire.

Un cambio en la secuencia de la práctica puede causar dolor muscular, fatiga y falta de aire. Estos síntomas son normales y resultan limitadores. Si son soportables y temporales, no hay que preocuparse; sin embargo, si los síntomas son lo suficientemente graves como para interrumpir la actividad normal, deben resolverse con un tratamiento adecuado. Śavāsana tampoco es una cura para tales problemas.

Si se hace en medio de una sesión de práctica o en combinación con otras āsanas, Śavāsana aumentará el nivel de esfuerzo en lugar de reducir la fatiga. Una secuencia de āsana es como un viaje en el que cada hito está diseñado para acercarnos en cuerpo y la mente al siguiente. Demasiadas paradas, en forma de Śavāsana, interrumpen el impulso del viaje, obligando al cuerpo y a la mente a tomarse más tiempo con el fin de prepararse para la siguiente āsana.

Es sabido que los alimentos recalentados varias veces pierden su valor nutricional. Del mismo modo, cuando una secuencia de āsanas se interrumpe frecuentemente con Śavāsana, el repetido calentamiento y enfriamiento del cuerpo anula los efectos tanto de las āsanas activas como de la propia Śavāsana.

Al igual que un actor necesita meterse bajo la piel del personaje que está representando, el estudiante de yoga necesita adoptar los atributos mentales necesarios para la āsana que se asume. La interpretación de artes escénicas, como la música, la danza y el teatro, provoca una catarsis al retratar los estados de ánimo y las emociones humanas. Por el contrario, āsana sādhanā requiere que el sādhaka desvíe todas las energías mentales y emocionales hacia la expresión de la āsana, llevando la mente y el cuerpo a un estado de equilibrio.

De la misma manera que un actor, durante un breve período de tiempo, se identifica con el personaje, la mente del sādhaka debe unirse a la āsana durante la duración de esta. Manteniendo los pensamientos convergentes en los diversos e intrincados movimientos que conducen a la fructificación de la āsana es, en sí mismo, un ejercicio para calmar la mente y conducir todas las facultades mentales a un estado de equilibrio. Ser constantemente consciente de los cambios en los propios estados mentales es el verdadero sādhanā.

Incluso la mirada más superficial revela que, en el proceso de entrar y salir de las āsanas, ciertas partes del cuerpo se movilizan mientras que otras se mantienen estables. Las partes del cuerpo que se estabilizan no es que sean blandas o flácidas, sino que son intencionadamente estáticas. Por el contrario, apoyan el movimiento ofreciendo un frente resistente y no reactivo; garantizan la fluidez del movimiento a través de las partes activas limitando las tensiones injustificadas y fuera de lugar. En otras palabras, la inacción es un aspecto importante de la acción. La llama encendida no debe extinguirse, mientras que la que se enfría no debe inflamarse. Esta es la razón por la que las āsanas nunca se interrumpen con Śavāsana en mitad de la secuencia, ni Śavāsana nunca es seguida por otras āsanas.

Śavāsana puede practicarse en cualquier momento del día. Lo ideal es practicar en un ambiente tranquilo y en un momento de calma en el que sea menos probable ser interrumpido por los sonidos del entorno. El amanecer y el crepúsculo son quizás los mejores momentos. Aunque la noche no es el momento más adecuado para la práctica diaria, un principiante puede practicar Śavāsana por la noche.

También es inadecuado practicar Śavāsana exclusivamente y saltarse otras āsanas. Si bien la práctica de Śavāsana de forma independiente puede relajar los músculos sobreexcitados y liberar la mente del estrés, no contribuirá a construir una práctica de yoga completa, ni ofrecerá ningún beneficio saludable para problemas específicos.

Aprendamos ahora la técnica de esta increíble āsana que imita conscientemente la muerte y aporta vitalidad a todo el ser.

Śavāsana

La palabra Śavā significa «cadáver». La āsana que da vida al cuerpo mientras imita la muerte también se conoce como Mṛtāsana. (Mṛta = muerto). Fácil para el cuerpo físico indolente, esta āsana es extremadamente difícil para la mente voluble y vagabunda. Una vez dominada, guía la consciencia hacia el camino de la verdadera dicha interior.

Śavāsana también necesita ser aprendida en etapas y en varios niveles. Aquí se describe un método razonablemente sencillo para que el principiante pueda aprovechar con facilidad sus beneficios. Este método aporta paz y restaura el cuerpo cansado.

Preparación:

Extienda una esterilla o una manta lo suficientemente grande como para que quepa todo el cuerpo a lo largo y a lo ancho en el suelo. La manta es necesaria para evitar el frío del suelo desnudo. Si es necesario, tenga a mano otra manta o sábana fina para cubrir el cuerpo como protección contra el frío o los insectos.

Técnica

1. Siéntese en Daṇḍāsana en el centro de la manta extendida (Fig. 1). Doble las piernas por las rodillas y acerque ambos pies a las caderas. Mantenga los pies juntos (Fig. 2).
2. Espire y recuéstese lentamente, teniendo cuidado de mantener la columna vertebral a lo largo de la línea media de la manta. Baje la concavidad de la región lumbar lo más cerca posible de la manta (Fig. 3).
3. Después de bajar la espalda y la cabeza al suelo, levante la cabeza una vez para escudriñar la parte frontal del cuerpo y asegurarse de que está en línea recta. Mantenga el esternón, el ombligo y el perineo en una línea a lo largo de la mediana vertical de la manta (Fig. 4).
4. La región lumbar se contrae cuando nos tumbamos sobre la espalda debido a que la concavidad de la columna lumbar y la convexidad del glúteo mayor (músculos de las nalgas) trabajan en direcciones opuestas. Para minimizar el hueco que se forma entre la zona lumbar y el suelo al reclinarse, levante ligeramente las nalgas y, con las manos, aleje la carne de la parte superior de las nalgas de la zona lumbar (Fig. 4).
5. Enderece lentamente cada pierna, teniendo cuidado de que la columna, ahora alargada, no se acorte de nuevo. Junte los muslos, los talones y los bordes interiores de los pies (Fig. 5). A continuación, relaje las piernas extendidas y permita que los muslos y los pies rueden libremente hacia fuera. Separe ligeramente los talones (Fig. 6). Esto facilita la relajación de las piernas. Solo un practicante avanzado puede relajar completamente los músculos de las piernas cuando los talones están unidos.

   Los principiantes y los que tienen las articulaciones rígidas no pueden liberar fácilmente la tensión en las ingles, los muslos y los tobillos. Estas personas deben separar más las piernas (Fig. 7). Sin embargo, los pies no deben estar a una anchura superior a la de las caderas, ya que eso hará que se contraigan los músculos de la articulación pélvica.
6. Ahora levante las manos sin perturbar el resto del cuerpo y agarre la parte posterior de la cabeza. Tire suavemente de la cabeza para

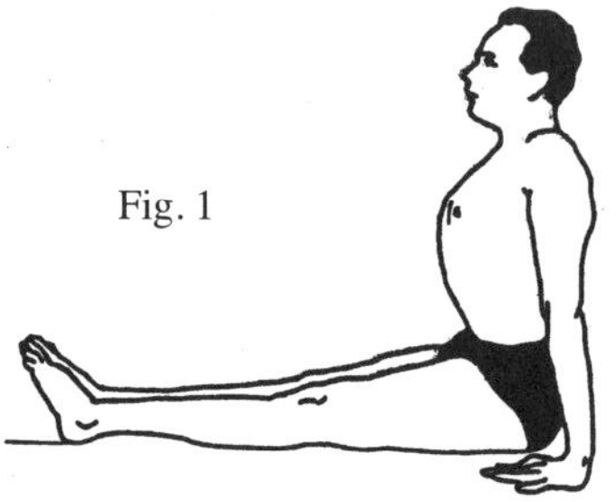
Fig. 1

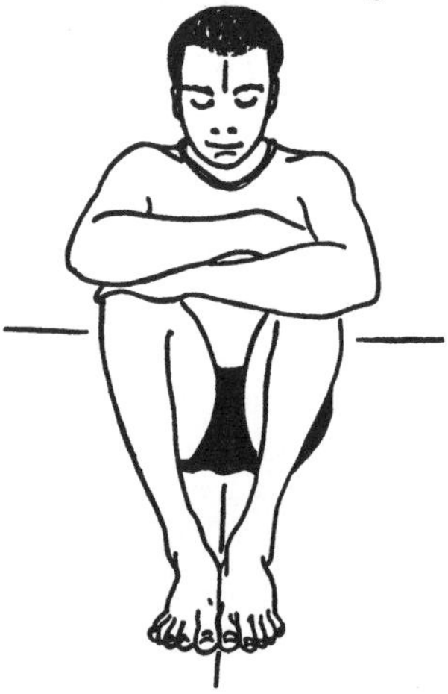
Fig. 2

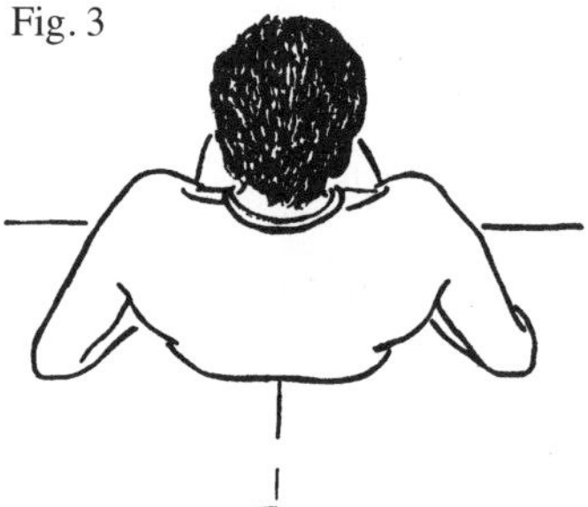
Fig. 3

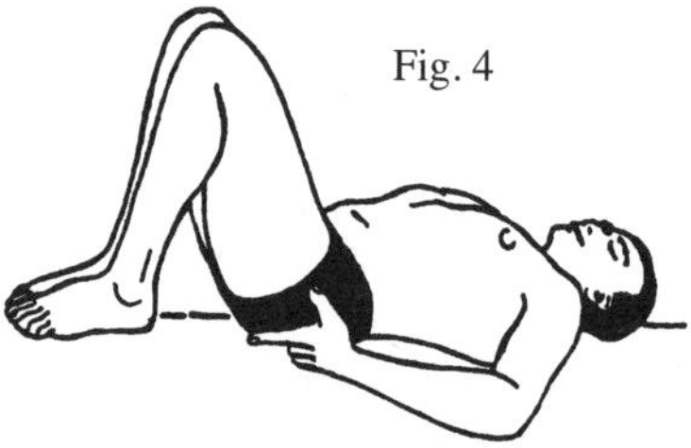
Fig. 4

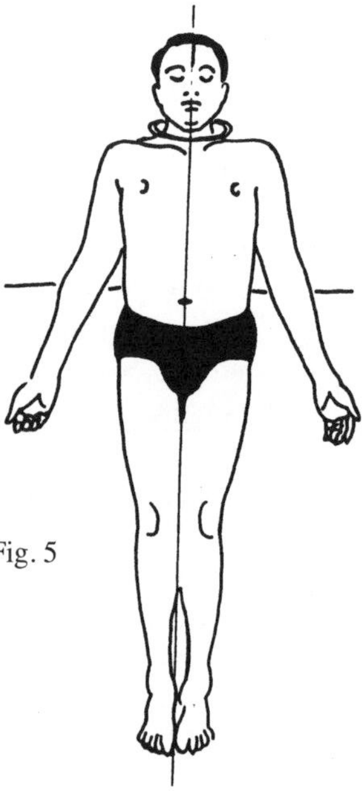
Fig. 5

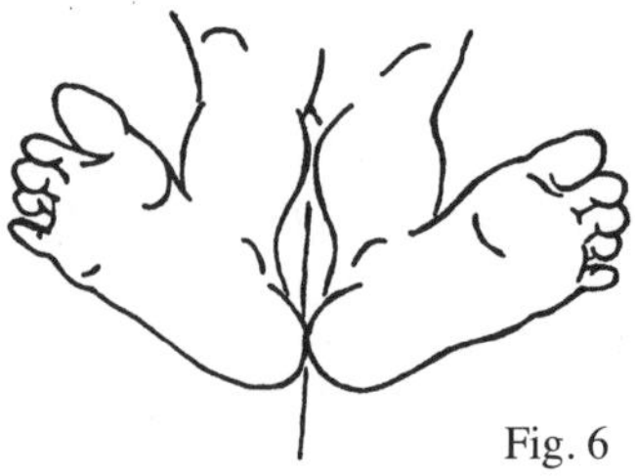
Fig. 6

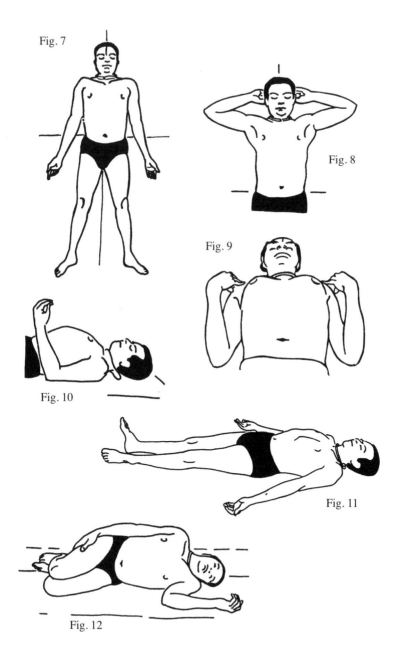

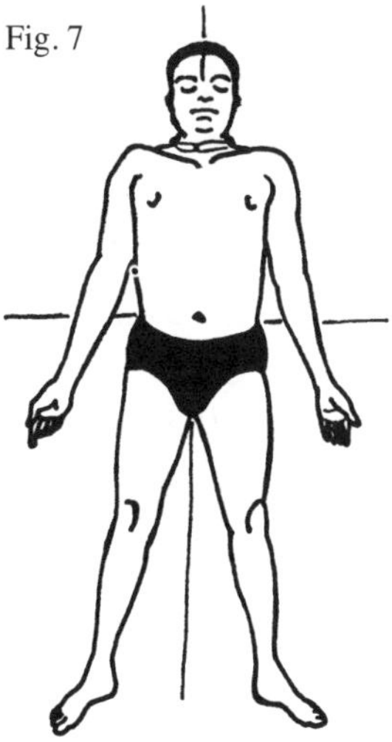

Fig. 7

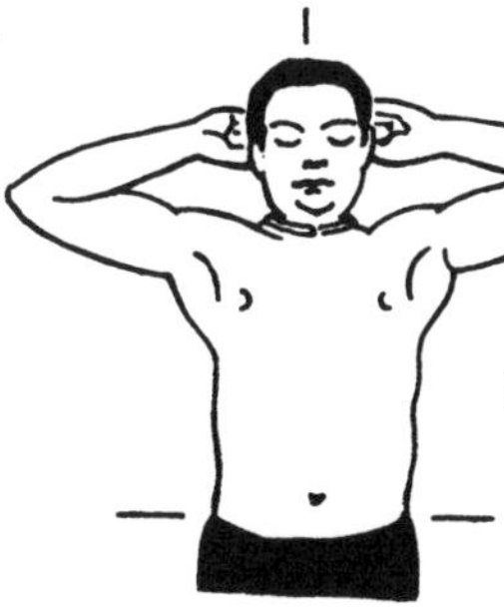

Fig. 8

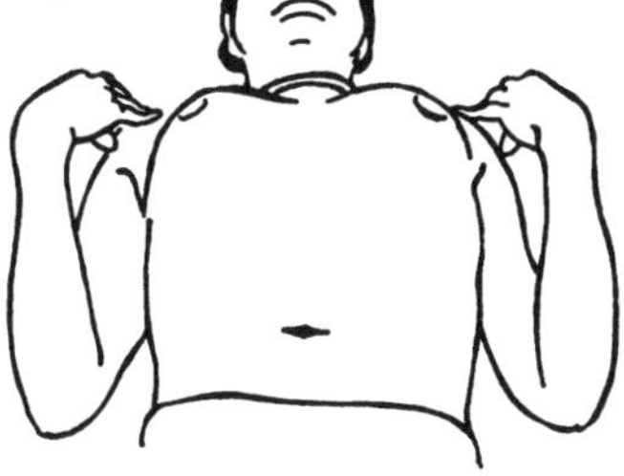

Fig. 9

Fig. 10

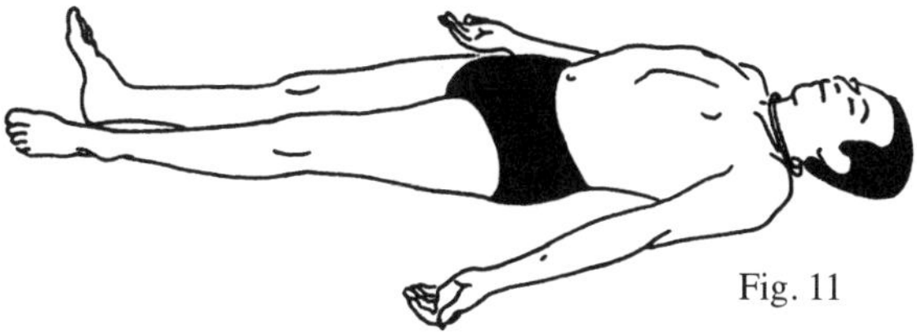

Fig. 11

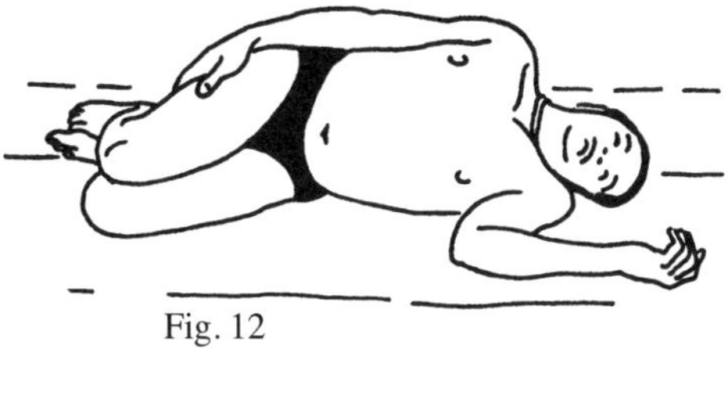

Fig. 12

alargar el cuello y colocar la parte posterior del cráneo para que descanse en el suelo (Fig. 8). Al hacerlo, asegúrese de que la barbilla esté muy ligeramente inclinada hacia abajo, sin presionar la garganta. El centro de la frente, la nariz y la barbilla deben estar en línea con el esternón. Nunca permita que la cabeza caiga hacia un lado mientras esté en Śavāsana.

7. A continuación lleve los brazos a los lados del pecho. Doble los codos y lleve las palmas a los hombros (Fig. 9). Ensanche los hombros. Eleve la región axilar-pectoral. Apriete la piel de las clavículas hacia los hombros mientras mete los omóplatos hacia dentro. En este movimiento, el extremo inferior de los omóplatos entra en contacto con la caja torácica. No levante el extremo superior del omóplato, ya que esto hace que el pecho se hunda hacia dentro. Levante el pecho y manténgalo más alto que el abdomen. No endurezca el pecho. Gire la parte superior de los brazos de dentro hacia fuera, de modo que la mitad de la palma de la mano y la mitad de la articulación del codo formen una línea recta, a lo largo de la mediana del antebrazo (Fig. 10).

   Sin contraer los tríceps, alargue los antebrazos desde los codos hacia las palmas, y lleve el dorso de las manos a descansar sobre la manta. El ángulo entre los brazos y los lados del tronco es de unos 20 grados (Fig. 11).

   Alargue los brazos interiores hacia el lado del dedo meñique de la muñeca, de modo que el dorso de los brazos esté bien extendido. Apoye suavemente el centro del dorso de la mano, junto con el nudillo y la primera falange del dedo medio en el suelo.

8. Deje que los brazos y las piernas estén sueltos mientras gravitan hacia el suelo. No contraiga ni deforme los músculos. Mantenga el centro de la cabeza, la garganta, el pecho y el ombligo en una línea recta (Fig. 12).

9. Baje suavemente los párpados superiores sobre los inferiores y cierre los ojos. No apriete los ojos ni ejerza ninguna fuerza sobre los globos oculares. Relaje los bordes exteriores de los párpados, como si los dejara caer hacia las orejas.

   Relaje la piel de la frente desde el nacimiento del cabello hacia las cejas y desde el centro hacia las sienes. Deje que los oídos internos se relajen y se replieguen hacia dentro. Los oídos pueden separarse del sonido ambiental, sin dificultar su receptividad. Relaje la mandíbula inferior. Si la lengua está en contacto con el paladar superior, suéltela de forma consciente y déjela descansar pasivamente en el suelo de la boca. Los ojos, los oídos, la respiración, la lengua, el cerebro, la mente y el proceso de pensamiento están íntimamente relacionados entre sí y, por tanto, su relajación depende de unos y otros. El cerebro es la sede del intelecto y el corazón es la sede de la mente. Las vibraciones que se originan en uno afectarán al otro. Así pues, ambos deben ser calmados con un esfuerzo consciente.

10. Comience con una respiración profunda durante 2 o 3 minutos. Inspirar con suavidad, de manera que no haya temblores en el cuerpo, agitación en el cerebro, dureza o contracción en los músculos, o excitación de los órganos de los sentidos. La mente debe permanecer completamente imperturbable. Esta respiración profunda al principio purga la mente del miedo y suministra una generosa cantidad de oxígeno al cuerpo. Relajar de manera consciente los músculos y aflojar la piel. Al hacerlo, los poros de la piel se estrechan automáticamente y las fibras nerviosas se relajan por debajo.

    A medida que el cuerpo se relaja, la respiración se vuelve más suave, como si brotara naturalmente del núcleo de nuestro ser. La inspiración fluye con suavidad. La espiración se vuelve un poco más larga que la inspiración, y también es suave y gradual.

    Como resultado del sosiego de los nervios, es común que un principiante se duerma en esta etapa. Quedarse dormido en Śavāsana no es motivo de alarma.

11. Al principio, permanezca en la āsana solo de 5 a 10 minutos. Para un principiante, es mejor mantener la āsana solo mientras dure el estado de quietud interior, en lugar de limitarse a una duración determinada. Prepárese para salir de Śavāsana en cuanto el cuerpo se inquiete y la mente comience a sentirse agitada. Estirar Śavāsana más allá de este punto podría invitar al letargo, la somnolencia, la inquietud en las extremidades, la respiración rápida y la hiperactividad mental. Por tanto, especialmente para los principiantes, es importante identificar el punto en el que el cuerpo y la mente se relajan y revitalizan, y luego comenzar el proceso de salir de

Śavāsana. Nuestro objetivo es conservar y canalizar nuestro renovado vigor en lugar de permitir que se disipe sin objeto. Por tanto, cuando el cuerpo y la mente se sientan completamente descansados, entréguese al ser interior y abra lentamente los ojos.

12. Espire, doble los brazos por los codos y coloque las palmas de las manos sobre el pecho o el abdomen. Doble la rodilla izquierda y luego la derecha, suavemente, sin irritar los músculos. Gire hacia la izquierda y descanse durante un minuto (Fig. 12). Si el cuello se tensa en esta posición, utilice el brazo izquierdo como almohada debajo de la cabeza. A continuación, gire hacia la derecha y descanse antes de sentarse poco a poco.
13. No se levante inmediatamente después de abrir los ojos. Esto excita el cerebro y el sistema nervioso y destruye la calma interior experimentada durante la āsana. Es vital no perturbar la paz y la tranquilidad que habita en la estela de Śavāsana.

45. AJUSTES ESPECÍFICOS EN ŚAVĀSANA

A pesar de que solo hay que tumbarse como un cadáver, Śavāsana no está exenta de desafíos. Al simular la muerte, uno tiene que soportar los problemas de la existencia en forma de dolores, dificultad para respirar y pesadez en las extremidades. El miedo surge de improviso y la mente se inquieta. Es esencial abordar los muchos y variados impedimentos para poder experimentar la alegría de Śavāsana.

Los impedimentos que se experimentan en Śavāsana son muchos y variados. Algunas personas experimentan tensión en la parte baja de la espalda cuando estiran las piernas y les resulta imposible tumbarse cómodamente sobre su espalda. Algunas se quejan de frío en las extremidades, causada por una circulación inadecuada. Otras sienten una oleada de miedo por tener los ojos cerrados. Hay quienes tienen los párpados agitados en lugar de permanecer cerrados. Algunos se quedan sin aliento, mientras que otros sienten un apretón en la garganta. Algunos se quejan de palpitaciones e insisten en mantener los ojos bien abiertos. Hay quienes se derrumban debido a los trastornos emocionales extremos y otros que se angustian por los pensamientos incesantes.

Para estos problemas, deben aplicarse las siguientes medidas correctoras:

Colocar un cojín pesado como peso sobre los muslos puede eliminar la tensión, los temblores, la inquietud o la sensación de ingravidez en las piernas, especialmente en los muslos (Fig. 1). Esto calma los músculos y la cualidad vāta en las piernas, lo que, a su vez, tranquiliza el cerebro.

Los muslos suelen doler debido a los depósitos de grasa en ellos o a la artritis en las articulaciones de la cadera. Esto puede remediarse colocando mantas enrolladas contra los bordes exteriores de los muslos, lo que evita que estos se aprieten excesivamente hacia fuera.

La tensión en los isquiotibiales o en la parte posterior de las rodillas debido a la artrosis o a la extrema rigidez de las piernas impide que estas se estiren. Colocar un cojín debajo de los muslos y las rodillas ayudará a relajar los músculos rígidos (Fig. 2).

Las personas con dolor lumbar, lordosis (aumento de la curvatura) de la columna lumbar o dolor de estómago deben apoyar la parte inferior de las piernas en un taburete o una silla (Fig. 3). En esta posición, los muslos están perpendiculares al suelo y las pantorrillas y los muslos forman un ángulo recto. La región lumbar queda totalmente en contacto con el suelo, lo que descansa los músculos de la parte inferior de la espalda y disminuye el dolor de espalda. Las personas que sufren palpitaciones, falta de aire, pesadez en el pecho, ardor de estómago o latidos irregulares deben colocar un cojín a lo largo de la espalda para apoyar la columna vertebral. En esta posición, la cabeza debe estar ligeramente elevada con una almohada fina o una manta doblada, de modo que la cabeza, el pecho, el abdomen y los muslos queden dispuestos en orden descendente (Fig. 4). Esta disposición calma la cabeza y relaja y lubrica la garganta, reduciendo la necesidad de tragar. Con el pecho amplio y el diafragma libre, se pueden controlar los trastornos emocionales. Esta postura es excelente para los asmáticos, los enfermos del corazón y los físicamente débiles.

Si los párpados se agitan, o si la cabeza, los ojos o las orejas se sienten calientes, pruebe lo siguiente: haga una tira de ocho pliegues como una venda de crepé o una tela larga de algodón de una anchura similar (un pañuelo, una estola o un sari, por ejemplo), y colóquela sobre los ojos. Como alternativa, envuelva toda la longitud alrededor de la cabeza y los ojos como se muestra en la figura 5. La envoltura de los ojos reduce el dolor de cabeza y ayuda a reducir la presión sanguínea. Al final de Śavāsana, desenvolver el vendaje poco a poco y abrir los ojos muy lentamente. Apresurarse en el proceso de quitar la venda de los ojos puede provocar un largo período de visión borrosa causada por la exposición repentina a la luz después de que los ojos hayan sufrido una ligera presión del vendaje.

Si la nuca no toca el suelo, los músculos del cuello son débiles, o si hay un esguince en el cuello, apoye el cuello con una manta o una toalla enrollada en una capa fina. El rollo debe ser justo lo suficiente-

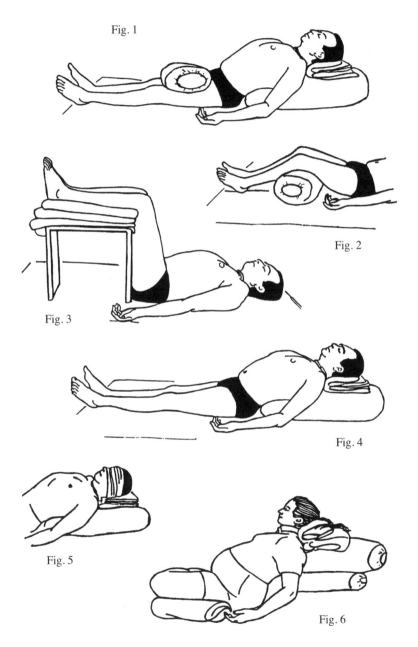

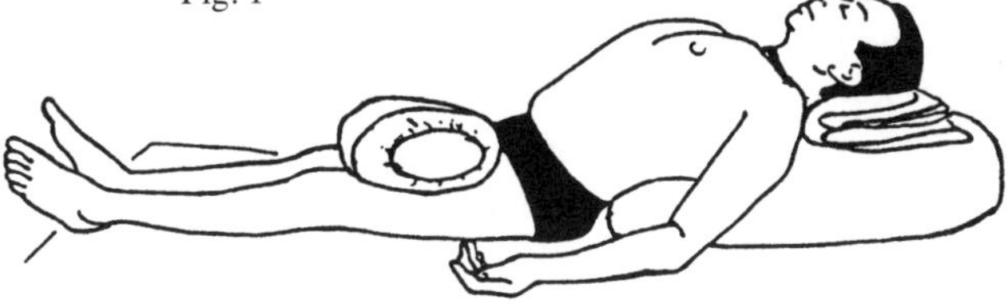

Fig. 1

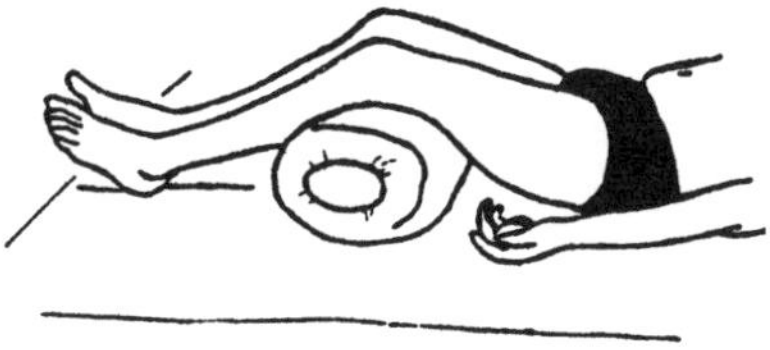

Fig. 2

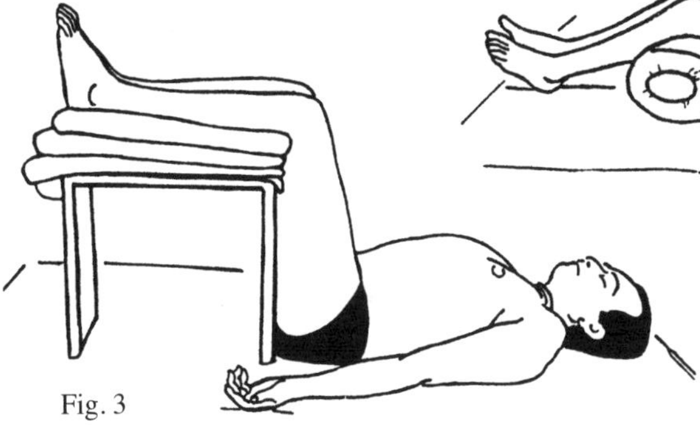

Fig. 3

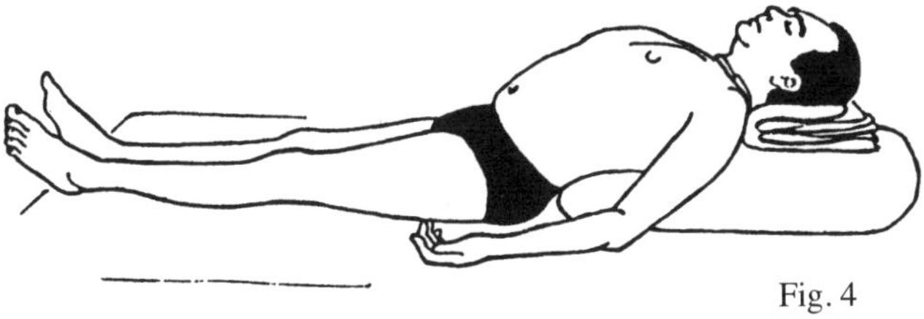

Fig. 4

Fig. 5

Fig. 6

mente grueso para soportar la curvatura del cuello, pero no tan grueso que presione la garganta.

Las mujeres embarazadas no pueden tumbarse boca arriba. Aunque físicamente es posible tumbarse en los primeros 3 meses, puede ser difícil debido a los mareos que suelen aparecer en el primer trimestre.

En un embarazo avanzado, la columna vertebral no puede soportar la carga del útero. Por tanto, durante el embarazo es aconsejable aumentar la altura del cojín detrás de la espalda y utilizar una almohada para elevar la cabeza. La mujer embarazada debe tumbarse con las piernas ligeramente dobladas en Swastikāsana con los muslos y las rodillas apoyadas en almohadas (Fig. 6). Esta postura es relajante para el útero, elimina el exceso de carga en la columna vertebral y controla la presión arterial.

Las mujeres que se acercan a la menopausia suelen sufrir agitación mental y sofocos. Practicada a la manera clásica, Śavāsana no ofrece ningún alivio de estos síntomas. En cambio, las mujeres deben practicar la āsana sin ningún apoyo para la espalda y la cabeza, con los brazos y las piernas bien separados. La garganta, las axilas e ingles deben estar lo más libres posible.

Si las extremidades se enfrían regularmente en Śavāsana, mantenga las piernas dobladas en una posición Swastikāsana suelta. Coloque ambas manos ligeramente sobre el pecho o el abdomen para que la respiración no se vea afectada. Comience Śavāsana con unos minutos de respiración profunda.

Si se ha perdido el control sobre las extremidades debido a una parálisis o a un derrame cerebral, si las articulaciones se han torcido debido a la artritis, si las vértebras están fusionadas, o si la forma de la columna vertebral está afectada por cualquier razón, la postura de Śavāsana tiene que ser alterada en función de la discapacidad del individuo. A veces, los muslos, las pantorrillas y los pies deben atarse con cinturones. Otras veces, en condiciones que van acompañadas de temblores, hay que colocar pesos en los muslos o en los brazos.

En ocasiones, hay que hacer Śavāsana en posición prona, tumbados sobre el abdomen, con los cuádriceps (músculos frontales del muslo) y los dedos de los pies girados hacia dentro y los talones hacia fuera. Esta posición permite que los músculos de la columna vertebral se extiendan desde el centro hacia los lados, liberando la tensión en la espalda. Esta posición prona atípica es a veces el único método para que el cuerpo y la mente superen la inquietud y se instalen en Śavāsana.

No hace falta decir que todas las modificaciones y ajustes enumerados requieren la guía de un maestro capaz. Sin embargo, no hay nada malo en adquirir un conocimiento básico de estas variaciones.

Tenga en cuenta estos detalles:

Es esencial observar los siguientes puntos y aplicarlos en la práctica de Śavāsana:

Una vez que el cuerpo esté bien colocado, vuélvalo flácido y ligero como si entregara la cáscara mortal a la Madre Tierra.

Aprender a permanecer en Śavāsana requiere una gran disciplina. En circunstancias normales, el cuerpo y la mente no están acostumbrados a tanta quietud. Tras los primeros minutos en Śavāsana, uno empieza a preguntarse qué hacer a continuación. En comparación con otras āsanas, lo que hay que «hacer» en Śavāsana está en un nivel muy diferente. Aunque el cuerpo necesita estar quieto, querer no moverse no es la solución. La miríada de pensamientos también necesita ser acallada, pero no se pueden expulsar los pensamientos de la mente como si fuese espantar moscas. Por el contrario, hay que aprender a alinear el cuerpo y la mente de tal manera que el impulso de moverse sea subyugado y las ondas de pensamiento sean frenadas de forma natural.

De los cinco órganos conativos o panch karmendriyas (lengua, brazos, piernas, órganos reproductores y órganos excretores), los dos que están perpetuamente activos son los brazos y las piernas. Cuando no se utilizan, se entregan a la indolencia; cuando se mantienen de manera intencionada quietos, como en Śavāsana, se vuelven inquietos. Por tanto, el mayor desafío en Śavāsana para un principiante es entrenar los pies, las piernas y los brazos para que permanezcan relajados e inmóviles. Las terminaciones nerviosas situadas en las palmas de las manos y las plantas de los pies mantienen estas extremidades continuamente activas y no se sienten a gusto con la inmovilidad. La sujeción y el agarre no son meras funciones de las manos;

son tendencias inherentes a ellas. Del mismo modo, la propulsión y la locomoción son tendencias inherentes a las piernas. No basta con relajar y aflojar abiertamente estos órganos. La naturaleza inquieta de las extremidades debe disminuir durante un período de tiempo, reduciendo poco a poco su propensión a la acción constante. Por esta razón, la colocación de los brazos y piernas en Śavāsana es tan importante. Así como las manos se inclinan a agarrar, también están dispuestas a soltar y dejar ir. Para alimentar esta última tendencia, las colocamos en un ángulo específico desde el tronco, con la palma girada hacia fuera, hacia el pulgar. De este modo, las palmas se mantienen abiertas y relajadas, como una nueva hoja que se despliega desde el centro.

Las piernas también deben girar suavemente hacia fuera desde los muslos, sin forzar ningún músculo en el proceso. Su predisposición al movimiento se frena cuando los muslos delanteros se hunden hacia los isquiotibiales. Sin embargo, todos los ajustes de las piernas deben hacerse sin perturbar el torso ni distorsionar la mediana del cuerpo. La asimetría de las extremidades perturba el flujo de energía (prāṇa śakti) en todo el cuerpo, por lo que es muy importante posicionarse uniformemente en Śavāsana. Aunque tumbarse de forma torcida o desordenada puede no interferir en el proceso de relajación, sí puede impedir el flujo del prāṇa śakti, afectando de manera negativa al cuerpo y a la mente en el proceso. Cuando el flujo de energía se interrumpe, el cuerpo se convierte en un campo de batalla. Por ejemplo, una naturaleza obstinada y egoísta puede reflejarse en unos muslos duros y demasiado desarrollados. Pacificar conscientemente los muslos permite relajarse mejor y ayuda a domar el ego. Es necesario ser consciente de las piernas para liberar la tensión acumulada y acceder al flujo de energía prāṇica.

Después de abordar las extremidades, es esencial llevar la percepción consciente a la parte posterior del tronco. Al igual que se inspecciona un colchón antes de dormir en él, hay que examinar la espalda antes de comenzar Śavāsana. Los beneficios de Pūrva Pratana Kriyā (acciones de flexión de la espalda), que llevan a la mente a centrarse nítidamente en la parte de atrás del cuerpo, se realizan plenamente en Śavāsana. Los rigores de la vida diaria tienden a manifestarse en la espalda y los hombros. Una espalda encorvada y hombros elevados indican estrés. El movimiento de los hombros y de la espalda debe ser hacia abajo, hacia las caderas, mientras que las caderas deben extenderse lateralmente desde el centro y alargarse hacia las piernas. El cuerpo no se hunde sin vida en el suelo en Śavāsana. Junto con la acción de enraizamiento, hay un movimiento definido de los músculos de la parte posterior del cuerpo hacia las piernas en Śavāsana.

Los músculos de la parte frontal del cuerpo se extienden en diferentes direcciones para lograr una relajación óptima. Mientras el abdomen retrocede hacia la columna vertebral, el centro del pecho no debe hundirse, lo que provoca una sensación de confinamiento en el pecho y desasosiego en la mente. Para evitarlo, levante un poco las costillas inferiores y sepárelas para que el pecho, en lugar de caer verticalmente, se eleve hasta el esternón y se extienda desde el centro hacia los costados. La elevación y expansión libera los músculos que rodean el corazón, los pulmones y el diafragma.

La región del cuello y la garganta actúa como puente entre el cerebro y el cuerpo. Si el pecho se hunde, la garganta se hincha, tensando los músculos y las glándulas de esa región. Una garganta abultada eleva la barbilla e inclina la frente hacia atrás, creando tensión en la cabeza y las cuerdas vocales. La agitación emocional o la tristeza profunda pueden también tensar la garganta. Por el contrario, los sentimientos de miedo e inferioridad empujan la barbilla hacia la garganta, donde también la garganta se convierte en la víctima. Es crucial mantener la garganta libre de tensión en Śavāsana evitando que se tense, manteniendo el cuello alargado, y relajando conscientemente los músculos de la garganta para que se asienten hacia la parte posterior del cuello.

Relaje los músculos faciales. Permita que los músculos de las mejillas se alejen de la nariz. Como la frente ancha parece impresionante desde el exterior, experimentamos la amplitud de la frente desde el interior en Śavāsana. Cuando el proceso de pensamiento comienza, la frente parece encogerse.

Relaje las sienes. No permita que se inflen. Mantenga los globos oculares y las pupilas en calma. Si los dientes están apretados o en estrecho contacto entre sí, la lengua se pega al paladar superior, provocando la contracción de la cavidad bucal. Para evitarlo, mantenga la mandíbula superior e inferior alejadas entre sí y deje que la lengua descanse sobre el paladar inferior. Esto mantiene la mandíbula relajada y la cavidad bucal libre. La garganta y la cavidad bucal son la sede del habla. El deseo de hablar es un instinto humano natural. Es posible querer estar en silencio cuando la situación lo requiere, pero las ondas de pensamiento mental producen una especie de sonido silencioso que afecta a la cavidad bucal. Del mismo modo, las imágenes mentales estimulan los globos oculares desde el interior. Nuestro objetivo en Śavāsana es mantener ambas, la cavidad oral y las cuencas de los ojos, vacías desde el interior.

Los ojos, los oídos, la lengua, la nariz y la piel son los cinco órganos de percepción (jñānendriyas). De ellos, la piel cubre el cuerpo como una envoltura protectora. Cuando se reduce la tensión de los músculos y se impide que los nervios transmitan impulsos, la piel también se relaja. Al calmar el sistema nervioso y minimizar las entradas sensoriales, podemos relajar la piel. La propia textura de la piel se altera cuando se vuelve suelta, libre y ligera.

Los pensamientos son como el combustible del cerebro. Las células cerebrales tiemblan y se expanden con la aparición de los pensamientos. Incluso si la cabeza está desde el inicio colocada correctamente en Śavāsana, esta tiende a moverse de su lugar cuando comienza el proceso de pensamiento.

Al principio, el centro de la parte posterior del cráneo se coloca en el suelo. Solo en esta posición la mente permanece en el presente. Si la cabeza rueda hacia atrás, la mente emprende un vuelo hacia el futuro. Si la barbilla se inclina hacia abajo, la mente se pierde en el pasado. Si cae hacia un lado, la mente se desconecta de la realidad y uno se duerme. Por tanto, es crucial mantener la mediana de la cabeza (desde la coronilla hasta la garganta) paralela al suelo en Śavāsana.

Irónicamente, el esfuerzo por mantener la cabeza bien posicionada puede ser un impedimento para la relajación. Para que la mente se relaje mientras permanece en el presente, la cabeza debe estar colocada como se ha descrito y la mente debe ser entrenada para cambiar su estrecha perspectiva. La mente tiene una predisposición a aferrarse, ya sea a pensamientos, ideas u objetos. El aferramiento hace que la mente sea insular, mientras que el desapego la hace libre y expansiva, y por tanto más capaz de relajarse. Vale la pena recordar en todo momento que nacemos sin nada y nos vamos sin nada, por lo que no hay nada a lo que podamos aferrarnos. Incluso lo que es necesario o digno de ser apreciado, al final debe ser abandonado.

Después de unos minutos en Śavāsana, los nervios se calman y la respiración se vuelve más profunda y larga. El principiante se inquieta y perturba cuando se enfrenta a un vacío mental, por lo que las respiraciones prolongadas son necesarias para llenar el vacío. En este punto, no permita que el abdomen se distienda con la inspiración; en su lugar eleve la inspiración hacia el pecho. A medida que la respiración se hace más profunda, parece conectar con el ombligo, que es la matriz o el manantial de la energía vital. Incluso después de cortar el cordón umbilical, la madre y el niño siguen unidos por un vínculo invisible. La respiración que conecta con la fuente de energía es como si el niño se sometiera a la madre, o el sometimiento del deseo individual a una voluntad mayor. Es la fusión del yo con el Espíritu Cósmico.

46. EL BATIDO DEL OCÉANO

El batir del océano o Samudramanthana es uno de los episodios más populares de la mitología hindú. Se trata de una gran guerra entre los dioses y los demonios que tuvo lugar hace miles de años. Los demonios se estaban convirtiendo en una amenaza para los dioses a medida que ganaban fuerza y poder. Los dioses se dirigieron a Brahma, el Creador, y le pidieron ayuda para vencer a los demonios. Brahmadeva confesó su incapacidad para hacerlo, ya que había sido él quien había concedido a los demonios su inmensa fuerza. Los dioses se dirigieron entonces al Señor Śiva, que también se declaró incapaz de hacer la tarea. Los dioses se dieron cuenta de que su única esperanza radicaba en el Señor Viṣṇu, el Sustentador del universo. El Señor Viṣṇu les aconsejó que se unieran a los demonios para batir el océano en busca de la ambrosía, el néctar de la inmortalidad. Él se encargaría personalmente de distribuir la bebida y asegurar que los dioses recibieran una mayor parte. Los demonios, tentados por la perspectiva de participar en la bebida divina, aceptaron ayudar a los dioses. Utilizaron el monte Meru como pilón y la serpiente Vāsuki como cuerda para girar el pilón. Los demonios sostenían la cabeza de la serpiente y los dioses la cola. A medida que el batido adquiría velocidad, la gran montaña comenzó a hundirse en el océano. El Señor Viṣṇu adoptó la forma de una tortuga gigante y sostuvo el pilón de batir sobre su espalda. Finalmente, el océano comenzó a vomitar su contenido. El primero en salir a la superficie fue el Halahala, un veneno lo suficientemente potente como para destruir todo rastro de vida. El Señor Śiva consumió rápidamente el veneno y salvó al universo de la aniquilación. Al veneno le siguieron innumerables tesoros: la diosa de la abundancia, Lakshmi, junto con gemas brillantes, varios seres celestiales, Chandra, la luna; un surtido de vinos y hierbas medicinales, y, por último, Dhanwantari, el médico que poseía el codiciado cántaro de Amrta o ambrosía. El Señor Viṣṇu, bajo la apariencia de Mohini, la tentadora, hipnotizó a los demonios con una danza. Mientras los demonios estaban distraídos, distribuyó el néctar entre los dioses.

Esta historia de los *Purāṇas* es muy simbólica. El océano, con todo su contenido, simboliza el cuerpo humano compuesto por los cinco elementos. El monte Meru significa la médula espinal o el Merudaṇḍa. La serpiente Vāsuki simboliza la maraña de nervios que facilitan el flujo de energía. El pingala nāḍi, que representa el sol y difunde el calor por el cuerpo, es la boca de la serpiente y el iḍā nāḍi, que representa la luna y difunde el frescor, es su cola. En cada individuo, Paramātman o el Ser Supremo se asienta en el corazón encima del diafragma, que está representado por la tortuga.

El cuerpo físico, que es principalmente una acumulación de células, es el elemento tierra o pṛthvī tattva. El proceso de batir, que simboliza la respiración, encarna el elemento aire o vāyu tattva. El espacio necesario para el batido dentro del cuerpo es el elemento espacio o el ākāśa tattva. Los elementos agua, apa tattva y fuego, tejas tattva tienen funciones opuestas en el cuerpo. El agua apaga el fuego, pero una oleada de agua también puede generar fuego (electricidad). Del mismo modo, un volcán, que encarna el elemento fuego, puede devorar el agua que encuentre a su paso.

El proceso de respiración, representado por la acción de batir, consta de tres partes: la inspiración (puraka), la espiración (rechaka) y la pausa momentánea (stambhana) que se produce como resultado de la yuxtaposición de los dos movimientos opuestos. La espiración purga el cuerpo de toxinas e impurezas. La inspiración atrae el aire ambiental, filtrándolo y transformándolo en energía vital en el proceso. El batido limpia el cuerpo de veneno y lo alimenta con néctar. Representa la victoria de todo lo que es puro y deseable sobre lo que es vil e impuro, o la victoria de los dioses sobre los demonios.

Al batir no se obtiene mantequilla si no se gira correctamente el pilón. Si seguimos batiendo enérgicamente después de que se haya formado la mantequilla, el calor generado la derretirá. Así, cuando surge el néctar, el batido debe cesar.

Para experimentar el néctar generado por el proceso de respiración y participar de su energía vital, practicamos prāṇāyāma. En el prāṇāyāma, batimos el océano del cuerpo humano, removiendo sus cinco elementos, los cinco órganos de los sentidos, los cinco órganos motores, la mente, el intelecto y el ego. El cuerpo físico es un caldero de tendencias opuestas; alberga tanto las virtudes como los vicios, tanto los impulsos divinos como los deseos indeseables. Es la prakṛti que engulle el Puruṣa o el Alma. En el batido afectado por las técnicas prāṇāyāmicas, buscamos desechar las tendencias viles y fortalecer las piadosas.

Prāṇa es una fuente de energía siempre activa y omnipresente. Se manifiesta en el ser humano como energía física, mental, sexual, intelectual, emocional, creativa, egoísta y espiritual. En el mundo material, se manifiesta como calor, luz, gravedad, magnetismo y electricidad. Prāṇa existe en cada uno de nosotros en estado latente y se revela de numerosas maneras: en el valor demostrado cuando se nos trata de intimidar, en la valentía ante el terror, en el entusiasmo mental, en la fuerza física y en las actividades creativas e intelectuales. Esta energía prāṇica controla cada célula, cada órgano, cada latido, cada acción y cada función del cuerpo.

Hay cinco tipos de prāṇa (pancha Prāṇa) que regulan diversas regiones del cuerpo. El primer tipo es el prāṇa que controla el cerebro y la respiración. El segundo, apāna, controla las funciones del abdomen por debajo del ombligo y regula el funcionamiento de los órganos excretores y procreadores. La tercera, la energía samāna, gobierna el sistema digestivo, incluyendo la regulación del apetito, la secreción de los jugos gástricos, la absorción y la asimilación de los alimentos. Udāna prāṇa controla el habla, la espiración y la ingestión de alimentos. Vyāna prāṇa interviene en la transmisión de la energía vital y la sensación a través de los vasos sanguíneos y los nervios. El cuerpo, la consciencia y las energías vitales son compañeros íntimos haciendo sus funciones en estrecha proximidad. Nuestro esfuerzo es para que trabajen en cooperación hacia el mismo objetivo: realizar la esencia del visionario.

El prāṇāyāma es para el Aṣṭāṅga Yoga lo que el latido del corazón es para un organismo vivo. Al igual que la respiración es fundamental para la existencia, el prāṇāyāma es vital para la práctica del yoga. La propia palabra prāṇa indica el flujo de la energía vital. Āyāma significa extender, expandir, ampliar o estirar, así como controlar o regular. Así, prāṇāyāma implica canalizar la fuerza vital.

Prāṇāyāma es el arte de infundir cada órgano, cada músculo, de hecho, cada célula del cuerpo, con energía vital. Para conseguirlo, deben emplearse ciertas técnicas de respiración y utilizar los músculos y órganos respiratorios de una manera particular. La práctica de āsanas despeja el espacio interno del cuerpo. La respiración Prāṇāyāmica hace un uso óptimo de este espacio.

Aunque la práctica de prāṇāyāma depende totalmente del proceso respiratorio, no puede definirse como una técnica respiratoria. Más bien, es un sistema de empleo de la respiración para transmitir, expandir, distribuir, regular y albergar el prāṇa en todo el cuerpo.

Prāṇāyāma implica expandir y prolongar conscientemente las acciones de inspiración y espiración. Entre la inspiración y la expulsión de la respiración, hay unos momentos de una pausa involuntaria (stambhana). Así, un ciclo de respiración consiste en inspiración-pausa-espiración-pausa.

La práctica del prāṇāyāma gira en torno a estos cuatro aspectos del ciclo respiratorio. La inspiración (puraka) es la acción de atraer la energía vital. Después de que la respiración fluya hacia el cuerpo, hay una pausa momentánea con el aliento retenido en el interior; esto es el antara Kumbhaka (retención interna, o una retención que sigue a la inspiración). La espiración se llama rechaka (purga o expulsión). Rechaka es el movimiento de salida de la energía vital que desemboca en bāhya kumbhaka (retención externa o pausa que sigue a la espiración). Prāṇāyāma implica la recepción de la fuerza vital de la energía cósmica, absorbiéndola y asimilándola en su interior, limpiando así el cuerpo, y entregando el exceso para que, de nuevo, se fusione con la energía universal.

El movimiento de prāṇa en prāṇāyāma abre varias vías en el cuerpo, la mente y la consciencia, haciéndonos conscientes de nuestra existencia a varios niveles. La respiración ordinaria se produce involuntariamente a nivel físico. La respiración prāṇāyāma es deliberada y disciplinada. Aunque los tecnicismos del prāṇāyāma suenan metódicos, el proceso está lejos de ser mecánico. A medida que aprendemos mediante un método paso a paso, debemos recordar mantener nuestra atención no solo en la respiración, sino también en los órganos, la mente, el intelecto y el ego. Como prāṇa impregna todos estos componentes de consciencia, la incompetencia en la práctica puede agitar alguno o todos ellos. Cuando el prāṇa está bien regulado, disciplina y calma el cuerpo, la mente, el intelecto y el ego y los guía hacia el alma. El prāṇa es una fuerza potente. A través del prāṇāyāma, el sādhaka aprende a regular su velocidad y su fuerza y a dirigirla hacia los más remotos rincones del cuerpo. En el prāṇāyāma se aprende el arte de expandir el prāṇa para hacerlo omnipresente, así como a condensarlo para hacerlo infinitesimal.

Prāṇa śakti (energía cósmica) y vāsana (deseo mundano) son los dos consortes de citta o consciencia. Citta está atrapado en un perpetuo tira y afloja entre los dos, cada uno reclamando un derecho igual a la consciencia. Si prāṇa śakti se vuelve más poderosa, el deseo disminuye. Cuando el deseo gana fuerza, prāṇa śakti se debilita. Si citta se apega al deseo, la sed de gratificación se vuelve dominante y el impulso espiritual disminuye. Si citta se inclina hacia prāṇa śakti, se aleja de las búsquedas mundanas y es atraído hacia el reino espiritual. Así, para que la mente se sumerja en el yoga, citta debe permanecer leal al prāṇa śakti. Esta lealtad se nutre y fortalece con la práctica de prāṇāyāma.

El estudio del prāṇāyāma limpia el cuerpo, la mente y el intelecto a la vez que genera entusiasmo, fuerza y vitalidad. El prāṇāyāma produce una transformación completa de la consciencia, elevándola al nivel requerido para dhārāna (concentración), dhyāna (meditación) y samādhi (iluminación). Al estudiar los diferentes tipos de prāṇāyāma, la consciencia se mueve de manera progresiva de lo burdo a lo refinado y a lo extremadamente sutil.

Un escultor ve primero la imagen de Dios con el ojo de la mente antes de tallarla en piedra. La imagen se coloca entonces en un templo y se consagra. Un simple bloque de piedra alcanza un estatus exaltado. Una vez santificada, una pieza de arte, hermosa de contemplar, se infunde con el resplandor divino. La piedra se convierte en uno con la deidad y la deidad reside en la piedra. Un cuerpo y una mente no entrenados son como el bloque de piedra. Prāṇāyāma es el proceso de infundir energía divina en un cuerpo y una mente que han sido esculpidos por āsanas. Dhārāna es la adoración de la deidad interior. Dhyāna es la evolución de la adoración ritual hacia la devoción intensa. Samādhi, la etapa final, es cuando la consciencia, totalmente inmersa en adoración, adopta la forma de lo divino. El buscador se une a lo que está buscando. En esta etapa, ya no hay vuelta atrás.

47. PREPARACIÓN PARA EL PRĀṆĀYĀMA

La estabilidad física puede lograrse mediante el esfuerzo muscular o relajando los músculos tan profundamente que las extremidades casi se olvidan de su existencia. La primera es la que experimentamos mediante el ejercicio físico. La segunda puede experimentarse durante los viajes largos, cuando el cuerpo se siente flácido, como si estuviera anestesiado. Sin embargo, la estabilidad que se experimenta en el prāṇāyāma y la meditación es totalmente diferente. No se consigue ni gastando la fuerza muscular, ni queriendo que el cuerpo permanezca en una determinada posición, ni es el resultado de una quietud de tipo corpóreo.

El prāṇāyāma y la meditación conducen a un estado que se alcanza equilibrando el prāṇa śakti que fluye por el cuerpo. La consciencia debe ser entrenada para llegar a este estado. Bajo la suavidad de la piel debe yacer una mente sensible. La práctica de āsana y prāṇāyāma es esencial para sondear la flexibilidad que hay más allá de una mente inflexible, la suavidad más allá de una mente rígida, la solemnidad más allá de una mente voluble y la paz infinita que reside en las profundidades de la mente. Evitar la práctica de āsanas y saltar directamente al prāṇāyāma, o saltarse el prāṇāyāma y proceder directamente a la meditación, no solo es una práctica errónea e impropia, sino que también equivale a un autoengaño.

El sabio Patañjali no solo fue un yogui, sino también un gran investigador en el campo del yoga. Su exposición del tema es profunda y científica, además de artística. El método del Aṣṭāṅga Yoga es una guía práctica para el estudiante de yoga. Procede de forma lógica, paso a paso, progresando de los principios simples a los complejos. El maestro no recomienda en ningún momento saltarse los pasos básicos para pasar a los superiores. Incluso el sādhaka más ardiente recorre el camino largo, aunque más rápido que el sādhaka mediocre que recorre el mismo camino a un ritmo moderado. A nadie deseoso de estudiar la materia se le impide el camino. Todas las personas tienen el mismo derecho al tema y el camino es igualmente relevante para todos. Esta filosofía del yoga elimina cualquier sentimiento de inferioridad, derrota o abatimiento, y solo trabaja para el progreso.

En nuestra búsqueda de la iluminación espiritual, a menudo nos cuestionamos el propósito de las āsanas. La respuesta es: la energía del agua se aprovecha erigiendo una presa o canalizándola a través de conductos para que su flujo no se desperdicie ni carezca de dirección. Del mismo modo, las āsanas despejan las obstrucciones en los vasos sanguíneos y los nervios para que el prāṇa pueda fluir libremente por los canales de energía. Esto asegura que los impulsos nerviosos viajen sin obstáculos y en las direcciones adecuadas.

A un nivel básico, el propósito de las āsanas es mantener el cuerpo en forma, mantener el tono muscular y la salud de los huesos, mejorar el funcionamiento de los distintos sistemas (especialmente el digestivo y el excretor) y conservar la energía vital.

El Señor Krishna, en la *Bhagavad Gītā*, menciona el Triunnata Śarīra: un cuerpo elevado en tres planos. Una comprensión simple implica elevar el ombligo, el pecho y el cuello; alineando así los tres con la mediana del cuerpo. Sin embargo, Krishna se refería seguramente a algo más que la mera alineación externa del cuerpo, que es fácil de alcanzar y sin duda no supone ningún esfuerzo para un arjuna fuerte. Es la alineación interna del cuerpo, que abre los canales para una distribución adecuada y equitativa del prāṇa lo que requiere la ayuda de las āsanas. Es esencial nutrir los sistemas nervioso y endocrino. No solo para asegurar la aptitud física, sino porque cuando ambos funcionan de manera óptima, la consciencia física puede elevarse al nivel de la consciencia espiritual. Cuando el sistema nervioso está sano, vibrante y eficiente, fomenta el sentido de la justicia y el discernimiento moral en el sādhaka. Un sistema endocrino sano con niveles hormonales equilibrados es una condición previa esencial para la iluminación espiritual. Al enumerar las ventajas de la práctica de āsanas, normalmente se hace referencia a sus beneficios físicos y emocionales; sin embargo, los efectos de las āsanas son mucho más profundos. Para lavar una prenda manchada, la extendemos para que cada hilo individual quede limpio. De forma similar, las āsanas extienden la prenda física y la limpian desde dentro y hacia fuera.

Al igual que las extremidades se vuelven rígidas o flácidas a medida que envejecemos, lo mismo ocurre con los órganos internos. Los pulmones se vuelven flácidos. Al principio ignoramos los síntomas hasta que, con el tiempo, dificultan nuestras actividades diarias. La digestión se ralentiza, los miembros duelen, nuestra fuerza disminuye y, finalmente, nos vemos acosados por enfermedades como la hipertensión o la pérdida de memoria. En esta etapa, cuando el cuerpo es incapaz de hacer incluso algunas āsanas básicas, no podemos intentar directamente prāṇāyāma. Como proclaman los *Vēdas*: «Nayamātma balahinena labhyah» («El alma es inalcanzable para aquellos que son físicamente débiles»). El cuerpo, la mente, el intelecto, el ego y la consciencia necesitan ser infundidos con fuerza y energía. El significado detrás del canto recitado de las *Upaniṣads*: «Āsanani rajo hanti», es que las āsanas destruyen el impulso de la acción excesiva y los placeres sensuales y, en cambio, dirigen la mente del sādhaka hacia las búsquedas espirituales. Esto hace que el sādhaka se sienta más inclinado a emprender la práctica de prāṇāyāma y de dhyāna (meditación). Es imposible que aquellos que son indolentes o inquietos alcancen un estado meditativo. La práctica de āsanas ayuda a reducir tamoguṇa y rajoguṇa para alcanzar un estado de equilibrio que es esencial para dhārāna y dhyāna. El sādhaka que practica las āsanas meramente como ejercicios físicos limita su inmenso potencial, así como su propio progreso. La quietud del cuerpo y de la mente requerida para la meditación no puede ser impuesta externamente. La consciencia debe ser entrenada de tal manera que esté lista y dispuesta a enraizarse dentro del Ser. Esto se logra mediante āsanas y por esta razón, las āsanas se practican antes del prāṇāyāma. Las āsanas mejoran la forma física, permiten la libertad de movimiento, crean espacio en el cuerpo mediante el estiramiento y la contracción de los músculos y mejoran la simetría desde dentro y desde fuera.

A un nivel más profundo, las āsanas imparten una mayor sensibilidad a los órganos de percepción, aumentan la percepción consciente fisiológica del cuerpo, hacen que la mente sea más perspicaz y refinan la consciencia. Estos beneficios de las āsanas proporcionan un gran apoyo en la mejora de la propia práctica de prāṇāyāma. El sādhaka que comienza directamente con prāṇāyāma carece de profundidad en la práctica y tiende a perder la perspectiva.

Una vez que el practicante ha adquirido cierto nivel de competencia en las āsanas analizadas en los capítulos anteriores, puede comenzar el estudio del prāṇāyāma. Primero, el principiante debe concluir la práctica de āsana con Śavāsana y luego comenzar prāṇāyāma. Esto asegura un cierto flujo en la práctica y mantiene la práctica de prāṇāyāma separada de la práctica de āsanas. Finalmente, cuando prāṇāyāma se practica de forma independiente (es decir, sin que lo precedan las āsanas), debe hacerse por la mañana temprano antes de la salida del sol o alrededor del crepúsculo. Nunca se debe practicar prāṇāyāma solo por la tarde o por la noche.

Es esencial hacer Śavāsana después de concluir prāṇāyāma. Si bien es permisible omitir Śavāsana después de una sesión de āsanas, siempre que se termine con āsanas restauradoras, eludir Śavāsana después de prāṇāyāma excitará el prāṇa. Un principiante tiende a hacer lo contrario. Debido a la fatiga física, el principiante siente la necesidad de Śavāsana después de la práctica de āsanas, pero como no existe tal fatiga después del prāṇāyāma, es probable que lo evite. Sin embargo, Śavāsana es crucial después de prāṇāyāma porque ayuda a que se asiente la energía. Si se tiene pensado practicar āsanas después de una sesión matinal de prāṇāyāma, hay que dejar un lapso de al menos 15 a 20 minutos entre ambas sesiones. Esto es para no perturbar la serenidad de la mente y la estabilidad de la energía prāṇica que se ha adquirido a través del prāṇāyāma.

Hay muchos tipos de prāṇāyāma basados en diversas combinaciones o modificaciones de sus cuatro componentes, es decir, inspiración, espiración, retención de la inspiración y retención de la espiración. Cada tipo es distintivo y tiene un efecto único. El tipo de prāṇāyāma que practicar en un momento dado se selecciona en función de la disposición, la salud, las dolencias, la fuerza, la edad y la inclinación, así como de las necesidades específicas del sādhaka, ya sean físicas, mentales, intelectuales o espirituales. El clima externo, los cambios estacionales del cuerpo y las tensiones y presiones de la vida profesional de cada uno son otros factores que hay que tener en cuenta en la elección del prāṇāyāma.

El prāṇāyāma puede practicarse sentado (Upaviṣṭha) o en posición supina (supta). Debido a que la posición tumbada plantea algunas limitaciones para prāṇāyāma, solo los tipos selectivos pueden practicarse en posición supina. La posición sentada, en cambio, es propicia para todas las formas de Prāṇāyāma.

Los principales tipos de prāṇāyāma son Ujjāyī, viloma, shitali, shitakari, bhramari, morcha, plavini, bhastrika, kapalabhati, anuloma, pratiloma, sūrya bhedana, chandra bhedana y nāḍi śodhana. Algunos de ellos son prāṇāyāmas digitales, en los que se aplica el control de los dedos. Los tipos digitales solo pueden practicarse en posición sentada. Los tipos de prāṇāyāma que se realizan con tres bloqueos corporales (bandhas) y diez mudrās se denominan sahita prāṇāyāma e igualmente solo se pueden practicar en postura sentada. Los prāṇāyāmas que se realizan sin bandhas y mudrās se denominan kevala prāṇāyāma.

otra clasificación de prāṇāyāma es bîja prāṇāyāma y vṛtti prāṇāyāma. El bîja prāṇāyāma se subdivide a su vez en dos variedades, sabīja y nirbīja. Sabīja es cuando el prāṇāyāma se acompaña de mantras (ensalmos) y nirbīja es sin ensalmos. El sabīja prāṇāyāma se practica para estabilizar una mente errante, para desterrar los pensamientos y para volver la mente hacia el interior cantando el nombre del Señor en un ritmo lento junto con inspiraciones, espiraciones y retenciones. El Nirbīja Prāṇāyāma se realiza cuando la mente ya es estable, no da origen a los pensamientos y se ha vuelto tranquila, clara y santa. En esta etapa, la mente no necesita el apoyo de los mantras.

Vṛtti prāṇāyāma también tiene dos clasificaciones: sama vrtti y Viṣama vrtti. Vṛtti significa disposición, método, costumbre o un sistema de valores. Samā significa similar, idéntico o hecho con la misma norma. Viṣama es desigual, disímil o no idéntico. En Viṣama prāṇāyāma sin embargo, incluso la disimilitud está controlada. Vṛtti prāṇāyāma es un método regulado por el tiempo, mientras que bîja prāṇāyāma es un método de control mental. Si, en cualquier tipo de prāṇāyāma, la duración de los cuatro componentes (inspiración, espiración y las dos retenciones) se mantiene deliberadamente igual, se considera sama vṛtti prāṇāyāma. Cuando existe una disimilitud controlada en la duración de estos elementos, se denomina viṣama vṛtti prāṇāyāma.

Dependiendo de la región del cuerpo a la que se dirija, el método de prāṇāyāma puede variar. La duración de la inspiración, la espiración y las dos retenciones varían en consecuencia. A medida que uno penetra más profundamente en el cuerpo, prāṇāyāma se vuelve más sutil.

En resumen, cada forma de prāṇāyāma es una regulación de los cuatro componentes de la respiración. Cada tipo se acompaña de bandhas y mudrās, pero puede ser con o sin vṛtti bîja. El principiante debe practicar todo lo posible según su nivel y su potencial y no dejarse llevar por estos innumerables detalles.

Un novato en el yoga, por muy inteligente que sea, es como un niño aprendiendo el alfabeto. Aunque no se puede obligar a los estudiantes a comprender las complejidades del tema al principio, se les puede enseñar y guiar en la dirección correcta. Su cuerpo, sus órganos, su mente, el intelecto y la consciencia, que se encuentran en un estado de desorden al principio, pueden armonizarse gradualmente. Prāṇāyāma es como un vasto océano. Los principiantes solo pueden absorber lo suficiente para saciar su sed.

El comienzo de cualquier proyecto es un punto de referencia; el final, sin embargo, es indefinido. La cantidad que una persona absorbe en el viaje depende de innumerables factores, como su inclinación, disposición, capacidad, circunstancias externas, oportunidades y tiempo disponible, la perseverancia y la fe o la falta de ella. En la práctica del prāṇāyāma, podemos distinguir tres tipos de practicantes según sus capacidades individuales y su ritmo de progreso: adhama (tosco o básico), madhyama (intermedio) y uttama (experto).

Cada una de estas clases se divide a su vez en tres subgrupos para indicar el nivel de progreso dentro de dicha categoría: básico, intermedio y avanzado. De ellos, el novato pertenece al adha madhama o grupo de principiantes básicos. Por tanto, es aconsejable para el principiante básico comenzar la práctica del prāṇāyāma en posición supina o Śavāsana.

Hay tipos de prāṇāyāma fáciles y sin complicaciones aptos para principiantes que pueden practicarse en Śavāsana; a saber: ujjāyī y viloma prāṇāyāma. Hay tres subgrupos de viloma: antara viloma (inspiración), bāhya viloma (espiración), bāhya viloma (espiración) y antarabāhya viloma (inspiración-espiración). Las tres pueden practicarse en Śavāsana y son muy eficaces para recuperarse de la pérdida de energía debida a las presiones del mundo.

El aire viciado y la contaminación afectan negativamente al sistema respiratorio, así como a la propia tranquilidad. Aunque los esfuerzos actuales destinados a encontrar soluciones duraderas para la contaminación serán eficaces para la sociedad en el futuro, a nivel personal, la práctica de prāṇāyāma es el antídoto eficaz para las aflicciones provocadas por la contaminación en el cuerpo y la mente.

El cuerpo puede relajarse rápida y fácilmente en Śavāsana. Es más fácil colocar el cuerpo de forma simétrica y mantener la columna vertebral alargada en posición supina que en una postura sentada. Cuando el cuerpo se extiende y se asienta en el suelo, los órganos se relajan y retroceden hacia la columna vertebral, lo que despeja el espacio interno para el flujo de la respiración. Como el cuerpo no tiene que levantarse contra la gravedad, no se agota la fuerza física. Se pueden controlar todos los movimientos innecesarios que afectan a la fluidez de la respiración; esto deja a la mente libre para concentrarse solo donde se desea. El diafragma y los músculos intercostales pueden moverse sin restricciones. Se elimina la tensión no deseada en las células nerviosas. El cerebro se vuelve más perceptivo y observador, lo que facilita al principiante la comprensión de la dinámica física del proceso respiratorio.

La sensación del tacto se origina en la piel. Cuando se realiza prāṇāyāma en Śavāsana, la piel del pecho y del abdomen se mantiene extremadamente sensible y registra el más mínimo movimiento de la respiración. La piel de la cara, las manos y los pies se mantiene suave e inactiva, lo cual es un requisito previo esencial de prāṇāyāma. En Śavāsana, la agitación e inquietud mental se controla con facilidad y el cuerpo se enfría rápidamente. Es, pues, una posición ideal para alcanzar la tranquilidad y comenzar el estudio del prāṇāyāma.

48. UJJĀYĪ PRĀṆĀYĀMA

Para adquirir competencia en prāṇāyāma, el sādhaka debe evolucionar a través de cuatro fases:

1) Ārambhāvasthā: fase inicial.
2) Ghaṭāvasthā: fase formativa o el período de diligente esfuerzo.
3) Parichayāvasthā: fase de maduración, o la etapa de comprensión y familiaridad con el tema.
4) Niṣpatti avasthā: fase culminante, en la que el sādhaka adquiere un conocimiento profundo del tema.

Es en la fase inicial cuando la curiosidad del practicante se despierta. El estudiante da los primeros pasos para estudiar un tema que considera importante para su crecimiento personal. El principiante percibe el prāṇāyāma como una práctica que se impone externamente a un cuerpo y una mente no entrenados. La práctica, por tanto, es forzada en lugar de espontánea. La mente del principiante flota en el borde, entre la comprensión y la ignorancia. El cuerpo suele estar sometido a experiencias desagradables, como temblores, palpitaciones y falta de aliento durante las primeras sesiones de práctica. A pesar del interés y el esfuerzo diligente, el practicante no logra ver la verdadera conexión entre el cuerpo y la respiración en esta etapa.

Poco a poco, y con un esfuerzo continuado, la respiración se asienta; las inspiraciones y espiraciones se espacian; las retenciones se vuelven más claras y perceptibles. El sādhaka siente ahora curiosidad por saber lo que sigue. Este es el comienzo de la segunda fase, o el ghaṭāvasthā.

El cuerpo es semejante a una vasija de barro o ghata. Una vasija sin cocer se desintegra cuando se llena de agua. La arcilla solo conserva su forma cuando se cuece en un horno. En la ghaṭāvasthā o fase de formación, el proceso de respiración madura y el pecho se convierte en un recipiente para la respiración. Al igual que la vasija horneada, conserva su forma incluso después de la expulsión del aliento. Este es el comienzo de la siguiente fase, parichayāvasthā, en la que el sādhaka disfruta de una profunda comprensión del tema y posee una cómoda familiaridad con su propio cuerpo, mente y respiración. En esta etapa, el sādhaka es ahora capaz de conectar los tres juntos mientras practica prāṇāyāma.

En la cuarta y última fase, niṣpatti avasthā, este conocimiento casual del cuerpo, la mente y la respiración se convierte en una relación duradera e irrevocable. Ya no se impone externamente, ahora prāṇāyāma fluye sin esfuerzo desde el interior.

Dado que todos los practicantes de prāṇāyāma tienen que recorrer este camino, es prudente comenzar la propia práctica a la primera oportunidad y sin perder un tiempo precioso en dudas y recelos.

Ujjāyī

El prefijo ud- es indicativo de la dirección ascendente. Jayi deriva de jaya, que significa «ganar» o «conquistar». Ujjāyī, por tanto, implica establecer la propia superioridad o grandeza. A través de Ujjāyī, los pulmones se expanden completamente, y el pecho, como el de un guerrero triunfante, se eleva desde fuera y desde dentro.

En el prāṇāyāma, uno debe primero familiarizarse con la respiración y aprender a percibir las sensaciones que surgen en los pulmones durante el proceso de respiración.

Fig. 1

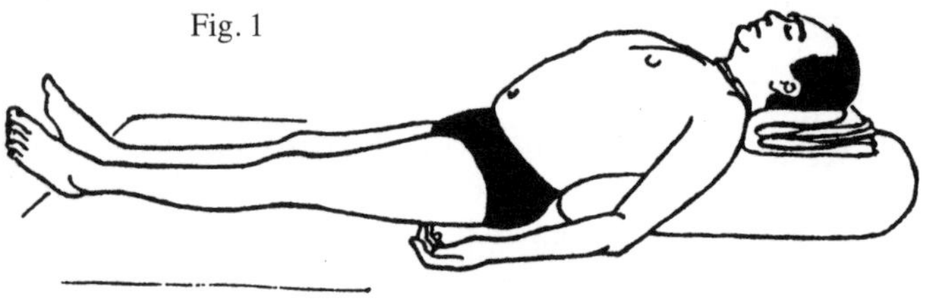

Preparación:

Colocar un cojín, preferiblemente aplanado, a lo largo en el suelo para apoyar la espalda. Coloque una manta doblada en el extremo superior del cojín para la cabeza. El cojín puede sustituirse por una pila de mantas dobladas de la misma altura. Acuéstese en Śavāsana con la espalda sobre el cojín y la cabeza sobre la manta doblada. La cabeza debe estar más alta que el pecho y el pecho más alto que los muslos (Fig. 1). Esto eleva automáticamente el pecho, lo que facilita ejecutar los ciclos de prāṇāyāma.

Tipo 1. Bāhyabhyantara ujjāyī ordinario

En esta versión, la inspiración y la espiración son normales en el sentido de que no son excesivamente largas, sino que son de duraciones iguales. Como se trata del comienzo, el pecho no debe ser abrumado con respiraciones largas y profundas.

Técnica

Acuéstese en Śavāsana, asegurándose de que el cuerpo esté en línea recta. Cierre los ojos y quédese quieto. Relaje inmediatamente los músculos faciales, con lo que se inicia el viaje interior. Respire normalmente.

Sin presión en la cabeza o en el cerebro, espire. Dirija la atención al flujo de la respiración y manténgala constante e inquebrantable.

Lleve la atención consciente al pecho y a los pulmones. Como no utilizamos fuerza para expandir la caja torácica con la respiración, sus movimientos están restringidos, a pesar de estar elevados sobre la manta. Sin fuerza, el movimiento de la caja torácica debe ser controlado y deliberado.

Permita que la inspiración y la espiración sean breves y de ritmo lento. Asegúrese de que ambos pulmones se llenan por igual durante la inspiración. Observe que durante la inspiración, el tórax se mueve en tres direcciones: verticalmente hacia el techo, medialmente hacia arriba desde el abdomen hacia el esternón, y horizontalmente expandiéndose desde el centro hacia los lados. En esta maniobra, la concentración del aliento inspirado se siente de manera intensa en la región de las clavículas.

Espire con la mente muy tranquila. Los pulmones se vaciarán automáticamente. No es necesario expulsar el aliento adrede. Forzar la respiración entorpece el sistema nervioso. Para evitarlo, es esencial que la cabeza esté a un nivel un poco más elevado que el pecho.

Continúe el proceso durante 8 o 10 ciclos de respiración al mismo ritmo y con una mente tranquila y silenciosa. Evite contar las respiraciones. En su lugar, concéntrese en el ritmo, la expansión y la contracción del pecho. No reaccione ni juzgue; simplemente observe como un espectador pasivo. Como principiante, termine su práctica de prāṇāyāma al llegar aquí y haga Śavāsana durante unos 5 minutos. Gire hacia el lado derecho y siéntese, siguiendo las instrucciones antes proporcionadas para salir de Śavāsana. Al principio, cada tipo de prāṇāyāma tiene que ser aprendido y practicado por separado. Una vez dominados, los diferentes tipos de prāṇāyāma pueden practicarse como una secuencia intercalada con Śavāsana, sentándose solo al final.

En esta versión más sencilla de prāṇāyāma, el practicante aprende a centrar la atención consciente en la respiración durante un tiempo prolongado.

Si el pecho se expande voluntariamente más allá de sus límites sostenibles, nos quedamos sin aliento. Esto debe evitarse bajo cualquier circunstancia. Cuando el pecho sube y baja, la mente se balancea. Cuando el balanceo del pecho es suave y deliberado, elimina la dureza de los pulmones, y la mente también se vuelve suave y receptiva.

Tipo 2. Abhyantara ujjāyī

Enseña el arte de la inspiración.

Técnica

Acuéstese en Śavāsana y siga los pasos 1 a 5 como se han descrito anteriormente.

A continuación espire y dirija su atención al diafragma. El diafragma se contrae cuando la mente se contrae. En este proceso de inspiración, expandimos y extendemos el diafragma. Para hacerlo, primero hay que liberar la mente de pensamientos.

Los extremos interiores de las costillas inferiores no están unidos al esternón; por tanto, forman un elegante arco por debajo del pecho. Al inspirar, los extremos internos de las costillas flotantes se separan abriendo el arco y dejando espacio para que el diafragma se expanda. Cuando el diafragma se expande, la respiración comienza a encontrar su camino hacia la base de los pulmones.

No permita que el abdomen se infle hacia arriba con la respiración. Si bien es fácil distender el abdomen en la inspiración, es un error llenar la cavidad abdominal de aire. Esto agita e infla las células nerviosas del cerebro. En su lugar, expanda los músculos intercostales para que la respiración comience a entrar en el pecho.

Las consecuencias de una respiración incorrecta no son inmediatamente evidentes; sin embargo, con el paso del tiempo aparecen dolencias como hipo, asma, tos, dolor de oídos, dolor de ojos y frecuentes dolores de cabeza. Esto se indica claramente en el *Haṭha- yogapradīpikā*. De ahí que sea esencial estar atentos desde el principio.

Antes de comenzar la espiración, estabilice el diafragma. Respire lentamente sin permitir que el diafragma se tense. No intente vaciar el pecho por completo.

En este punto, se completa un ciclo.

En el Abhyantara ujjāyī, el enfoque principal es una inspiración lenta, gradual profunda y completa. A medida que la inspiración gana volumen, emana un siseo que procede del tracto respiratorio. A un principiante, sin embargo, el sonido puede resultarle bastante imperceptible. De hecho, este sonido no es una condición previa ni un punto de referencia para juzgar la eficacia del prāṇāyāma. El sonido se produce solo cuando las vías respiratorias y el tórax han madurado y establecido una estrecha relación entre sí.

Este tipo de prāṇāyāma es un excelente remedio para la presión arterial baja, el asma, la depresión y la fatiga mental. Estimula la mente, energetiza el sistema nervioso y restablece la confianza perdida.

Tipo 3. Bāhya ujjāyī

En este método se estudia el arte de la espiración, su técnica y duración. El término «duración» no significa el tiempo del reloj; más bien implica un cierto control sobre la expulsión del aliento saliente que aumenta automáticamente la duración de la espiración.

Técnica

Acuéstese en Śavāsana (Fig. 1).

Siga los pasos 1 a 3 descritos en el tipo 1. Eleve las costillas inferiores (flotantes). Suelte el diafragma de forma muy lenta y controlada y extiéndalo ligeramente hacia los lados mientras la respiración sale en la rechaka (espiración). Así se completa un ciclo.

No permita que la respiración se escape repentinamente. Como ya se ha dicho, las células nerviosas del cerebro se inflaman si el abdomen se distiende durante la inspiración. A la inversa, si la espiración es enérgica, las células nerviosas se desinflan. Tanto en la inspiración como en la espiración, la respiración no debe perturbar los nervios. Cualquier tensión en los ojos y los oídos significa una rechaka incompleta. Hay que aprender a vaciar los pulmones completamente, de forma consciente y deliberada. Bāhya ujjāyī comienza, pues, con una inspiración abhyantara (tipo 2) y termina con una espiración controlada. Al principio, intente solo de 8 a 10 ciclos.

Este prāṇāyāma alivia el estrés, la ira excesiva y la ansiedad al calmar el cerebro y las fibras nerviosas y controla dolencias como las enfermedades del corazón, la presión arterial alta y la agitación mental.

Tipo 4. Bāhyabhyantara ujjāyī

Este prāṇāyāma le guía a uno en el camino hacia los más íntimos santuarios de la mente y establece el tono para la meditación. Aquí centramos la atención en la duración y la sutileza tanto de la inspiración como de la espiración. La duración del ciclo respiratorio aumenta de forma natural como resultado de una mayor percepcion consciente.

Técnica

Túmbese en Śavāsana (Fig. 1).

Durante un corto espacio de tiempo, practique Ujjāyī tipo 1. Observe el ritmo de los ciclos respiratorios.

Espire. Deje que el abdomen caiga hacia la columna vertebral; reléjelo completamente. Mientras inspira, atraiga ligeramente la región del abdomen superior (justo debajo de la caja torácica) hacia dentro y separe las costillas flotantes. Esto permite controlar los músculos del borde del diafragma. Durante la inspiración, el pecho se expande desde las costillas inferiores hacia arriba, hacia las costillas superiores, así como desde el centro hacia los lados. El esternón se eleva y prevalece una sensación de firmeza en el pecho. Durante todo este movimiento, mantenga el cerebro en paz.

Al espirar, controle la expansión del pecho y el diafragma. Deje que el pecho se relaje gradual y suavemente a medida que la respiración se libera. Esto completa un ciclo.

Como cada ciclo en este tipo de Ujjāyī es controlado y prolongado, a menudo resulta difícil, especialmente para un principiante, comenzar de inmediato el siguiente ciclo. Si es así, siga con un ciclo de tipo 1 Ujjāyī (respiración normal) antes de proceder al siguiente ciclo de inspiración y espiración prolongada. Completar de esta manera de 8 a 10 ciclos de Bāhyābhyantara ujjāyī.

A medida que nos hacemos más expertos en Bāhyābhyantara ujjāyī, nos familiarizamos cada vez más con el movimiento correcto del pecho y el abdomen necesarios para el Prāṇāyāma. Al principio, los ciclos pueden tener una duración desigual. Con la práctica, sin embargo, uno se da cuenta de dónde no se llega, de cómo prolongar los ciclos con un mínimo esfuerzo y cómo aportar sutileza a la respiración. Se podría decir que Bāhyābhyantara ujjāyī forma el núcleo mismo del Prāṇāyāma.

Este prāṇāyāma es excelente para aumentar la fuerza y el entusiasmo, para elevar el valor y la fortaleza mental y para aumentar el vigor físico sin excitar el cerebro y el sistema nervioso. Si se carece del tiempo o de la oportunidad de practicar los tipos más complejos de prāṇāyāma, este, al menos, debería ser practicado diariamente.

Esta variedad es muy eficaz para quienes sufren de asma, enfermedades cardíacas crónicas, hiperacidez, fatiga y estrés mental. Aviva el cuerpo, anima la mente y calma el cerebro.

Como se ha comentado anteriormente, cada individuo está dominado por un humor específico: vāta, pitta o kapha. Si practicamos abhyantara para vāta doṣa, bāhya para pitta doṣa y bāhyabhyantara para kapha doṣa, prāṇāyāma proporciona consuelo a la mente abatida y llena el vacío interior con satisfacción.

49. PRĀṆĀYĀMA

El proceso respiratorio se produce a dos niveles: el externo y el interno. El proceso externo consiste en la inspiración de oxígeno a través de la nariz hacia los pulmones y la espiración de dióxido de carbono a través de las vías respiratorias. Este proceso se ve favorecido por la expansión y contracción de la caja torácica, los músculos intercostales y el diafragma; así como por movimientos específicos de la columna vertebral, el esternón y los omóplatos. El funcionamiento de todos estos órganos y músculos implicados en la respiración puede optimizarse mediante la práctica de āsanas específicas como Śīrṣāsana, Viparīta Daṇḍāsana, Setubandha Sarvāṇgāsana y Sarvāṇgāsana.

Por otro lado, el proceso interno de la respiración consiste en el intercambio de gases dentro de los pulmones, un proceso que está completamente autorregulado. La tráquea se ramifica en los bronquios izquierdo y derecho, que se dividen en bronquiolos más pequeños al entrar en los pulmones. Al final de cada bronquiolo hay un grupo de diminutos sacos de aire, parecidos a un racimo de uvas, llamados alvéolos. Cada alvéolo cuenta con una cubierta de capilares en forma de malla. Cuando el aire entra en los alvéolos, pasa al torrente sanguíneo a través de los capilares, y de ahí, al corazón. La sangre oxigenada fluye desde el corazón al resto del cuerpo. En el proceso inverso, la sangre del cuerpo vuelve a entrar en los capilares junto con el dióxido de carbono y otros desechos del cuerpo. Este aire impuro vuelve a los alvéolos y se purga durante la espiración. El intercambio de gases dentro del cuerpo es el sistema respiratorio interno.

Aunque percibimos la respiración como un único proceso, en realidad es una cadena de acontecimientos, cada uno de los cuales lleva una cantidad de tiempo estipulado. La práctica del prāṇāyāma regula y modifica cada una de estas acciones compuestas, aumenta el volumen de inspiración y espiración y regula el período de retención, influyendo así en el tiempo que dura el proceso interno.

El Haṭha-yoga-pradīpikā menciona seis kriyās o técnicas de limpieza para purificar diferentes regiones del cuerpo. De ellas, neti es la que se prescribe para limpiar las fosas nasales. Prāṇāyāma, que limpia el camino de la energía desde las fosas nasales hasta el ombligo, es verdaderamente un neti interno.

Después de estudiar Ujjāyī, aprendemos Viloma prāṇāyāma. Loma significa «mechón de pelo». El prefijo, vi, indica un conflicto o resistencia. Viloma, por inferencia, significa «contra el flujo normal», o «contra el orden natural de las cosas».

Para llegar al núcleo jugoso de una naranja, primero hay que pelar la rugosa piel exterior, y luego la fina médula que cubre los gajos. Del mismo modo, en Viloma penetramos en la gruesa piel de la caja torácica, los músculos intercostales y la membrana más fina de los pulmones, e intentamos acceder a los alvéolos, que son como el núcleo suculento de la fruta. Al igual que con Ujjāyī, este prāṇāyāma también puede aprenderse en la posición de Śavāsana.

Abhyantara viloma

En este tipo de prāṇāyāma, la inspiración se completa en segmentos, mientras que la espiración es un flujo ininterrumpido. La práctica de Viloma puede iniciarse después de haber practicado Ujjāyī regularmente durante un mes.

La puraka (inspiración) se divide en partes, cada una de ellas seguida por kumbhaka (retención) durante unos momentos. La inspiración completa es, pues, una cadena de puraka-kumbhaka-puraka-kumbhaka, y así sucesivamente, hasta que los pulmones están llenos. Cada retención proporciona un margen para que la energía prāṇica llegue a los rincones más remotos de los pulmones.

Después de practicar los distintos tipos de Ujjāyī, deje un lapso de 2 a 3 minutos en Śavāsana simple antes de comenzar los ciclos de Viloma. Cuando se practican dos tipos diferentes de prāṇāyāma en posición supina, siempre deben ser intercalados por Śavāsana. Esto proporciona un respiro a los órganos respiratorios y permite a la mente hacer una transición suave.

Antes de comenzar con Abhyantara viloma, respire profundamente y, luego, con una espiración Bāhya ujjāyī, vacíe por completo los pulmones. Ahora se estará listo para comenzar la inspiración escalonada, empezando por los pulmones inferiores y trabajando hacia los superiores.

Técnica

Acuéstese en Śavāsana (Fig. 1).

Inspire profundamente y luego espire por completo, vaciando los pulmones. Al final de la espiración, relaje el abdomen y permita que se retraiga hacia la columna vertebral, de modo que la cavidad abdominal quede bien definida.

Ensanche la zona cercana a las costillas flotantes. A continuación inspire parcialmente y espere, inspire de nuevo y espere, y continúe de la misma manera hasta que los pulmones estén llenos. En cada segmento de inspiración, extienda las costillas e intercostales un poco más.

Después de la última inspiración, calcule la extensión del pecho. Ahora, sin dejar que el pecho se hunda, suelte suavemente la respiración. Esto marca el final de un ciclo.

Después de la espiración, haga un ciclo de inspiración y espiración profunda de Ujjāyī, y luego comience la siguiente inspiración de Viloma.

Complete de 6 a 8 ciclos de Abhyantara viloma, cada ciclo seguido de una ronda de Ujjāyī inspiración-espiración. El ciclo de Ujjāyī intercalado reduce la tensión en la cabeza y el diafragma.

Tenga en cuenta estos detalles:

Tras el primer Bāhya ujjāyī, la cabeza se siente ligera. Mantenga la misma ligereza durante el siguiente puraka-kumbhaka (inspiración-retención). No permita que la pesadez se instale.

Después de la espiración Ujjāyī, la parte por debajo del diafragma, junto con la cavidad abdominal, retroceden hacia adentro. Se forma una especie de fosa en la región inferior del tronco. Mantenga la cavidad intacta al comenzar la inspiración.

Al inspirar, mantenga la atención centrada en la elevación de los lados del diafragma más que en el centro. Del mismo modo, preste atención a los lados del pecho. Mientras que el centro se eleva por defecto, se necesita un esfuerzo consciente para elevar los costados.

Mantenga el diafragma firme durante la retención. Si el agarre del diafragma se afloja durante kumbhaka, la respiración se escapa en una espiración.

El proceso de inspiración surge de la región cercana al ombligo. Al igual que el agua de una fuente brota hacia fuera, pero permanece conectada a la fuente, el aliento debe fluir hacia los rincones remotos del tronco mientras permanece arraigado en la cavidad abdominal.

Hay tres regiones que son fácilmente perceptibles, incluso para el principiante, en las que la inspiración de Viloma puede detenerse de forma natural:

1) la región por debajo de las costillas flotantes,
2) el centro del pecho, cerca del corazón, y
3) la línea de las clavículas, que se extiende hacia fuera desde el esternón.

Antes de comenzar la espiración, levante conscientemente el pecho desde las costillas inferiores hasta las clavículas. A continuación, mantenga el agarre en el centro del pecho (la región debajo de los senos) mientras espira con suavidad. No permita que el centro del pecho se hunda durante la espiración.

Bāhya viloma

En este prāṇāyāma, la inspiración es continua y la espiración es escalonada. Rechaka se completa en secciones, con paradas en el camino. Cada parada se compone de una breve Bāhya kumbhaka o retención de la espiración. Una espiración Viloma completa es muy eficaz para calmar las ondas cerebrales. Abhyantara viloma comienza después de una espiración Ujjāyī, mientras que Bāhya viloma comienza después de una inspiración Ujjāyī. El pecho se eleva naturalmente durante la inspiración profunda. Es vital mantener la elevación y la expansión, sobre todo de la parte superior del pecho, durante la espiración escalonada.

Fig. 1

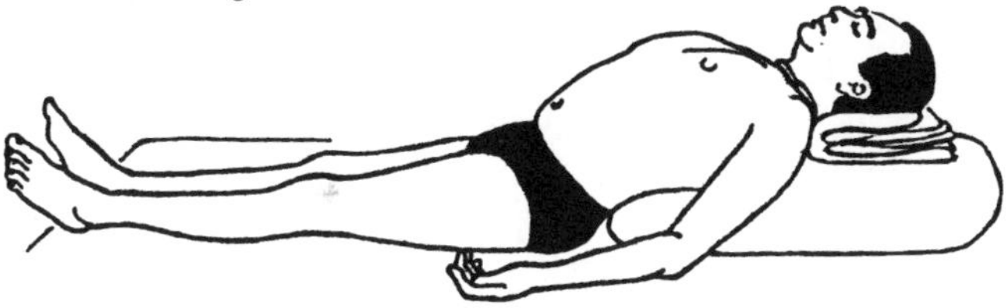

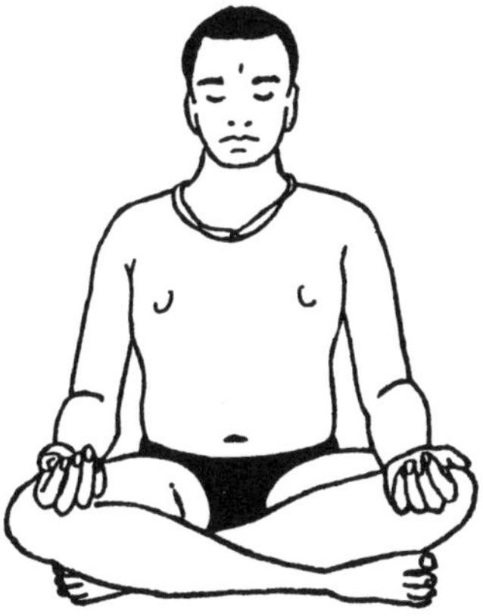

Fig. 2

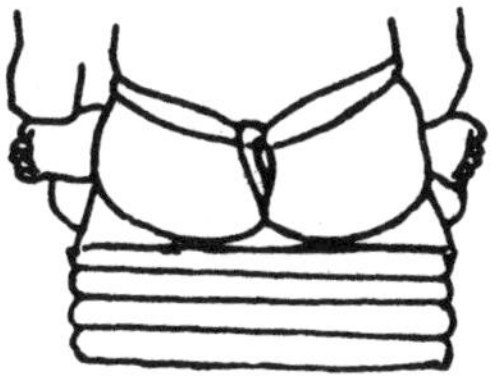

Fig. 3

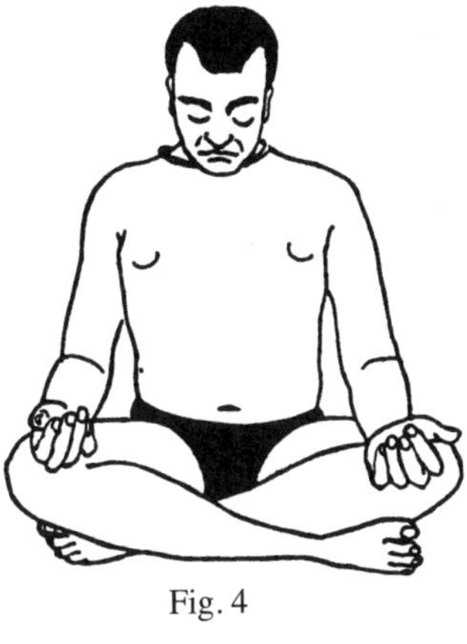

Fig. 4

Técnica

Acuéstese en Śavāsana (Fig. 1).

Espire y permita que la cavidad abdominal se retraiga hacia la columna vertebral.

A continuación, haga una inspiración profunda y completa de Ujjāyī, ensanchando las costillas flotantes y levantando la axila-pecho mientras la respiración asciende.

Con los ojos cerrados y el cerebro pasivo, mida la elevación de las costillas laterales. Ahora, sin dejar que el esternón y la axila-pecho se hundan, espire parcialmente y deténgase; espire más y deténgase; repita hasta que la espiración sea completa. Esto marca el final de un ciclo.

Siga con un ciclo de inspiración y espiración Ujjāyī normal; y luego proceda con el siguiente ciclo de Bāhya viloma.

Completar de 6 a 8 ciclos de Bāhya viloma de esta manera, teniendo cuidado de no esforzarse demasiado. No es necesario llevar la cuenta de los ciclos de Ujjāyī intercalados. Solo sirven para reducir la tensión en la cabeza y el diafragma.

Tenga en cuenta estos detalles:

Como ya hemos comentado en el capítulo anterior, mantenga el cerebro completamente relajado durante la inspiración Ujjāyī. Comience la inspiración desde la cavidad abdominal, cerca del ombligo, como se menciona en Abhyantara viloma.

Mantenga el pecho elevado, junto con la caja torácica, el esternón, las clavículas y los intercostales, firmes y compactos. Sin embargo, el cerebro, los ojos y la garganta deben permanecer completamente relajados. Compruebe que no haya dureza ni opresión en la región de la cabeza.

En cada segmento de retención, utilice la fuerza de voluntad para mantener kumbhaka. La respiración se escapará si hay cualquier relajamiento o pérdida de control.

Cuando cerramos un grifo de agua, el flujo parece ser arrastrado de vuelta a su fuente antes de cerrarse. La rechaka en Bāhya viloma debe hacerse de manera similar, como si volviera a su fuente en el ombligo.

La espiración roza la pared interna del pecho frontal al salir del cuerpo. Al igual que en Abhyantara viloma, hay tres puntos en el pecho que son fácilmente discernibles durante las retenciones de Bāhya viloma:

1) La parte superior del pecho.
2) La línea de los senos.
3) La parte inferior del pecho, cerca de las costillas flotantes. El agarre de esta parte más baja se afloja al final de la espiración.

Al final del ciclo Bāhya Viloma, compruebe que la cabeza se siente ligera y se relaja junto con el pecho.

En ambos tipos de Viloma, el pecho adquiere la forma y función de una olla. Una vasija de arcilla conserva su forma tanto si está siendo llenada o vaciada. Del mismo modo, el pecho debe mantener su forma durante la inspiración y la espiración, manteniendo el aliento al mismo nivel dentro de la cavidad, tanto si se llena como si se vacía.

El movimiento de la caja torácica durante la inspiración y la espiración es similar a los pétalos de loto que se despliegan al amanecer y se cierran suavemente al anochecer. La consciencia también se expande con puraka y se vuelve sutil durante rechaka.

Una vez que el sādhaka se siente cómodo con el prāṇāyāma en posición supina, puede intentarlo en posición sentada. Swastikāsana y Vīrāsana son favorables para la práctica del Prāṇāyāma. Las mujeres que están menstruando pueden sentarse en Baddha Koṇāsana, que también es una postura sentada ideal para dhārāna y dhyāna.

La única diferencia entre prāṇāyāma y dhārāna y dhyāna es que prāṇāyāma requiere de Jalandhara bandha (bloqueo de la barbilla), mientras que estos últimos, no. La posición sentada (Upaviṣṭha sthiti), sin embargo, es un aspecto importante de la práctica yóguica más allá del nivel prāṇāyāma. Por tanto, es vital aprender la habilidad de sentarse durante largo tiempo.

Upaviṣṭha Sthiti

Al sentarse con las piernas dobladas, observe que los muslos están más bajos que la columna lumbar. Mantenga la columna vertebral erguida desde el coxis hasta la región cervical. Conserve los músculos de la columna y los costados del pecho firmes y elevados. Mantenga ambas rodillas en línea recta (Fig. 2). La alineación y el equilibrio de la columna vertebral se alteran si una de las rodillas se proyecta más lejos que la otra. Aleje los huesos de las nalgas entre sí, y siéntese exactamente en el centro. Extienda los músculos del muslo hacia las rodillas.

Si los muslos están elevados debido a la rigidez de las ingles o de la cadera, siéntese sobre una pila de mantas dobladas (Fig. 3). La altura añadida eleva la columna vertebral y libera las piernas de Swastikāsana hacia el suelo. Un efecto negativo de la modernización es la pérdida de la capacidad de sentarse en el suelo desnudo. Cualquier intento de hacerlo durante mucho tiempo hace que la columna se hunda. El método de apilar mantas para crear un asiento es una solución ideal.

Mantenga el centro del hueso púbico, el ombligo, el esternón, el nicho entre las clavículas, el centro de la barbilla, la nariz y el centro de la frente en una línea recta. El perineo y el vértice del cráneo forman una línea recta perpendicular al suelo. Del mismo modo, observe que ambos huesos de la pelvis, ambos pechos, ambas clavículas, ambos hombros y ambos omóplatos permanecen al mismo nivel. No ladee ni incline el cuerpo. Si el tronco se inclina hacia delante, las ingles caen hacia abajo, distorsionando el centro de gravedad. Inclinarse hacia atrás supone una tensión indebida para los músculos de la columna vertebral y la cabeza.

Mueva el centro del esternón hacia delante y hacia arriba. Mueva los hombros y empuje la novena vértebra de la columna hacia dentro para levantar el pecho. Levante la cintura y la región lumbar.

Haga retroceder los hombros y suelte la piel del cuello hacia los hombros. Mantenga la parte trasera de las axilas ligeramente más baja que la parte delantera. Desplazar la piel de las axilas un poco hacia delante manteniéndola libre para que no quede apretada entre los brazos y la parte superior de los costados. Baje la piel de los hombros hacia abajo, la piel del costado del pecho ligeramente hacia arriba y extienda la piel del frente del pecho desde el centro hacia los lados. Si la piel se hunde, la mente se afloja y divaga.

Es muy difícil para los principiantes relajar y aflojar completamente las palmas de las manos. Para liberar la tensión de las palmas, al principio hay que mantenerlas orientadas hacia abajo, sobre los muslos. Aunque esta posición relaja las palmas, también contrae la región de las axilas y puede hacer que los costados caigan. Por tanto, una vez que las palmas estén relajadas, el principiante debe girarlas suavemente hacia arriba para mirar al techo, con el dorso de la mano apoyado en los muslos y los dedos curvados hacia dentro. No intente Jñana mudrā en esta etapa. Alterne las piernas de Swastikāsana todos los días (es decir, un día con la pierna derecha debajo de la izquierda, y al día siguiente con la izquierda debajo de la derecha), para que el cuerpo mantenga su equilibrio y simetría.

Jālandhara Bandha

Técnica

Alargue los lados del cuello y luego extienda el cuello hacia delante y hacia abajo de manera que la barbilla venga a descansar en el nicho entre las clavículas. Mantenga los hombros hacia abajo y los omóplatos hacia dentro mientras baja la cabeza. Además, mientras la cabeza desciende, levante el esternón y ensanche las clavículas. Conserve cóncava la parte superior de la columna; evite encorvarse. No contraiga el pecho en el intento de tocar la barbilla entre las clavículas. Si pierde la posición de los hombros o del pecho, o se contrae la garganta, es posible que no tenga la movilidad necesaria para llevar la barbilla hasta el pecho. En su lugar, lleve la cabeza lo más abajo posible manteniendo todos los puntos mencionados. Relaje las sienes, la cabeza y las orejas. Apoye la lengua en el paladar inferior. Cierre los ojos bajando poco a poco los párpados superiores sobre los inferiores (Fig. 4).

No es fácil sentarse erguido durante mucho tiempo. Los nervios deben mantenerse alerta, sin agitarse. El cuerpo debe estar equilibrado en el centro en todo momento. Por muy arduo que sea mantener la columna vertebral en la posición sentada, no debe dar lugar a temblores en los músculos o en el flujo errático del prāṇa. En otras palabras, la postura debe unificar necesariamente estabilidad y ligereza.

En el próximo y último capítulo, estudiaremos la ciencia de Antara kumbhaka, que aporta estabilidad y madurez al sistema nervioso y lleva al sādhaka un paso más allá hacia dhyāna.

50. CONCLUIR CON DHYĀNA

Al alcanzar la autorrealización, el sādhaka se reintroduce en su ser prístino e inmaculado. Recuperar esta identidad perdida y conocer el alma en su forma primigenia es el estado de dhyāna (meditación). El conocimiento es el medio y dhyāna es la conclusión de la práctica yóguica. En la consumación de dhyāna, el conocedor y lo conocido se convierten en uno. En la vida mundana, el cerebro y el corazón existen como entidades separadas con poco en común. Vivimos con una tremenda disparidad entre el intelecto y la emoción. El verdadero arte de la meditación consiste en unificar ambos; es entonces cuando se alcanza el estado de dhyāna, el estado en el que el Ser, hasta ahora percibido como encadenado y limitado, irradia en su gloria ilimitada.

La mente humana está atrapada en un perpetuo tira y afloja entre los reinos material y espiritual. El deseo y el deber mundano mantienen al individuo atrapado en la perpetua agonía del pensamiento y el vicio. Para escapar de este círculo vicioso, el sādhaka debe entrenar y educar el cuerpo, los sentidos, la mente, la percepción, el intelecto y el ego para elevarse por encima de lo mundano. La práctica regular de āsana y prāṇāyāma unifica todas estas facultades para que funcionen en tándem. En pratyāhāra, el practicante aprende a utilizar sus facultades con sabiduría y discernimiento. En dhārāna, el sādhaka las hace converger en un único y más amplio objetivo. En dhyāna, se unifican bajo la guía de la consciencia. En samādhi, se convierten en uno y se funden con la consciencia universal.

La práctica de Ujjāyī y Viloma prāṇāyāma ayuda a integrar la energía vital dispersa y a canalizar su flujo, mientras que Antara kumbhaka enseña el arte de conservar e intensificar esta energía.

Antara kumbhaka en Ujjāyī se enseña a los principiantes para desarrollar la fuerza de voluntad, que, a su vez, fortalece la resolución de permanecer en el camino yóguico. Un novato en este camino se distrae con facilidad. Él o ella perpetuamente corren el riesgo de caer en la tentación a nivel físico, emocional o intelectual. Si el practicante pierde la concentración en esta etapa, es imposible continuar. Antara kumbhaka mantiene la mente centrada y decidida. Aumenta la fuerza física y la fortaleza mental y genera la energía necesaria para controlar la consciencia.

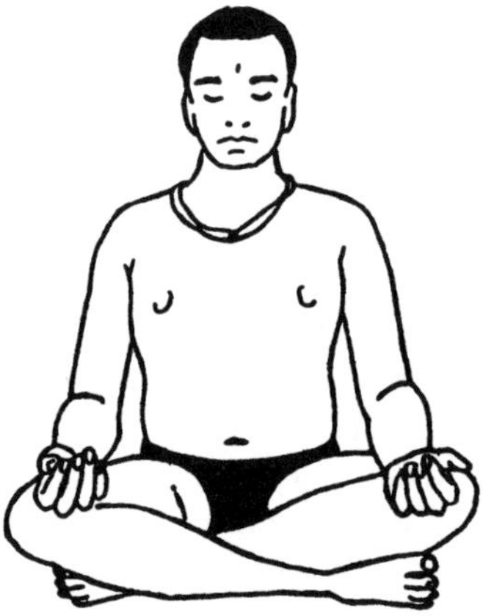

Fig. 1

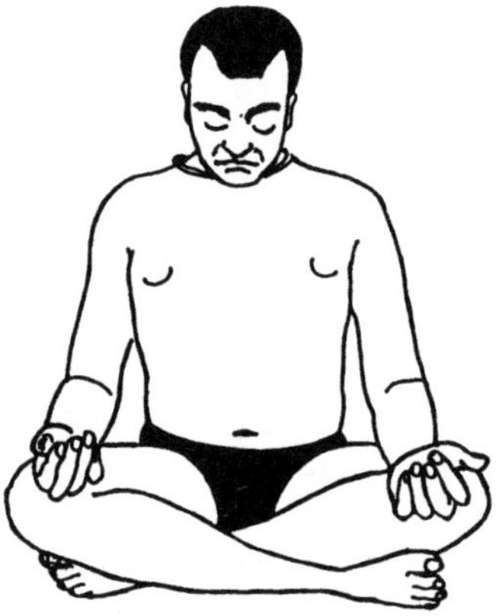

Fig. 2

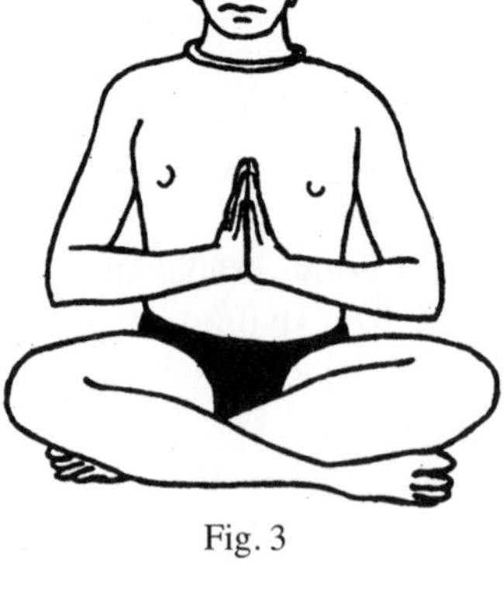

Fig. 3

Aunque Antara kumbhaka ayuda a aumentar la fuerza de voluntad, no debe hacerse de forma deliberada. No debe mantenerse ni prolongarse a la fuerza. El uso excesivo de la voluntad hace que uno se vuelva obstinado e inflexible. Solo a través de la práctica regular se puede cultivar la duración y la ausencia de esfuerzo en la retención del kumbhaka. Cada individuo tiene una capacidad variable para la inspiración-retención. Por tanto, más que aumentar el tiempo de la retención, es importante generar la voluntad, el estado de alerta y la quietud mental necesarios para el aprendizaje de este arte.

Ujjāyī con Antara kumbhaka

En este tipo de prāṇāyāma, la respiración se retiene después de puraka (inspiración profunda). La retención de la respiración después de una inspiración Abhyantara se llama Antara kumbhaka. A la inversa, retener la respiración después de una espiración es Bāhya kumbhaka. Un principiante debería intentar Bāhya kumbhaka solo después de alcanzar un cierto nivel de competencia en Antara kumbhaka.

Técnica

Siéntese derecho en Swastikāsana. Ajuste y alinee cada parte del cuerpo como se ha comentado anteriormente (Fig. 1).

Suelte el cuello para bajar la cabeza en Jalandhara bandha (bloqueo de la barbilla) como en la figura 2. Cierre los ojos y respire normalmente. Mantenga el cuerpo estable y la mente concentrada.

Cada ciclo comienza con rechaka o espiración completa. Espire por completo y luego haga una inspiración profunda y retenga la respiración. Mantenga inicialmente kumbhaka durante 10 o 15 segundos y luego suelte la respiración. Ahora haga una inspiración y una espiración normales, y después de vaciar por completo los pulmones, haga el siguiente ciclo puraka-kumbhaka. Para no forzar los pulmones, el diafragma, el cerebro y el sistema nervioso, es necesario interrumpir dos ciclos kumbhaka con un ciclo normal de inspiración-espiración. Complete algunos ciclos de esta manera sin forzar la cabeza y el sistema respiratorio.

En estos ciclos de Abhyantara ujjāyī y Antara kumbhaka, el principiante debe vigilar necesariamente cuatro puntos del cuerpo como sigue:

Céntrese en el centro del pecho, o el punto entre los senos. La novena vértebra de la columna torácica está justo detrás de este punto. Esta parte de la espalda es naturalmente convexa. Al inspirar, hágala cóncava, de modo que parezca que la vértebra se introduce en el pecho con la respiración. Al mismo tiempo, levante el centro del esternón y manténgalo levantado durante toda la retención. En kumbhaka, el pecho debe sentirse como un capullo de loto que florece desde el centro hacia los lados. Durante la inspiración, el pecho debe levantarse hacia arriba, mientras la cabeza se hunde ligeramente hacia abajo. No permita que la columna vertebral y el pecho caigan, o que la cabeza se levante. Mantenga la elevación del centro del pecho incluso durante la espiración.

Después de controlar el centro del pecho, dirija su atención al ombligo. A medida que la inspiración asciende desde el ombligo, encuentra una ligera cavidad debajo de las costillas flotantes. Durante puraka, atraiga esta región más hacia dentro. Imagine que esta cavidad debajo de las costillas cuenta con dos orificios nasales a través de los cuales fluye la respiración hacia ambos lados del pecho. Permita que la respiración llene ambos lados del pecho por igual. Antes de la espiración, levante la parte inferior del pecho ligeramente y luego suelte el aliento.

A continuación observe los costados del pecho. Con puraka (inspiración), levante las costillas laterales. En lugar de levantarlas verticalmente hacia las axilas, levántelas con un movimiento circular de atrás hacia delante y luego desde abajo hacia arriba del pecho. Mantenga la misma elevación durante todo kumbhaka y durante rechaka.

Ahora concéntrese en el diafragma. Ensanche el diafragma desde el centro hacia los lados al inspirar. Para aumentar la duración de kumbhaka, levante los lados del diafragma y llévelos hacia los pulmones durante la retención. Al espirar, relaje el diafragma lentamente, pero sin perder el agarre de la caja torácica.

A continuación, concéntrese en el tronco en su conjunto. Durante puraka-kumbhaka levante el tronco y aléjelo de los muslos. Gire los hombros hacia atrás y hacia abajo y lleve el pecho hacia delante.

Mantenga Jalandhara bandha (bloqueo de la barbilla) para que aporte estabilidad a la cabeza bajada y al tronco elevado.

Mientras se esfuerza por obtener el control sobre estas cuatro regiones del cuerpo, es decir, la parte media del pecho, las costillas laterales, el diafragma y el ombligo, tenga en cuenta lo siguiente:

Durante kumbhaka, mantenga el tronco erguido y alerta; sin embargo, no se esfuerce ni levante los ojos, las cejas, la mitad de la frente o la cabeza.

No tire del cuello hacia abajo con fuerza para conseguir el bloqueo de la barbilla. La cabeza solo desciende en proporción a la flexibilidad del cuello. La barbilla no debe tocar el pecho al principio. No se debe forzar más allá de su límite natural.

Durante la inspiración, los globos oculares y la cabeza tienden a levantarse, lo que reduce el bloqueo de la barbilla. Para mantener el bloqueo de la barbilla, deje que la cabeza descienda hasta su límite máximo al espirar. Manteniendo la barbilla a ese nivel, deje que el esternón ascienda hacia él durante la siguiente inspiración. Además de mejorar el bloqueo de la barbilla, esto ayuda a elevar las costillas superiores. Las sienes, la cabeza y los ojos deben permanecer pasivos.

Jalandhara bandha no es una mera extensión del cuello y posición de la barbilla. Se trata de eliminar la tensión de la garganta, los músculos faciales y el cerebro. La práctica del prāṇāyāma en la posición sentada sin Jalandhara bandha supone una tensión en el corazón, el cerebro, los ojos y los oídos, e invita a dolencias como presión arterial alta, mareos, ardor en los ojos, pesadez en la cabeza, irritabilidad e inquietud. Por tanto, es vital mantener los ojos, los oídos y la lengua pasivos con un cerebro tranquilo mientras la cabeza desciende hacia el pecho.

Si siente enrojecidas la cabeza o la cara durante kumbhaka, es que el bloqueo de la barbilla se ha aflojado y el período de retención se ha extendido indebidamente. Si esto ocurre, aumente el número de los ciclos Ujjāyī mediadores y mejore Jalandhara bandha.

Kumbhaka es una oportunidad para vislumbrar el alma; es el espacio y el intervalo dados para que la energía cósmica infunda el cuerpo. Kumbhaka es un estado de tranquilidad, felicidad, alerta y sensibilidad elevada. En el breve intervalo entre la inspiración y la espiración, la retención permite al sādhaka sentir la inmensidad del espíritu, que reside en el sanctasanctórum de la consciencia. Sale a la superficie con la inspiración y se manifiesta en la retención. La verdadera esencia de Antara kumbhaka se capta cuando el sādhaka aprende a experimentar la naturaleza omnipresente del alma en esos pocos momentos de retención de la respiración.

Dhyāna

Dhyāna significa sumergir el ser en la luz del alma. La práctica de dhyāna es una búsqueda espontánea del alma universal en los recovecos interiores de la consciencia individual. Es un arte que se perfecciona mediante la contemplación profunda e ininterrumpida y la experiencia repetida.

Dhyāna es una experiencia subjetiva de la realidad objetiva e inmutable. Es un viaje personal hacia lo divino. Aunque se califica de «búsqueda», en realidad no hay nada que ver fuera del individuo. Cuando las capas mortales se limpian y se pelan, emerge el Ser eterno, que solo existe en el presente; no tiene pasado ni futuro y, por tanto, es inmortal. En dhyāna experimentamos esta naturaleza imperecedera del Ser.

Al igual que las āsanas se aprenden y se practican con o sin apoyo (Sālamba y Nirālamba), dhyāna, también, se apoya o no, con o sin mantras. La consciencia no entrenada necesita un objeto apropiado en el que detenerse y el mantra puede servir como tal objeto para la meditación. Este objeto debe estar necesariamente desprovisto de deseos o intereses creados por el sādhaka. Si el objeto evoca el deseo, la mente se vuelve lujuriosa en lugar de desapegada. Es por esta razón por la que el Sabio Patañjali exhorta a sus sādhakas a practicar yama, niyama, āsana, prāṇāyāma, pratyāhāra y dhārāna antes de dhyāna. Cada paso en el camino del Aṣṭāṅga Yoga trabaja progresivamente para limpiar el cuerpo, la mente y el prāṇa, purificando simultáneamente al sādhaka en sus pensamientos, palabras y actos. Solo después de alcanzar la sabiduría y el discernimiento a través de pratyāhāra el practicante está preparado para dhyāna. Por tanto, es imposible «enseñar» dhyāna o conducir activamente al sādhaka a este estado. Solo es posible instruir en los preliminares. Un maestro puede indicar el camino y hacer que el estudiante sea consciente de los escollos. Aunque el camino es el mismo para todos, cada sādhaka debe recorrerlo solo. El maestro señala la dirección; los estudiantes definen y experimentan su propio viaje.

Técnica

Sentarse en Swastikāsana o Vīrāsana, tal y como se comenta en el capítulo sobre prāṇāyāma. Siga todas las instrucciones con cuidado y siéntese exactamente como lo haría para prāṇāyāma, excluyendo el bloqueo de la barbilla.

Mantenga el tronco erguido y la parte delantera y la trasera paralelas entre sí. La piel del cuerpo frontal se levanta hacia arriba mientras que la piel de la espalda desciende hacia abajo. Atraer la columna dorsal hacia dentro y elevar el pecho.

Extienda el pecho de manera uniforme desde el centro hacia los lados. No contraiga el pecho en el esfuerzo por concentrarse. Concentrar la mente no implica limitarla. Recuerde que el pecho es la morada del alma. No destruya la inmensidad o la magnificencia de esta morada.

Mantenga el cuello erguido. No permita que se doble o incline. El cuello es el puente entre el pecho y la cabeza. Mantenga ambos lados de este puente derechos y paralelos. Equilibrar la cabeza exactamente en el centro. Al igual que el loto está en el extremo de su tallo, la cabeza está sobre el cuello.

Por la fuerza de la costumbre, los pensamientos que surgen dejan una huella en el cerebro frontal y la cara. El sādhaka puede sentir la tensión en la cara. Cuando esto ocurra, deje que el cerebro frontal se retraiga hacia la parte posterior de la cabeza para que las ondas de pensamiento se calmen.

Equilibrando el cuerpo sobre los huesos de las nalgas, eleve el tronco verticalmente para que la coronilla ascienda en línea recta hacia el techo. La coronilla y el perineo deben estar en la misma línea vertical.

Doble los brazos por los codos y junte las palmas de las manos delante de la mitad del pecho (Fig. 3). Este mudrā, conocido casualmente como «namasté», se denomina Ātmanjali o Hrdayanjali mudrā en la jerga yóguica. Mantenga los pulgares en contacto con el esternón. No contraiga los antebrazos ni la parte superior de los brazos. Invite a citta a residir en el interior del pecho. Respire de tal manera que ni el pecho ni citta dentro se vean perturbados.

Cierre suavemente los ojos. Sin forzar los globos oculares ni esforzarse por enfocarlos, gire la visión suavemente hacia dentro. Dirija las cejas hacia las sienes. Gire la energía de los oídos hacia dentro, de modo que los oídos y la mente no se vean perturbados por los sonidos ambientales. Relaje la lengua y déjela descansar sobre el paladar inferior. Cuando los ojos y los oídos están retirados, la mente se vuelve hacia dentro. Cuando la lengua y la cavidad bucal se aquietan, el habla se convierte en expresión interior.

Mantenga la respiración tranquila y suave. Si la mente o los sentidos se perturban un poco, la respiración se vuelve irregular. Por tanto, mantenga la mente, los sentidos y la respiración tranquilos y controlados.

El intelecto es como una abeja que zumba entre la cabeza y el corazón. Mantenga el Hrdayanjali mudrā (palmas unidas) firme para que la abeja esté firmemente enjaulada dentro del loto del corazón.

Mientras el tercer ojo permanezca cerrado, en otras palabras, mientras el sādhaka no haya alcanzado la iluminación, es aconsejable dirigir la visión interior hacia el corazón y el ombligo. Si la visión se dirige hacia arriba, al centro de la frente o a la coronilla de la cabeza, la respiración se vuelve rápida y agitada, los nervios comienzan a temblar y aparece el miedo. La tensión en los vasos sanguíneos y el cerebro da lugar a múltiples dolencias del cuerpo y de la mente.

Por otra parte, las personas deprimidas, abatidas o que sufren de un agudo complejo de inferioridad deberían, durante un breve período de tiempo, girar la visión hacia arriba y concentrarse en el punto del entrecejo. En el momento en que la mente y las emociones se asienten, redirigir la atención al corazón y el ombligo.

Las personas con dolencias cardíacas o presión arterial alta deben evitar estrictamente la mirada hacia arriba.

El adversario más potente del alma es el ego. El sādhaka debe asegurarse de que la iluminación no deje una estela de orgullo. El exceso de fuerza de voluntad puede convertirse en egoísmo. En lugar de deleitarse en el propio orgullo, el sādhaka debe depositar su orgullo en el altar del alma. El practicante debe estar agradecido por haber sido bendecido con la experiencia del estado de dhyāna.

Si dhyāna se prolonga indebidamente, el sādhaka sufre temblores o fatiga en el cuerpo, una columna vertebral hundida, respiración rápida, palpitaciones, ondas de pensamiento constantes/erráticas o inquietud en los órganos de los sentidos. El período de dhyāna debe ser regulado de manera que el cuerpo, el cerebro, las fibras nerviosas, la respiración, la mente, el intelecto, las emociones y el ego se calmen en lugar de excitarse. El propósito de dhyāna es calmar; por tanto, dhyāna mismo no debe ser practicado con un apetito insaciable. Si es voraz, la práctica puede producir efectos adversos, aumentando en lugar de disminuir los seis vicios, y agitando el prāṇa.

Antes de que surja cualquiera de los síntomas anteriores, el sādhaka sabio debe resolver la conclusión de su dhyāna, entregarse a la divinidad interior, poner su sādhanā a los pies de paramātman, y acostarse en Śavāsana con el corazón lleno y la mente en paz. Luego, permitiendo poco a poco que la consciencia resurja, debe volver al mundo físico.

SHUBHASTE PANTHANAM
Le deseo lo mejor en su viaje yóguico.